U0392330

心血管疾病研究进展

2022 上册

- 主　　编　颜红兵　余小平　熊长明
- 审　　阅　胡盛寿（中国工程院院士）
- 学术秘书　刘　臣　郭　超

华南理工大学出版社
SOUTH CHINA UNIVERSITY OF TECHNOLOGY PRESS
·广州·

图书在版编目（CIP）数据

心血管疾病研究进展 . 2022/ 颜红兵，余小平，熊长明主编 . —广州：华南理工大学出版社，2022.12

ISBN 978-7-5623-7260-8

Ⅰ . ①心… Ⅱ . ①颜… ②余… ③熊… Ⅲ . ①心脏血管疾病 – 研究 Ⅳ . ① R54

中国版本图书馆 CIP 数据核字（2022）第 235774 号

XINXUEGUAN JIBING YANJIU JINZHAN（2022）
心血管疾病研究进展（2022）

颜红兵 余小平 熊长明 主编

出 版 人：柯 宁

出版发行：华南理工大学出版社

（广州五山华南理工大学 17 号楼，邮编 510640）

http://hg.cb.scut.edu.cn E-mail: scutc13@scut.edu.cn

营销部电话：020-87113487 87111048（传真）

责任编辑：李巧云 肖 颖

责任校对：梁樱雯 洪 静

印 刷 者：广州市新怡印务股份有限公司

开 本：787 mm × 960 mm 1/16 印张：37.5 字数：710 千

版 次：2022 年 12 月第 1 版 印次：2022 年 12 月第 1 次印刷

定 价：299.00 元

本资料为下列项目指定用书

★深圳市医学重点学科（2020—2024年）（心血管内科）

★深圳市医疗卫生"三名工程"中国医学科学院阜外医院
　颜红兵教授急性冠状动脉综合征诊治团队

★广东省引进创新创业团队珠江人才计划项目——生命体
　外支持技术的研发及临床推广应用团队

编写人员名单

唐文辉	中国医学科学院阜外医院深圳医院	第1章
陈绮映	中国医学科学院阜外医院深圳医院	第2章
李　楠	中国医学科学院阜外医院	第3章、第4章
刘　臣	中国医学科学院阜外医院	
卢永康	中国医学科学院阜外医院深圳医院	第5章
黄维超	中国医学科学院阜外医院深圳医院	
梁美玲	中国医学科学院阜外医院深圳医院	第6章
孙爱梅	中国医学科学院阜外医院深圳医院	第7章
郭文钦	中国医学科学院阜外医院深圳医院	第8章
阮焕钧	中国医学科学院阜外医院深圳医院	第9章
颜红兵	中国医学科学院阜外医院	第10章、第12章、第13章、第15章
陈史钰	中国医学科学院阜外医院深圳医院	第11章
张　雪	中国医学科学院阜外医院深圳医院	第14章
郭文玉	中国医学科学院阜外医院深圳医院	第16章
罗　颖	中国医学科学院阜外医院深圳医院	第17章
姜　琳	中国医学科学院阜外医院	第18章
宁小晖	中国医学科学院阜外医院	第19章
刘慧慧	中国医学科学院阜外医院	第20章
孙丽娜	中国医学科学院阜外医院深圳医院	第21章
庄晓峰	中国医学科学院阜外医院	第22章
陈文倩	中国医学科学院阜外医院深圳医院	第23章
梁　建	中国医学科学院阜外医院深圳医院	第24章
李华龙	中国医学科学院阜外医院深圳医院	第25章
黄　俊	中国医学科学院阜外医院深圳医院	第26章
彭文杰	中国医学科学院阜外医院深圳医院	第27章
李　腾	中国医学科学院阜外医院深圳医院	第28章
李　超	中国医学科学院阜外医院深圳医院	第29章
黄一腾	中国医学科学院阜外医院深圳医院	第30章

苏荣琴	中国医学科学院阜外医院深圳医院	第 31 章
吴志业	中国医学科学院阜外医院深圳医院	第 32 章
卢 浩	中国医学科学院阜外医院深圳医院	第 33 章
刘晓蓉	中国医学科学院阜外医院深圳医院	
王 倩	中国医学科学院阜外医院	第 34 章
李系贤	中国医学科学院阜外医院深圳医院	第 35 章
陈俊求	中国医学科学院阜外医院深圳医院	第 36 章
陈 靖	中国医学科学院阜外医院深圳医院	第 37 章
钟挺挺	中国医学科学院阜外医院深圳医院	第 38 章
郭 超	中国医学科学院阜外医院	第 39 章
李坪蔚	中国医学科学院阜外医院深圳医院	第 40 章
梁进杰	中国医学科学院阜外医院深圳医院	第 41 章
何 华	中国医学科学院阜外医院深圳医院	第 42 章
邱露文	中国医学科学院阜外医院深圳医院	第 43 章、第 44 章

审校人员名单

王丽丽　　中国医学科学院阜外医院深圳医院　　　　第1章、第2章、第5章—第8章

彭长农　　中国医学科学院阜外医院深圳医院　　　　第9章、第11章

徐　验　　中国医学科学院阜外医院深圳医院　　　　第16章—第21章、第23章

王　靖　　中国医学科学院阜外医院　　　　　　　　第24章—第29章

余小平　　中国医学科学院阜外医院深圳医院　　　　第30章—第32章

钱海燕　　中国医学科学院阜外医院　　　　　　　　第33章

田小园　　中国医学科学院阜外医院深圳医院　　　　第34章、第35章

熊长明　　中国医学科学院阜外医院　　　　　　　　第40章—第44章

颜红兵　　中国医学科学院阜外医院　　　　　　　　全部章节二审

前　言

如何尽快提高粤港澳大湾区的医疗和临床研究水平仍然是本区域面临的重大挑战。

过去几年，中国医学科学院阜外医院深圳医院始终将医务人员的继续教育放在非常优先的地位，除举办各种学习班和讲座以提高本区域医务人员的理论水平和不断更新相关知识之外，一直在适时编写各种教材，供临床实践参考使用，此举获得了广泛好评。

为了反映心血管领域的最新进展，我们组织了50位医生编写、审校《心血管疾病研究进展（2022）》一书，并将其作为2023年的新年礼物献给各位同道。

《心血管疾病研究进展（2022）》全书分为44章，涵盖冠心病、心力衰竭、心律失常、肺血管疾病、心血管影像和心血管药物治疗等方面，力求介绍一些心血管临床实践中的重要概念、理论和进展，并精心挑选百余张图表直观展现。

由于大多数编写者为年轻医生，很多人是首次参加编写，书中错误在所难免，敬请读者指正。

颜红兵　余小平　熊长明

2022 年 12 月

目 录

上 册

下　册

第 1 章

冠状动脉生理学与临床决策

冠状动脉疾病（coronary artery disease，CAD）的生理学评估已成为心脏血运重建决策的基石之一。迄今，有超过 10 种方法可用于冠状动脉生理学评估（图 1-1）。虽然大量患者同时有心外膜动脉和微血管疾病，但在日常实践中，大多数评估方式仅关注了心外膜动脉疾病。因此，评估有无微血管功能障碍，确定冠状动脉微血管疾病的主要类型是非常有必要的。

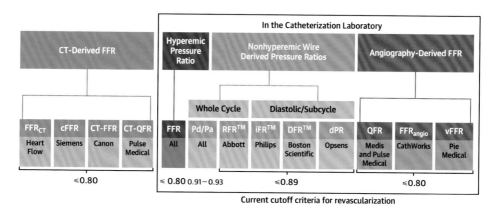

图 1-1　冠状动脉生理学评估方法

1　术前无创评估冠状动脉狭窄生理学

心脏介入医师已非常熟悉在导管室评估冠状动脉生理学。然而，一些研究提示，无创性功能检查有可能出现假阴性结果或低估心肌缺血程度，尤其在多支血管病变患者中。计算机断层扫描（computed tomography，CT）衍生的血流储备分数（fractional flow reserve，FFR）作为一种无创的生理学评估，已经被用于血管狭窄是否引起缺血的评估。

冠状动脉 CT 血管造影（CTA）评估冠状动脉解剖的特异性仅为中等程度，临床中有可能增加非必要有创冠状动脉造影。目前，为了解决其特异性不高的问题，应用冠状动脉三维重建和计算流体力学原理开发的 FFRCT 应运而生。3 项前瞻性研究以有创 FFR ≤ 0.80 作为参考，证明了 FFRCT 的可行性和诊断效能。一项研究显示，FFRCT 获得的 FFR ≤ 0.80 的曲线下面积更大，证明其优于冠状动脉 CTA。以有创 FFR ≤ 0.80 作为参考，FFRCT 的特异性明显高于冠状动脉 CTA（79% 比 34%）。单一血管分析显示，以有创 FFR ≤ 0.80 作为标准，与冠状动脉 CTA、单光子发射计算机体层摄影（single-photon emission computed tomography，SPECT）和正电子发射断层扫描（positron emission tomography，PET）比较，FFRCT 显示出更高的诊断效能。

一项研究将初发胸痛患者随机分为冠状动脉 CTA/FFRCT 组或常规检查组，结果证明，冠状动脉 CTA/FFRCT 是有创冠状动脉造影的可行的、安全的替代方法，可以显著降低非阻塞性 CAD 患者 90 d 内有创冠状动脉造影率。此外，与常规治疗相比，CTA/FFRCT 导向治疗随访 1a 的临床结果和生活质量相当，但成本较低（降低 33%）。也有研究将 1400 例初发胸痛患者随机分为常规 FFRCT 策略组或标准治疗组，旨在研究医疗资源的利用情况。

一项注册研究前瞻性入组了 5083 例疑似 CAD 患者，1a 随访结果证明，与 FFRCT 值（≤ 0.80）组比较，FFRCT 阴性值（> 0.80）组的临床结果良好。另一项研究（中位随访时间 4.7a）结果也显示 FFRCT 与主要心血管不良事件相关。但是，仍需要更多的尤其是来自随机对照研究的证据支持。一项正在进行的随机对照研究纳入 2100 例拟诊 CAD 患者，比较分析常规治疗与冠状动脉 CTA/FFRCT 导向治疗的 1a 结果。

学界最近在发掘和研究冠状动脉 CTA/FFRCT 导向血运重建决策的价值。一项研究显示，应用冠状动脉 CTA/FFR 计算无创 SYNTAX 功能评分可行，并且在三支血管病变患者的评估结果与有创压力导丝评估结果相似。基于这些发现，可以应用冠状动脉 CTA 联合 FFRCT（结合了无创的解剖学和生理学信息），评估复杂冠状动脉（左主干冠状动脉疾病或三支血管病变）患者的血运重建。FFRCT 改变了 7% 患者的治疗决策。这些研究表明，SYNTAX III 评分结合合并性疾病、冠状动脉解剖结构和生理学评估，可能成为决定血运重建方式的有效工具（图 1-2）。

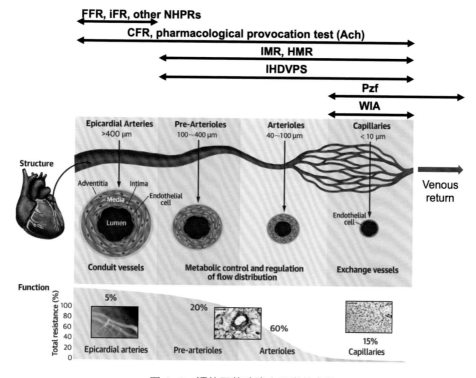

图 1-2　评估冠状动脉生理学的参数

越来越多证据表明，FFRCT 可能改变慢性冠状动脉综合征患者的诊断标准。当冠状动脉 CTA 显示功能意义不确定或无诊断意义的 CAD 时，FFRCT 是最具成本效益的选择。

然而，将 FFRCT 作为优选的初筛评估手段前，应明确 FFRCT 的局限性和不足。由于患者心率不规则、显著肥胖或无法配合屏气指令，造成的冠状动脉 CTA 成像质量欠佳是 FFRCT 的主要局限性之一。FFRCT 也会额外增加对比剂使用量。尽管优化了图像质量，但严重和广泛的冠状动脉钙化对于冠状动脉 CTA 和 FFRCT 而言仍然具有挑战性。尽管如此，在 Agatston 评分较高的患者中，FFRCT 提供了比单独使用冠状动脉 CTA 更高和更优的诊断性能（以有创 FFR ≤ 0.80 作为参考）。

一些前瞻性研究和大型临床队列研究表明，FFRCT 的拒检率在 2.9%～13%。无法进行 FFRCT 的主要原因是存在运动伪影。薄层 CT 和较低心率可能会增加 FFRCT 的可分析性。此外，对于有心肌梗死病史或存在慢性完全闭塞的病变患者，FFRCT 也存在局限性。事实上，一项比较 FFRCT 和有创性冠状动脉造影联合有创 FFR 两种方式评估检测 ST 段抬高心肌梗死患者中非罪犯病变的研究显示，两组结果相似，诊断准确性中等（两组的准确性均为 0.72）。值得注意的是，FFRCT 的价值未在既往血运重建血管中得到确切评价。目前，FFRCT 分析仅用于中心核心实验室，因此其临床使用受到了限制，需要进行远程支持。

此后，三维 FFRCT 软件包的研发，解决了计算时间更长和非现场分析的不便。这些拥有快速计算的模式工具，尽管还没在市面上出现，但其检测 FFR ≤ 0.80 的诊断准确性可靠。

根据现行指南，冠状动脉 CTA 是拟诊 CAD 患者的一线检查方式，尤其是低风险的患者。额外 FFRCT 将"一站式"提供解剖和病变特异性生理信息，尽管与导管室内使用压力导管进行生理学评估相比，其特异性略低（79%），但它可以加快诊断速度，提高患者感受满意度，节省费用。

2 有创评估冠状动脉生理学

对于无缺血证据但造影提示局部狭窄程度介于 50%～90% 的病变或多支血管病变患者，进行生理学评估的第二个时机是在导管室内进行血运重建之前。因为所有稳定 CAD 患者中，只有不到一半的患者在经皮冠状动脉介入治疗（percutaneous coronary intervention，PCI）前 90d 内进行过无创检查并提示有心肌缺血证据，大部分患者是在导管室内进行生理学评估。此外，即使有心肌缺血的证据，也可能需要在冠状动脉内证实缺血相关的狭窄部位。

2.1 FFR

FFR 是最大血管扩张状态下远端冠状动脉压与主动脉压的平均比值，是导管室内最广为人知的生理学评价指标。通过目前理论框架及假设，基于最大血管扩张期间冠状动脉内压 - 流量的线性关系，可以通过 FFR 表示冠状动脉狭窄对心肌血流损害的比率。FFR ≤ 0.75 的临床意义首先通过无创功能评估验证。新指南建议，测得 FFR 值在灰区（0.75～0.80）时，应由术者决定是否进行血运重建。大多数临床研究采用 FFR ≤ 0.80 的界限值。

荟萃分析对比 FFR 导向下 PCI 与药物个体化治疗患者提示，与药物治疗相比，FFR 导向 PCI 组心原性死亡或心肌梗死的复合终点降低 28%。两组间的差异主要是心肌梗死发生率。这些结果证明，在无法获得既往缺血证据时，可以应用 FFR 评估冠状动脉功能。FFR 的最初研究集中于导向 PCI 的适应证，从而避免无功能相关性的血管狭窄重建。一项研究证明了对 FFR <0.75 的冠状动脉狭窄患者进行延迟 PCI 的长期（15a）安全性和有效性。

另一项评价 FFR 在多支血管病变患者中的应用价值的研究显示，无创功能检查并不能为决定血管重建的病变部位提供准确的信息。另一项研究证明了 FFR 导向 PCI 应用于多支血管病变患者，1a 复合临床终点优于血管造影导向 PCI。值得注意的是，将 FFR ≤ 0.80 作为决策标准并不会延长手术时间，还能减少花费。即使 5a 后两组差异仍持续存在，但由于高危患者数量较少而没有统计学差异。

后续研究证实，在至少有 1 处 FFR ≤ 0.80 的冠状动脉狭窄患者中，FFR 导向 PCI 联合药物治疗的临床结果优于单纯的优化药物治疗。5a 随访明确证实了最初的结果，与药物治疗组相比，PCI 组心肌梗死和死亡的复合终点减低。

之后的研究表明，与单纯的优化药物治疗相比，PCI 对于减少长期死亡率和心肌梗死并不获益。该研究的结果因纳入轻度心肌缺血患者而受到争议。新近研究表明，无创检查评估的中度或重度心肌缺血患者中，与优化药物治疗相比，介入联合药物治疗组在平均 3.2a 内的复合主要终点无明显临床获益。从生理学评估的观点来看，尚不清楚生理学导向有创治疗是否可能导致不同的结果，因为既往有创治疗期间的决策主要是通过血管造影导向，而方案中仅 20% 的有创治疗组患者使用了 FFR。

FFR 导向在 ST 段抬高心肌梗死合并多支血管病变的患者中可能获益。两项研究显示，与仅处理罪犯血运重建策略相比，FFR 导向完全血运重建显著降低了 12 个月复合临床终点发生率。但是另一项纳入了 4041 例患者的研究显示，血管造影导向对狭窄程度 >70% 的病变进行完全血运重建的 3a 主要复合终点明显低于仅处理罪犯病变，但是仍需要进一步比较研究 FFR 导向或血管造影导向完全血运重建的临床结果和成本获益。

虽然越来越多证据肯定了 FFR 的临床价值，但其在临床实践中的应用并没有随之增加。其潜在原因包括：①手术时间相对延长；②压力导丝、腺苷或其他药物增加了额外费用；③血管扩张药物引起不适或副作用；④不能达到最大血管扩张；

⑤为避免压力波动大、主动脉压力心室化和主动脉波形失真，须精确采集冠状动脉压力测量值；⑥压力导丝的机械质量欠佳，这可能导致复杂解剖结构中的导丝操作困难，引起手术并发症。

2.2 瞬时无波形比值

瞬时无波形比值（instantaneous wave-free ratio，iFR）是采用瞬时相位远端冠状动脉压与"无波期"主动脉内压力平均比值。冠状动脉循环在无波期间（wave-free，WFP）评估的好处是在整个心脏循环周期中无波期的微循环阻力最低且稳定。

瞬时无波形比值（iFR）被定义为无波期间的平均 Pd/Pa。WFP 的计算从舒张开始的 25% 开始（舒张期开始以压力波形的重搏切迹），到舒张结束前 5 ms 结束。舒张压比（dPR）被定义为整个舒张期间的平均 Pd/Pa。舒张无血管扩张比值（DFR）被定义为 Pa 期间的平均 Pd/Pa 小于负斜率的平均 Pa。静息 – 全周期比值（RFR）被定义为整个心动周期内的最低过滤平均 Pd/Pa。

前期许多研究直接比较了 iFR 概念与 FFR。iFR = 0.89 是预测 FFR = 0.80 的最佳界限值，已经广泛应用于临床决策。后续研究主要集中在头对头比较 iFR 和 FFR 应用于诊断心肌缺血的能力。这些研究发现 iFR 与 FFR 在诊断方面没有差异，就像 PET（正电子发射计算机扫描）与 SPECT（单光子发射计算机断层成像）。

两项较大的随机研究以临床结果为终点对比 iFR 和 FFR，结果显示，iFR 导向 PCI 不劣于 FFR 导向 PCI。然而，与 FFR 相比，iFR 缺乏长期预后数据。而 FFR 的长期数据主要来源于冠状动脉病变严重的人群，结果支持应用冠状动脉生理学评估。但在 iFR 的研究中，无论是 FFR 还是 iFR 均用于评估临界病变。

共同使用 iFR 与血管造影可以帮助医师判断必须治疗的靶病变长度。iFR 的优势包括手术时间更短、患者不适更少和导丝易于拉回，尤其是用于连续评估病变。iFR 还可以评估一连串病变内每个单独狭窄病变的严重程度。这是因为在非血管扩张状态下，由于微血管循环的自动调节，无论狭窄的严重程度如何，冠状动脉血流都保持相对恒定和稳定，而在血管扩张状态下，如果通过狭窄 ≥ 40% 病变处，不可预测冠状动脉血流。一项注册研究显示，iFR 回撤预测串联病变和弥漫病变的生理学结果，差异范围为 0.11 ± 0.004。相反，使用基于血管扩张和静息压力的指标检测连续性病变，会严重低估独立的狭窄病变。

2.3　FFR 和 iFR 之间的不一致

大约 20% 的病例显示，FFR 临界值 0.80 与 iFR 临界值 0.89 之间存在差异。可能是不同的临界值、血管扩张的影响（例如，最大血管扩张时的压力梯度比静息时大 2～3 倍）和（或）对微血管功能障碍的不同反应所致。3 项参照基于导丝的冠状动脉储备分数的研究显示，iFR 的诊断性能优于 FFR。该结果为探明 iFR 和 FFR 之间存在差异的原因提供了重要线索。然而，FFR 和 iFR 都无法区分心外膜或者微循环疾病的影响。

FFR 和 iFR 之间的不一致性部分与病变部位和类型有关。与其他病变部位相比，左主干或左前降支近段病变的 iFR 与 FFR 的相关性较低。一项研究显示，与 FFR 导向左前降支病变手术相比，iFR 导向左前降支病变手术 1a 的主要心血管不良事件发生率较低。然而，由于分析的事后性质以及统计能力不足，该结果应被视为真正的假设产生。因此，需要进一步的随机研究来证明对于左前降支病变，FFR 和 iFR 哪个更好，或者两者等效。

值得注意的是，现有对 FFR 和 iFR 之间的差异的研究不能排除其他重要因素的干扰。例如，已报道的研究均未了解患者进行 FFR 检查前 24h 是否摄入咖啡，该因素已被证实可减弱腺苷诱导血管扩张的作用和降低 FFR 值。

相反，现有证据表明，FFR 与 iFR 的结果差异缺乏临床相关性。两者间的差异性很有可能与冠状动脉临界狭窄相关，该类狭窄发生严重临床事件的风险较低，对临床导向意义不大。尽管需要进一步的研究来阐明两者指数之间的差异是否与临床相关，但从统计的角度来看，这是难以实现的。基于已有的研究，新的研究假设需要 290 000 例患者的样本量来阐明 FFR 和 iFR 之间主要心血管不良事件预测价值的差异。因此，有必要讨论如何合理地在临床运用 FFR 或 iFR，它们各适用哪类病变，而不是争论哪种更优。

左主干病变　针对左主干病变，生理学评估十分重要。迄今唯一的专门注册研究以 iFR 0.80 为临界值，纳入延迟介入（51.9%）或血运重建（48.1%）的左主干病变狭窄患者，结果评价 30 个月复合临床终点，可以在安全参考 iFR 值的基础上制定左主干病变的治疗决策。一项正在进行的研究则要论证，与 FFR 比较，iFR 在中度左主干病变治疗中的可行性和有效性。

弥漫性和局灶性病变　FFR 和 iFR 的差异之一，是 iFR 可以通过回撤曲线获得局灶性病变或弥漫性病变的生理学模式。研究证实，局灶性病变可能出现 FFR ≤ 0.80 和 iFR＞0.89 的不一致情况，而弥散病变可能出现 FFR＞0.80 和 iFR ≤ 0.89 的不一致情况。这些不一致情况可能源于局灶性狭窄会产生较高的湍流和血管扩张下 FFR 值较低，同时也与弥漫性疾病多有微血管功能障碍相关，因为 FFR 和 iFR 对微血管功能障碍的反应不同。通过 FFR 推导出的生理模式（例如回撤压力梯度指数）很有可能用作确定上述病变的血运重建的参照指标。回撤压力梯度指数是一种能够区分局灶性和弥漫性功能性 CAD 的新指标，但这仍待进一步验证。对于偶发的和临床相关的局灶性和弥漫性病变评估 iFR 和 FFR 不一致的情况，可考虑进行其他无创功能检查。

多支冠状动脉血管病变　已经证实 FFR 导向 PCI 对多支血管病变（本处特指多支冠状动脉血管病变）患者有效。从实践角度来看，iFR 可以在不诱导血管扩张的情况下回拉压力导丝，并能进行多次测量，对于多支血管病变患者而言，iFR 是替代 FFR 的好方法。研究显示，约 40% 的患者有多支血管病变，但是对于多支血管病变以及单支血管疾病患者，FFR 和 iFR 导向血运重建 1a 的主要心血管不良事件无显著差异。

新近，一项入组三支病变患者的前瞻性研究显示，与直接支架处理血管病变相比，根据 iFR 值延迟介入其 1a～2a 内的再次血运重建少。结果支持 iFR 导向策略对三支病变患者远期结果安全。iFR 导向 PCI 治疗多支血管病变可能很有前景，但需要更多的前瞻性数据支持。

急性冠状动脉综合征早期非梗死相关动脉　在急性冠状动脉综合征患者中较少使用 iFR。一些评估急性冠状动脉综合征非罪犯狭窄病变的研究显示，iFR 比 FFR 更快捷和安全。两项研究的汇总分析显示，在急性冠状动脉综合征（不包括 ST 段抬高心肌梗死）的患者中，iFR 导向延迟介入的例数更多，但 iFR 和 FFR 导向 PCI 的临床结果相当。一项研究显示，对于 ST 段抬高心肌梗死患者非梗死相关的病变，直接 PCI 时非罪犯血管的 iFR 值低于 ST 段抬高心肌梗死亚急性期，非罪犯狭窄病变的假阳性率为 11%。直接 PCI 时 iFR 值的假阳性可能是在 ST 段抬高心肌梗死患者中非罪犯狭窄病变的静息血流增加的结果，也可能是急性期肾上腺素效能增强的结果。

相反，有研究显示，急性心肌梗死非梗死相关血管与稳定性 CAD 靶血管的 FFR 和 iFR 无显著差异。正在进行的随机研究将对 ST 段抬高心肌梗死患者 iFR 导向非罪犯病变介入治疗提供重要信息。

重度主动脉瓣狭窄　如果主动脉瓣狭窄患者的造影提示存在严重冠状动脉狭

窄，指南建议同时行血运重建。一些研究也表明，对于重度主动脉瓣狭窄患者，通过导丝进行的生理学评估是可行和安全的，包括腺苷给药，但尚不清楚基于导丝的生理学评估是否对重度主动脉瓣狭窄患者的决策具有临床意义。重度主动脉瓣狭窄特殊的病理生理学特征，包括左心室肥大、后负荷增加和微血管功能障碍，使基于导丝的生理测量值解读困难。对于重度主动脉瓣狭窄患者，虽已制定 FFR 和 iFR 校正界限值标准，但这并不严谨。

一项研究报告了中度冠状动脉病变在经导管主动脉瓣置换术前后冠状动脉生理状态的变化。经导管主动脉瓣置换术后，FFR 显著降低（从 0.86 降至 0.83），而 iFR 保持不变（手术前后均为 0.87）。该结果可以通过经导管主动脉瓣置换术后冠状动脉微血管循环改善来解释，可采用冠状动脉血流分数储备评估（1.56～1.74），表明 FFR 可能低估了重度主动脉瓣狭窄患者冠状动脉狭窄的严重程度。有研究显示，尽管在研究中未测量 iFR，但在经导管主动脉瓣置换术之前 FFR（0.89）和之后即刻 FFR（0.89）未发生改变。这些不一致的结果表明，因为样本量较少，既往分析的可靠性值得商榷，目前小结仍不确定。正在进行的研究将提供新的见解，以评价重度主动脉瓣狭窄的冠状动脉生理学。

2.4 血管造影衍生的 FFR

目前有 3 种技术可用于测定 FFR，包括定量流量比（quantitative flow ratio，QFR）、FFRangio 和 vessel FFR。计算过程中一般使用与 Lance Gould 方程相关的数学公式。

QFR 方面发表的数据最多，包括前瞻性多中心研究。一项前瞻性多中心比较 FFRangio 与 FFR 的研究验证了 FFRangio 的准确性。另一项回顾性临床研究验证了 vessel FFR 的结果。总体而言，这 3 种技术都良好预测了 FFR ≤ 0.80 的曲线下面积，不可分析病例率较低（0.9%～10%）。荟萃分析表明，线上或线下的多种运算分析方法与血管造影下 FFR 相比，诊断性能没有差异。

与基于导丝的 FFR 相比，血管造影衍生的 FFR 有优势，也存在局限性。血管造影衍生的 FFR 的优势是不需要导丝和血管扩张剂，这可以缩短手术时间，减少患者不适，也可以避免压力导丝错误测量冠状动脉压（这发生在高达三分之一的病例中）。此外，其可以通过线上或者线下进行分析。而主要问题是缺乏评价临床结果的大规模随机临床研究。然而，正在进行的大规模随机临床研究拟解决这一问题。目前，血管造影衍生的 FFR 在一些特殊病变类型中使用有限，如左主干病变、分叉和开口病变，存在结果解释的差异和潜在不可靠性。此外，结果在很大程度上取决于血管造影图像的采集质量。

3 术后的生理学评估

临床实践中评估 PCI 后生理学有两个目的。首先，PCI 后生理学评估可用于优化 PCI 结果。一项研究显示，在支架置入后血管造影结果满意的患者中，FFR 评估有 20% 重新归类为生理学结果不满意。另一项研究表明，血管造影显示成功的 PCI 后患者中仍有 24% 存在显著的心外膜残余缺血（以 iFR $\leqslant$ 0.89 界定）。81.6% PCI 后 iFR 欠佳的患者存在局灶性残留病变。尽管 PCI 前使用 iFR 评价了所有靶血管，但仍有约 60% 的残留局灶性狭窄位于支架外。因此，在评价和定位狭窄段外的残留病变方面，PCI 后生理学评估可能发挥更重要的作用，而不是冠状动脉内成像这种已被证实的优化支架方案的方法。

其次，PCI 后生理学评估可用作长期临床结果的预测因素。多项研究已经证实，PCI 后 FFR 值是长期临床结果的独立预测因素。既往试验一致表明，PCI 后 FFR 值"越高越好"，但是其预测良好临床预后的最佳界限范围为 0.86～0.96。尽管有越来越多的证据支持上述结论，但是最近的一项研究报告显示，基于导丝的 PCI 后生理学评估的应用率比较低（9%），甚至在 PCI 前已经接受基于导丝的生理学评估的患者也存在这种现象。最有可能的原因是需要压力导丝，使用血管扩张药物和延长手术时间。与基于导丝的 FFR 相比，基于血管造影的 FFR 对于介入心脏医师来说是能更友好地提升用户体验感的工具。

研究显示，PCI 后 QFR 低值（$\leqslant$ 0.89）与 PCI 后 QFR 高值（> 0.89）对比，2a 血管相关临床终点事件发生率较高。另一项分析也得到了相同的结果，仅在优化 PCI 的三支病变患者中的临界值（0.91）略有不同。与 PCI 后 FFR 一样，无须质疑 PCI 后 QFR"越高越好"的概念，但需要更多的验证性数据，日常使用的 QFR 软件的改进也是如此，两项分析显示 PCI 后 QFR 的可行性分别为 85% 和 80%，其可分析性并不完美。

未来需要进一步的研究来证明对依据 PCI 后生理学评估干预残余缺血能否改善临床结果。两项正在进行的随机研究将回答这个问题。

4 冠状动脉微循环

压力衍生指数可以评估冠状动脉循环非常细小的区域，可以估测狭窄与心肌血流受损的相关性。这解释了为什么在下游血流存在微循环功能障碍时 FFR 值显示为非缺血。此外，FFR 和 iFR 不适用于评估冠状动脉小动脉、心外膜血管或两者的血管舒缩障碍。

冠状动脉系统包括 4 种连续的不同大小（直径）、功能的血管：心外膜动脉（＞400 μm）、前小动脉（100～400 μm）、小动脉（40～100 μm）和毛细血管（＜10 μm）。心外膜动脉具有初级压力传导和分布功能，无狭窄时对冠状动脉血流的阻力最小（5%），而前小动脉和小动脉负责血流的调节和分布，向提供局部组织代谢的毛细血管匹配需求动力，具有最大冠状动脉血流阻力。小动脉张力能够在广泛的冠状动脉灌注压范围内维持恒定的冠状动脉血流，从而缓解阻塞性心外膜动脉粥样硬化进展过程中的缺血。冠状动脉造影基本上不能显示血管直径＜300 μm 的冠状动脉微循环（包括前小动脉、小动脉和毛细血管）。

心肌灌注由心外膜动脉、微循环和心肌床的充分协调控制。不同的冠状动脉内生理学工具可以接近每一个领域。虽然冠状动脉血流储备（CFR）包括整个冠状动脉循环，但已经开发了其他指标来评估心脏循环的特定领域。

微循环功能障碍机制可以分为 2 种：①微血管结构变化导致压力导率降低和血管舒张受限；②影响冠状动脉小动脉和（或）心外膜血管的血管舒缩障碍。这种区别清楚地说明了为何使用单一生理学工具不能评价所有潜在的微循环功能障碍。第一种类型（结构重塑）的诊断主要依赖于使用冠状动脉分数储备和非内皮依赖性血管扩张剂微循环阻力来计算，而血管舒缩障碍的诊断是使用乙酰胆碱激发联合心电图监测进行诊断。

有创冠状动脉分数储备是通过 Doppler 流速、热稀释法推导的平均瞬态时间或基于热稀释法的绝对流量测量值计算的血管扩张血流与静息血流的比值。一般来说，非内皮依赖性血管扩张剂如腺苷用于诱导血管扩张。研究证明基于热稀释的冠状动脉分数储备预后价值使用临界值为 2.0，基于 Doppler 的冠状动脉分数储备的患者使用界值为 2.5 或更低。内皮依赖性微血管功能障碍可通过使用乙酰胆碱后冠状动脉血流变化百分比进行评估，这通过冠状动脉内血流 Doppler 测量（增加 > 50% 可视为正常）。乙酰胆碱激发试验的另一个优点是可诊断心外膜血管痉挛性心绞痛。

微血管阻力的测量需要使用基于热稀释的数据同时记录冠状动脉内压力和流量（微血管阻力指数）或 Doppler（多普勒）流速（血管扩张微血管阻力）。

微血管阻力指数计算为在最大血管扩张相，远端压力除以平均瞬态时间的倒数。在冠状动脉狭窄患者中，FFR > 0.80，微血管阻力指数 > 23 可增加冠状动脉分数储备的预后价值。此外，在稳定型 CAD 患者中，PCI 后即刻微血管阻力指数值异常与不良事件相关。微血管阻力指数 ≥ 25 被认为是提示微循环功能异常。

血管扩张微血管阻力计算为在最大血管扩张相，远端压力除以远端 Doppler 平均峰值流速。数据表明，与血管扩张微血管阻力相比，血管扩张微血管阻力是一种能更准确反映微循环病理变化的方法。使用 PET 评测，预测微循环功能异常的最佳血管扩张微血管阻力界值为 2.5 mmHg/（cm/s）。

在客观记录微血管功能异常的组织重构患者中，治疗的目标是降低心肌耗氧量，通常使用 β- 受体阻滞剂，同时解决心血管风险因素，包括小动脉增厚或毛细血管稀疏（如高血压或糖尿病）。相反，在血管舒缩障碍患者的心外膜或小动脉水平，钙通道阻滞剂、血管紧张素转换酶抑制剂和他汀类药物用于控制血管舒缩张力和促进正常的内皮功能。这种量身定制的方法在一项随机试验中得到了证实。该试验显示，在有心绞痛症状和（或）缺血体征患者中，通过冠状动脉分数储备（< 2.0）、微血管阻力指数（≥ 25）和乙酰胆碱激发的结果导向治疗，与传统非导向治疗相比，6 个月时心绞痛症状显著减少。这种心绞痛症状的减轻维持长达 1a，临床结果无任何差异。

5 临床前景

目前，有三个时机可对冠状动脉狭窄进行生理学评估。在导管室之外，当明确成本效益时，FFRCT 不仅可以成为传统血管造影术的守门人，还可以导向血运重建策略。然而，这种方法不能检测出可能导致心肌缺血的微血管功能障碍。在导管室中和手术之前，FFR 是冠状动脉生理学评估最广为人知的指标，因为其有大量且广泛的证据基础。然而，iFR 应被视为等同于 FFR，因其减少了手术时间、成本和患者不适，且 2 项较大的随机研究显示 FFR 和 iFR 之间的差异并未导致结果的差异。

新的方法可能很有前景，有助于基于导丝的生理学评估的广泛应用，但是需要更多的前瞻性数据。迄今，如果 iFR 不可用时，可对非复杂病变使用其他新的方法。在诊断血流动力学有明显狭窄时，与 FFR ≤ 0.80 比较，血管造影衍生的 FFR 的诊断效能相当。

冠状动脉微循环障碍是一个不一样的、应用流量和压力的研究领域，阻力是其中的关键问题。冠状动脉微循环障碍研究在临床上很重要，因为在大量患者中，微血管阻塞会导致心肌缺血和心血管事件。无创评估冠状动脉微循环障碍技术的进步，将会提高临床诊断能力。

总之，目前更重要的是对有适应证的患者进行生理学评估，而不是使用哪种技术。

第 2 章

非阻塞性冠状动脉疾病与血管功能障碍

心外膜冠状动脉痉挛引起的血管痉挛性心绞痛（vasospastic angina，VSA），过去称为变异型心绞痛，而微血管痉挛和（或）冠状动脉舒张功能受损引起的微血管性心绞痛（microvascular angina，MVA），以前称为心脏 X 综合征。使用乙酰胆碱试验诊断冠状动脉和微血管的血管痉挛性疾病，常与冠状动脉粥样硬化并存。此外，冠状动脉血管功能障碍，无论是心外膜还是微血管，在阻塞性冠状动脉疾病（coronary artery disease，CAD）患者中也可引起心肌缺血。

冠状动脉血管舒缩障碍引起心肌血流和营养供需不匹配，由其诱发的心肌缺血，可能是持续性、复发性和（或）慢性的。血管痉挛也可能是无阻塞性 CAD 和 2 型心肌梗死的主要原因。虽然很少在日常临床实践中应用冠状动脉功能辅助检查，但新出现的临床研究证据支持其应用。阻塞性 CAD 患者也会出现冠状动脉功能障碍，但目前的诊断检查手段仅限于上游的阻塞性病变。

1 为什么要评估冠状动脉血管功能

在有创血管造影过程中进行冠状动脉功能辅助检查有 3 个原因，包括诊断、预后和治疗意义。首先，正常的血管造影并不排除冠状动脉功能紊乱。对于有创患者，如果没有冠状动脉功能障碍的辅助诊断试验，冠状动脉造影可能是不完整的（图 2-1）。其他方法，如血管内成像，虽然能提供心肌桥信息，但对发现血管功能障碍没有帮助。

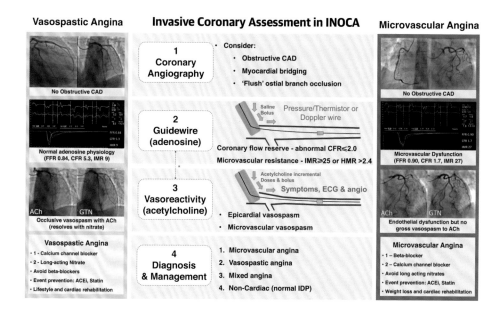

图 2-1　有创冠状动脉造影显示冠状动脉微血管的不足

（A）图 2-1 中左图显示了典型的正常冠状动脉造影图，左前降支冠状动脉光滑且透光良好；右图是尸体心脏立体血管造影图。图 2-1 为冠状动脉微循环提供了无与伦比的说明，与有创冠状动脉造影上缺乏微循环信息形成鲜明对比。（B）图 2-1 说明了根据乙酰胆碱和腺苷的生理学评估。指标分数低储备和非充血性压力比主要是对心外膜冠状动脉阻塞血流的评估，而微循环阻力和充血性微循环阻力指数对微循环功能更具特异性流量。

其次，在日常实践接受有创治疗的患者中，心脏科医师可通过有创血管造影做出正确的诊断而提供相关治疗。临床医师可通过检查诊断或排除受影响患者的冠状动脉血管功能障碍，并区分血管痉挛和（或）血管扩张储备受损（功能障碍）与微血管阻力增加（结构性疾病）引起的心绞痛，然后根据指南进行治疗。

最后，冠状动脉功能障碍作为心肌缺血的机制或原因提供了新的预后信息，使患者和临床医师能够根据指南选用最佳治疗方法。

1.1　诊断意义

冠状动脉造影是使用无创计算机断层扫描冠状动脉造影（computed tomographic coronary angiography，CTCA）或有创冠状动脉造影通过解剖成像识别阻塞性 CAD 的标准检查。每年大约有 1000 万例次有创冠状动脉造影检查。有创冠状动脉造影的分辨力约为 0.5 mm，其评估由主观视觉判断。血管造影的空间分辨率有限，不能显示主要控制心肌血流的阻力小动脉（直径为 20～400 μm）。

无创 CTCA 对心外膜 CAD 评估灵敏度高，是无 CAD 病史的心绞痛患者的一线诊断技术。因此，越来越多接受有创冠状动脉造影的患者没有接受功能负荷试验，这意味着在使用有创或无创血管造影进行解剖学评估时通常缺乏缺血信息，无法评估由冠状动脉血管舒缩紊乱引起的缺血，导致诊断的不确定性。

1.2 预后意义

未确诊的胸痛患者（包括接受过心脏检查的患者）5a 内发生心血管事件的风险增加。即使有创冠状动脉造影检查结果正常，女性心绞痛患者的症状和发病率也特别高。

冠状动脉微血管疾病影响主要心血管不良事件的发生。研究表明，非阻塞性 CAD 患者的预后更差，女性患者 5a 内发生主要心血管不良事件的风险为 16.0%，冠状动脉正常女性患者的风险为 7.9%，无症状对照组为 2.4%。平均随访 5.4a，事件发生时间分析证实，低冠状动脉血流储备是主要心血管不良事件的可靠独立预测因素。同样，一项对 11 223 例患者进行的大型队列研究发现，与参考人群相比，弥漫性非阻塞性 CAD 心绞痛患者和冠状动脉正常患者发生主要心血管不良事件的风险增加。一项前瞻性研究表明，女性主要心血管不良事件风险的驱动因素是冠状动脉血流储备降低，而非阻塞性 CAD。即使在无阻塞性 CAD 的患者中，冠状动脉血流储备也是事件的重要预测因素。冠状动脉舒缩功能受损的不良预后的重要性也在 6 项研究的荟萃分析中得到证实，其中包括 1192 例入选者，在 3.8～9.7a 的随访期间经历了 243 次心血管事件。总体相对风险为 2.38，在 1048 例（209 例事件）接受乙酰胆碱治疗的患者中，风险比甚至更高（2.49）。

1.3 治疗意义

既往没有随机对照研究表明，与治疗相关的诊断策略可以改善患者的健康。新近一项研究将非阻塞性 CAD 患者以 1∶1 随机分为干预组和对照组，根据指南进行治疗。结果在知道有创冠状动脉造影的结果后，超过一半的临床医师改变了最初的诊断和治疗方式。采用西雅图心绞痛调查量表的结果显示，6 个月时干预与生活质量的改善相关，平均改善 11.7 个单位。随访 1a 证实这些获益继续维持。研究提供了非阻塞性 CAD 心绞痛患者在冠状动脉血管功能侵入性检查导向下生活质量更好的临床证据。

1.4 虚无的治疗和性别偏见

一些临床医师认为评估冠状动脉功能可以使患者受益。一种更简单、实用的方法是在所有有症状的患者中常规给予药物治疗试验，并评估其随时间的反应，这代表了一种治疗性研究的思路。虚无的治疗并不符合患者的最佳利益，应首选精准医疗（在正确的时间对正确的患者进行正确的治疗）。鉴于受影响的患者通常是女性，女性与此尤其相关。指南为这些疾病提供了明确的治疗方案，并且得到了随机对照研究证据的支持。此外，诊断正确时可避免使用不必要的药物，优化治疗将有益于患者、医疗提供者和医疗保健系统。

1.5 血管舒缩障碍的冠状动脉生理学和诊断

冠状动脉功能包括心外膜冠状动脉、心肌内分支和微循环的功能。关键的功能参数为血管张力、血管舒张储备和阻力。冠状动脉阻力主要由直径＜400 μm 的心肌内小动脉决定。冠状动脉血流储备反映了冠状动脉循环的血管舒张能力，是血管舒张能力的整体指标，它可能因冠状动脉管腔、通向毛细血管的微循环或两个腔室的异常而受损。如果基础流量高、舒张时间缩短或心肌内压增加，冠状动脉血流储备也可能受限。

1.6 冠状动脉血管舒缩障碍的病理生理学基础

血管功能异常可能由结构和（或）功能异常所致，冠状动脉可能因血管扩张刺激因素（如药物负荷或运动）产生的血管扩张反应受损。冠状动脉微血管功能障碍（阻力增加）可能由血管壁重构、炎症、血管外（间质）基质成分和体积的改变以及全身的变化（包括毛细血管稀疏和血管阻力增加）所致。

不同冠状动脉区域的血管功能可能不同，整体冠状动脉血流储备正常可能掩盖单支大动脉中受损的血管舒张储备。静息血流区域差异和变化支持正电子发射断层摄像（positron emission tomography，PET）评估冠状动脉血流量的基本原理，以及有创治疗期间评估多支冠状动脉。

冠状动脉痉挛是急性血流限制性的血管收缩。冠状动脉高反应性主要导致局灶性而非弥漫性心外膜血管痉挛。冠状动脉痉挛是由血管平滑肌细胞的高反应性和触发刺激引起的。血管平滑肌细胞高反应性的原因尚不完全清楚。内皮功能障碍与冠状动脉痉挛相关，会增加冠状动脉痉挛发生的可能性和严重程度，但内皮功能障碍并不是主要驱动因素。心血管危险因素、炎症、氧化应激、遗传因素和种族差异都与此有关。使用 PET-CT 进行的冠状动脉成像可以确定 VSA 患者冠状动脉外膜和血管周围脂肪组织中是否存在局限性炎症。Rho 激酶介导了心外膜冠状动脉痉挛和微血管痉挛，特别是在微血管功能障碍患者中。自主神经失衡、过度换气和血小板活化是潜在的触发因素。冠状动脉痉挛存在种族差异，如日本患者明显居多，这是冠状动脉痉挛这个个性化医疗概念的拓展。

内皮功能障碍通常是动脉粥样硬化的前兆和诱因。内皮源性一氧化氮主要介导心外膜冠状动脉的血管舒张，而内皮源性超极化因子介导的反应决定了阻力动脉（例如冠状动脉微血管）的内皮依赖性血管舒张。内皮功能障碍与血管危险因素有关，包括糖尿病和循环一氧化氮合酶抑制剂，反映在血清不对称二甲基精氨酸浓度和低内皮切应力上。内皮功能障碍（例如氧化还原失衡）的病理生理学机制与血管痉挛（Rho 激酶诱导的肌球蛋白轻链磷酸化）不同。冠状动脉内皮功能障碍是生活方式干预和药物治疗的治疗目标，特别是他汀类药物和血管紧张素转换酶抑制剂。

冠状动脉的内皮功能可以根据所使用的检查方法来判定。如果通过冠状动脉造影进行评估，内皮功能障碍被定义为在冠状动脉内灌注低剂量乙酰胆碱后，心外膜冠状动脉某一段或更多节段的管腔内径减少 >20%。内皮功能可被定义为正常内皮功能（使用乙酰胆碱后冠状动脉直径扩大 >20%）、轻度内皮功能障碍（使用乙酰胆碱后冠状动脉直径扩大 20%～-20%）或严重内皮功能障碍（使用乙酰胆碱后冠状动脉直径扩大 <-20%）。内皮依赖性心外膜血管舒缩也可以通过计算冠状动脉内注射乙酰胆碱引起的冠状动脉横断面面积变化百分比来评估（心外膜横断面面积变化 >0% 为正常）。

内皮功能障碍也可根据输注乙酰胆碱后冠状动脉血流的变化来判定。正常的冠状动脉内皮依赖功能被定义为经 Doppler 显示冠状动脉血流增加 50%（即对乙酰胆碱的反应率＞1.5，用乙酰胆碱 18.2 μg/ml 除以基线后的冠状动脉血流计算）。内皮功能障碍可进一步分为轻度（冠状动脉血流变化 0%～50%）或重度（冠状动脉血流变化＜0%）。冠状动脉内皮非依赖性功能受损可以根据血流速度与腺苷的比率判定，其临界值为 2.0～2.5。

导管室内的乙酰胆碱反应性试验显示的冠状动脉内皮功能障碍，与注射锝和单光子发射计算机断层扫描（single photon emission computed tomography，SPECT）确定的诱导性心肌缺血相关。一项研究对接受冠状动脉造影的 299 例患者进行内皮功能检测，结果显示 60 例内皮功能正常，239 例内皮功能异常。根据是否存在内皮功能障碍对患者进行分层，内皮功能保留的患者中在 7.0 ± 0.3a 随访期间发生主要心血管不良事件的患者，其肌钙蛋白 I 浓度高于未发生主要心血管不良事件的患者。这些发现很重要，因为冠状动脉内皮功能障碍是可以通过生活方式干预和药物治疗（他汀类药物、血管紧张素转换酶抑制剂）改变的治疗目标，基于内皮功能检测的临床策略可能会改善生活质量。两项内皮素 -1 受体拮抗剂治疗 MVA 患者的试验报告了良好的结果。目前正在对内皮素受体拮抗剂治疗 MVA 进行精准医学研究，以评估其对患者的潜在益处。

2 在导管室如何评估冠状动脉功能障碍

2.1 设备

在导管室介入冠状动脉功能障碍诊断前，应暂停使用血管活性药物至少 24 h，且使用有创性技术评估冠状动脉血管功能。桡动脉入路通常效果良好。为防止桡动脉痉挛而使用的动脉内血管扩张药物可能会影响后续冠状动脉功能的测量，通常避免在动脉内使用钙通道拮抗剂和长效硝酸酯类药物（如维拉帕米和硝酸异山梨酯）。硝酸甘油半衰期短，可作为首选。诊断中可以使用标准冠状动脉导管。图 2-2 显示的是导管室介入诊断流程。

首先使用热稀释或 Doppler，然后使用乙酰胆碱（Ach）进行血管反应性评估，对基于导丝的冠状动脉功能评估逐步提出诊断方法。这种方法侧重于热稀释，在日常实践中很简单。请注意，有些术者可能倾向于在没有导丝的情况下首先进行血管反应性评估，允许在任何短效硝酸盐给药之前进行 Ach 激发。

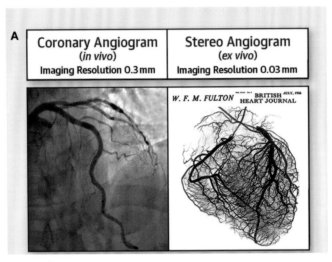

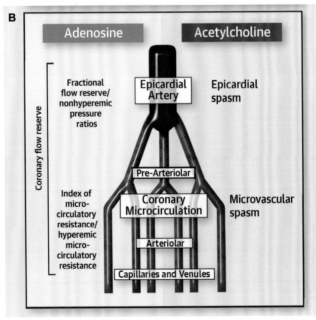

图 2-2 冠状动脉造影的不足

2.2　冠状动脉造影

在血管造影过程中，可以目测评估对比剂的前向流动，亦可通过计算 TIMI（心肌梗塞溶栓治疗）血流分级的帧数进行半定量分析。在心外膜冠状动脉通畅的患者中，校正的 TIMI 帧数＞27（以 30 帧 /s 获得的图像）提示 MVA 是因为静息血流受损（冠状动脉慢血流现象）。慢血流指的是静息状态下血管阻力的增加，通常见于男性吸烟者，可能与急性冠状动脉综合征倾向有关。

通常，先使用 JR 4 诊断导管进行右冠状动脉造影，测量左心室舒张末期压。后者升高可能反映了与冠状动脉微循环障碍相关的心力衰竭。然后使用左冠状动脉指引导管（例如 EBU 3.5），确保同轴冠状动脉插管，避免损伤血管壁。

2.3　介入诊断操作

介入诊断首先使用诊断导丝直接测定冠状动脉血管功能，然后进行乙酰胆碱反应性试验。如果在冠状动脉滴注乙酰胆碱后发生血管痉挛，静息下生理学评估就会因交感神经动力升高而受到干扰。另一种方法是在评估冠状动脉血流储备之前先观察血管痉挛。但是在经桡动脉行血管造影术时，尽管给予了硝酸酯类药物，仍很容易诱发心外膜冠状动脉痉挛。

2.4　诊断导丝

导丝操作是冠状动脉造影的辅助手段，应当将重点放在某支主要冠状动脉，以控制手术持续时间。如果初始检测结果为阴性并且临床高度怀疑，则可在次要冠状动脉中进行额外评估。

通常首选左冠状动脉前降支作为预先指定的靶血管，因为其所供血的心肌质量和冠状动脉具有优势。该动脉对乙酰胆碱具有典型的反应。如果因技术因素，如冠状动脉解剖结构迂曲，妨碍了动脉内置入器械，则应评估回旋支或右冠状动脉。在冠状动脉内置入器械前，应静脉注射肝素（50～70 U/kg）以达到治疗性抗凝（ACT 达到 250 s）。诊断选择包括使用压力 - 温度传感器导丝或 Doppler 技术进行冠状动脉热稀释。

通常，行冠状动脉造影术时常规给予动脉内注射硝酸甘油，建议使用 200 μg

或更低剂量。硝酸甘油的半衰期约为 2 min，10 min 后仅 3% 的药物具有活性，因此不太可能因抑制心外膜血管痉挛而造成假阳性结果。诱导稳态血管扩张的常用方法是通过大的外周静脉注射腺苷［140 μg/（kg·min）］。静脉注射腺苷可激活血管 A2 受体，主要促进非内皮依赖性血管舒张，但是也可能有少量的内皮依赖性血管舒张作用。冠状动脉内推注腺苷（最多 200 μg）或尼可地尔（2 mg）是评估非内皮依赖性血管舒张的替代方案。腺苷输注时间为 2~3 min，虽然出现轻微症状是很常见的，但其一般耐受性良好。冠状动脉血管扩张的血流动力学指标有：① 远端压力波形"心室化"；② 远端双侧压切迹消失；③ 平均主动脉压与远端压分离。心率、血压和心率–压力乘积的变化不是评估冠状动脉血管扩张的可靠指标。

2.5 冠状动脉热稀释

冠状动脉热稀释的原理是，冠状动脉内注射室温生理盐水，在体温下与血液混合而产生的通过时间，代表了冠状动脉血流的相反情况。从实际角度来看，诊断导丝通过无线连接，使用专用的分析软件将数据传输到个人电脑。导丝传感器尖端位于导管尖端，从导丝测得的压力与导管测得的压力相等。指引导管应与冠状动脉长轴同轴，以确保生理盐水的有效输送和混合。然后将传感器放置在冠状动脉远端三分之一处，在室温下冠状动脉内注射 3 次盐水（各 3 ml）。测量每次推注的通过时间，取平均值计算出静息平均通过时间。当药物负荷试验达到稳态血管扩张时，再注射 3 ml 室温盐水 3 次。在每组注射后自动测量通过时间，并对其求平均值，以计算血管扩张平均通过时间。在最大血管扩张时，同时测量平均主动脉压（通过导管）和平均冠状动脉远端压（通过压力导丝）。

使用热稀释法计算冠状动脉血流，即静息平均通过时间除以血管扩张平均通过时间（异常冠状动脉血流定义为 ≤ 2.0）。微血管阻力指数是最大血管扩张时冠状动脉远端压力与血管扩张平均通过时间的乘积。微血管阻力指数与所含心肌质量的相关性较弱，这促使一些人提出了血管特异性心肌质量的计算方法。指引导管必须在左冠状动脉主干内，以确保可重复估计冠状动脉运输时间。微血管阻力指数和冠状动脉血流的正常值一直难以确定。3 项评价不同人群微血管阻力指数的研究认为，微血管阻力指数的正常范围是 <25。用于验证微血管阻力指数的唯一真正"健康"的人群是 20 例受试者，这些人在消融室上性心律失常前接受微血管阻力指数评估。估计 20 例健康对照者中，微血管阻力指数的第 95 百分位为 27。

如果使用更多的对照受试者，这一上限可能会降低。新近，微血管阻力指数 ≥ 18 被确定为预测亚洲非阻塞性 CAD 受试者主要心血管不良事件的最佳临界值。

提倡以患者为中心的决策方法。在腺苷诱导血管扩张的相同情况下，可根据最大血管扩张时平均远端冠状动脉压与平均主动脉压的比值判定血流限制性冠状动脉疾病。异常血流储备分数定义为 ≤ 0.80 或非血管扩张压力比。冠状动脉血流储备分数在 2.0～2.5 则为血管舒张储备受损，可以认为是冠状动脉血流储备 "灰色地带"， 血流储备分数也是如此（0.75～0.82）。冠状动脉血流储备、微循环阻力指数、非血管扩张压力比和异常血流储备分数在各自值的诊断范围内具有预后意义。无论采用何种测量方式，冠状动脉血流储备的内在变异性均受静息血流动力学状态的影响。冠状动脉血流储备也受到心外膜 CAD 的影响，因此对微循环病理没有特异性。

2.6 压力和流量测量

由热稀释得出的冠状动脉血流储备和微循环阻力指数虽然具有相对简单性和可获得性的优点，但也有局限性。在热稀释测量过程中，设置条件应保持恒定，即指引导管的接合应该没有压力阻力，并且导丝传感器的位置应保持恒定，以减少盐水通过时间的变异性。可以使用压力 - 流动导丝或 Doppler 测速线来评估冠状动脉血管功能。与 Doppler 评估的冠状动脉血流储备相比，使用热稀释法评估会略微高估其血流储备水平。由 Doppler 得出的微血管血管扩张阻力可能与心脏磁共振（心肌灌注储备）无创评估的微血管功能更密切相关。同时，测量冠状动脉血流储备和压力可以计算出心肌阻力（血管扩张性微血管阻力）。

使用专用微导管选择性地在冠状动脉内输注乙酰胆碱可能比使用指引导管输注乙酰胆碱更可取。使用微导管有利有弊。其优势是可选择性输注乙酰胆碱，并可能避免全冠状动脉血管痉挛；缺点是需要额外的冠状动脉器械，有相关的血管损伤风险和费用产生。应根据每个患者的手术的诊断情况和术者的偏好来决定采取哪种方法。

在冠状动脉内输注乙酰胆碱时，可使用 Doppler 导丝测量冠状动脉流速。将灌注导管置于靶动脉近段，Doppler 导丝则位于中远段。由于 Doppler 导丝的柔韧性低于标准冠状动脉导丝，因此可能需要使用 "伴行导丝" 或微导管将 Doppler 导丝安全地推进到靶动脉。可通过冠状动脉造影来估计基线水平和每次注射乙酰胆碱后冠状动脉的直径。

2.7 导管室药物性冠状动脉反应性试验

输注血管活性物质（如乙酰胆碱、P 物质或麦角新碱），可用于评估冠状动脉血管功能。这些物质注入冠状动脉后，血管张力的生理变化是由内皮细胞和平滑肌细胞的相关功能决定的。血管扩张反映了内皮细胞介导的主要反应（血管健康）超过了平滑肌细胞介导的收缩效应，而血管收缩反映了平滑肌细胞介导的主要反应（血管功能障碍）超过了内皮细胞介导的血管舒张效应。

血管反应性试验最确定的方法是冠状动脉内输注乙酰胆碱。其标准方法是使用机械泵以 1 ml/min 连续输注浓度分别为 0.182、1.82 和 18.2 μg/ml 的乙酰胆碱（分别为 10^{-6}，10^{-5} 和 10^{-4} mol/l）2 min。这些剂量是在假设静息流速为 80 ml/min 的情况下，通过冠状动脉内导管选择性输注至左冠状动脉前降支的实验中获得的。组织水平上，乙酰胆碱的有效浓度为 10^{-8} 至 10^{-6} mol/l，便于采用的备选方法包括手动输注 2、20、100 和 200 ug 乙酰胆碱。通过手动输注 100 μg（5.5 ml 10^{-4} mol/l）或 200 μg（11 ml 10^{-4} mol/l）至左冠状动脉主干（时间超过 20 s）来评估冠状动脉痉挛的易感性。在每个病例的基础上，200 μg 的剂量可以增加其敏感性而不影响特异性。

当微血管发生痉挛时，在没有心外膜冠状动脉痉挛的情况下，冠状动脉血流一过性减少或停止。也就是说，冠状动脉直径与血流一过性减少有关（TIMI 血流 2 级），而患者表现出与心电图缺血性改变相关的胸痛，通常会迅速恢复，必要时可以给予硝酸酯类药物。在严重心外膜冠状动脉痉挛的情况下，可能无法确定微血管痉挛是否同时存在。由于右冠状动脉供应窦房结和房室结（在左优势型中为回旋支），常发生短暂性心动过缓。考虑到乙酰胆碱容易引起心动过缓，使用半剂量（即 50 μg 而不是 100 μg）可确保安全性。在过去，可经静脉置入临时起搏器来预防这种风险，但这种手术并非没有风险，除非灌注的是右冠状动脉，否则不需要常规置入。要清楚的是，自限性心房颤动也很常见（8%），特别是在评估右冠状动脉血管功能时；接受临床冠状动脉造影的患者通常有心血管疾病的危险因素，包括心房颤动。

麦角新碱可能通过血管平滑肌细胞上的 5- 羟色胺 1D 受体诱导冠状动脉血管痉挛。在一些亚洲国家，医师会在冠状动脉内使用麦角新碱（20～60 μg）替代乙酰胆碱来评估冠状动脉血管痉挛。乙酰胆碱可用于评估大血管和微血管功能，安全性更高，应用范围更广。

2.8　心肌内的冠状动脉节段：有创药理学评估

心肌桥在非阻塞性 CAD 中也很普遍，可能是受影响节段内和远端的内皮功能障碍所致。在合并心肌桥的患者中进行冠状动脉反应性试验可能会引起短暂的痉挛和胸痛。此外，心肌桥所致的缺血可能与动态心外膜冠状动脉阻塞有关。尽管心肌桥的主要作用是影响血管收缩，但学界已经证明心肌桥也影响舒张血流，特别是在增强性肌力和心动过速的情况下，这两种情况都发生在体育锻炼期间。在使用多巴酚丁胺和乙酰胆碱的同时，使用压力导丝进行冠状动脉反应性试验非常具有挑战性，但结果对这类患者有诊断价值。

2.9　导管室评估压力的非药理学方法

临床中，已使用心房起搏增加冠状动脉血流和剪切应力来评估血管活性反应。然而，这种方法受到了限制，因为 Wenckebach atrioventricular block（文氏型房传导阻滞）限制了可达到的最大心动过速，从而影响冠状动脉血流的测定。在进行桡动脉或肱动脉冠状动脉造影时进行仰卧运动试验是可行的，可以提供疾病机制的相关临床信息。一项研究在导管室使用仰卧测功仪测量了静卧条件下，静脉内腺苷介导血管扩张［140 μg/（kg·min）］时和自行车运动时的冠状动脉流速和压力，发现在非阻塞性 CAD 的心绞痛患者中，根据冠状动脉血流储备而非微血管阻力可确定患者对运动和心内膜下心肌缺血有不适应的生理反应。这一发现与冠状动脉血流储备作为运动能力和心肌灌注损伤的有创功能相关的观点相联系，并支持在导管室中进行运动评估的可行性。

2.10　安全性

介入诊断流程的风险包括使用导丝在内的冠状动脉内器械问题和不良生理反应。一项研究显示，介入诊断流程是可行的，99% 的研究人群获得了诊断信息且未发生严重不良反应。冠状动脉反应性试验的不良影响包括，每 20 例患者中有 1

例发生心房颤动。除了1例通过静脉注射胺碘酮复律外，其余患者均有自限性。短暂心动过缓属于预期的生理反应，在停止注射乙酰胆碱后立即消失。咳嗽可能会有帮助，而且血管痉挛通常是短暂的。导管室的环境有利于患者的安全。多项已发表的论文支持在训练有素的人员中进行冠状动脉反应性检测的安全性。

冠状动脉损伤可能继发于导管或诊断导丝，通常在标准护理程序开始时发生。当导管的顺应性较差时，这些并发症更有可能与术者缺乏经验有关。在极少数情况下，诊断导丝可能诱发夹层。由于这些原因，应由有经验的介入心脏病医师或在其直接监督下由见习医师执行介入诊断流程。我们也应当明确，冠状动脉夹层不是乙酰胆碱作用的结果。

2.11 补充性检查

左心室舒张末压是一个临床相关参数，可以直接测量并提供流体平衡和左心室泵功能的信息。低左心室舒张末压（即 < 3 mmhg）表明容量不足。左心室舒张末压升高可能反映容量超载（正压 - 容量关系）、左室充盈或顺应性异常（舒张功能障碍）、左室收缩力异常（收缩功能障碍），或这些因素的综合。建议在有创诊断过程中定期测量左心室舒张末压。留置左室导管也可在输注乙酰胆碱期间测量左室脉搏的变化。当没有左室功能的初步信息时，应考虑心室内造影。此外，根据左心导管置入术的结果，偶尔也可以选择特别的右心导管置入术（例如评估心内分流、肺动脉高压或作为运动障碍的另一种原因）。超声心动图和心血管磁共振成像的无创成像提供了互补的诊断信息，特别是左室收缩和舒张功能、左室体积、瓣膜功能和肺动脉收缩压。

3 何时测量冠状动脉血管功能

越来越多研究支持临床进行冠状动脉血管功能检查。冠状动脉造影的临床指征应该个性化，并根据具体情况加以考虑。对于患者、医疗提供者和保险公司来说，这样做的好处在于通过相关治疗（个性化医疗）做出正确的诊断，减少不适当的治疗和（或）后续检查。辅助介入诊断流程具有理论上的风险，并延长了操作持续时间，通常是10～30 min。培训相关人员和积累相关经验可以进一步优化导管室流程。

冠状动脉功能障碍与几种心脏病的发病机制有关，特别是稳定缺血性心脏病、急性心肌梗死、高血压、糖尿病、非缺血性心肌病和射血分数保留的心力衰竭。多项研究提供了在急性ST段抬高型心肌梗死患者中应用冠状动脉血管功能检查的证据，支持PCI结束时测量微循环阻力指数和冠状动脉血流储备对预后具有价值，且正在进行基于微循环阻力指数分层的药物临床研究。有证据表明冠状动脉血管功能障碍与冠状动脉非阻塞的心肌梗死的病理生理学有关。目前，需要更多的研究来评估血管功能检查与治疗反应的关系。新证据表明，在冠状动脉微血管功能障碍中采取靶向治疗（内皮素受体a拮抗剂），反映了调节内皮素-1系统的潜在作用。

冠状动脉微血管功能障碍与射血分数保留的心力衰竭有关联，特别是在有心血管危险因素如高血压的患者中。目前，对于射血分数保留的心力衰竭尚无循证治疗方法，但冠状动脉微血管功能障碍可能成为一个治疗靶点。冠状动脉微血管功能障碍也与心脏移植血管病变有关，血管紧张素转换酶抑制剂可能获益。

4 小结及未来的方向

对于有心绞痛症状并且无冠状动脉阻塞性的患者，应考虑采用导丝测量冠状动脉血流储备和（或）微循环阻力，可考虑进行药理学试验。在临床上，对患者进行分层将为理解血管机制和疾病的治疗提供新的信息。

诊断方面的进展主要体现在测量绝对心肌阻力。CT冠状动脉解剖成像的致命弱点是缺乏血管舒缩功能的信息。目前，多项实验正在研究心绞痛和非阻塞性CAD患者假阴性结果的程度和临床意义。技术进步是必要的，无创冠状动脉微血管疾病策略（例如SPECT和心血管磁共振成像）已然出现。当务之急是发展循证学治疗。为此，新药物和精准医疗是未来的希望。

第 3 章

经皮冠状动脉血运重建治疗历程

当 1977 年 9 月 16 日进行首次经皮冠状动脉腔内成形术时，始于 1960 年的冠状动脉旁路移植手术（coronary artery bypass grafting，CABG）已演变成一种成熟的治疗方案。

1986—1994 年，球囊扩张式支架和自膨式支架致力于解决多个技术和临床问题，包括支架在球囊上压握不良、自膨式"内假体"膨胀不全和不准确、笨重、僵硬以及这种异物的致血栓性质。有两项试验最终成功验证了这种新技术，但是其必须配合使用双联抗血小板治疗。

一项试验的早期结果发现，与金属裸支架比较，第一代药物洗脱支架结果理想，无不良事件。然而，随后出现了新的问题：晚期（1～12 个月）和极晚期（1年以上）支架内血栓形成，且长期依赖双联抗血小板治疗。因为极晚期支架内血栓形成是一个不可预测的定时炸弹，所以需要长期严密监测。

如今支架的超薄架丝由不同的合金制成，平台设计复杂，生物相容性良好，生物可吸收或有稳定的生物涂层，这有助于预防支架内再狭窄和血栓的形成。因此，过去的双联抗血小板治疗策略正受到单用强效和选择性 P2Y12 抑制剂治疗的挑战。

用生物可吸收支架炒作"什么都不留下"的梦想非常诱人，但与当前药物洗脱支架实现的主要不良心脏事件目标发生率的现状有差距。

事实上，通过球囊扩张消除血流限制性病变，同时抑制收缩性重构和新生内膜而"什么都不留下"的旧梦想，可以通过使用药物涂层球囊来实现。这种方式是被动地将亲水性细胞毒性药物（如紫杉醇）传递到血管壁，已经被采用静电附着主动渗透和含有亲水性细胞抑制剂西罗莫司微球甚至纳米微球的长期驻留所取代，因此，血管壁本身作为天然药物储存库的持续时间几乎与药物洗脱支架相当。除再狭窄治疗外，原位大血管和小血管是该技术目前和未来的目标。

1 易损斑块

目前，一个重要的临床挑战是如何处理急性冠状动脉综合征中置入支架近端或既往未治疗血管中的非阻塞性易损斑块。绕过三支主要心外膜血管（其中危及生命的易损斑块更为突出）近端起源的手术策略，似乎对心脏具有长期保护作用。通过绕过易损节段，而非局灶性支架置入术，可能可以更有效地预防自发性心肌梗死。只有通过药物治疗诱导支架病变上游易损斑块消退和稳定，才能最终弥合局灶性病变经皮冠状动脉介入治疗（percutaneous coronary intervention，PCI）与CABG 之间存在的治疗差距（图 3-1）。生物可吸收支架通过封闭易损斑块并恢复安全的管腔内膜，发挥稳定这些斑块的作用。值得注意的是，尽管生物可吸收支架无法治疗血流限制性病变，但能预防性治疗易损斑块。研究显示，置入生物可吸收支架后，其表面会生成新生内膜组织，用相对较厚的帽覆盖底层斑块。一项试验验证了在高斑块负荷的非血流限制性病变中置入生物可吸收支架的可行性和潜在有效性。随访 25 个月，接受生物可吸收支架的患者与仅接受指南导向药物治疗的患者相比，血管内超声的最小管腔面积显著增大，并且近红外光谱的最大脂质核心负荷指数显著降低。然而，这种方法能否与 CABG 或强化药物治疗进行现实竞争仍有待观察。

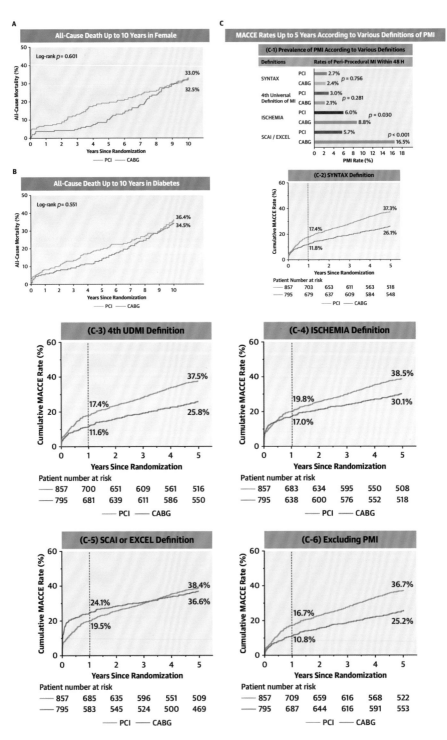

图 3-1　PCI 与 CABG 比较

2 第一代药物洗脱支架与CABG比较

　　2002 年开始进入药物洗脱支架时代。一项研究报告了西罗莫司洗脱 Cypher 支架的 5a 安全性记录（无死亡、心肌梗死或脑血管事件），结果明显优于相同平台的金属裸支架，并与其以前的一项试验中接受 CABG 的队列相当。然而，当时的一个关键观察结果是 CABG 后和 PCI 后主要心血管不良事件 Kaplan-Meier 曲线在随访的第一年和第二年之间交叉，此后保持分离，并且在后续 10a 内持续分离。

　　2008 年，一项研究首次将无保护左主干（当时被列为 PCI 禁忌）的患者随机分为 CABG 组或 PCI 组（35% 使用第一代药物洗脱支架）。这项一开始只有 105 例患者（53 例 CABG，52 例 PCI）的试验引发了外科医生对所进行的手术质量的担忧，因为只有 72% 的手术患者接受了有明确生存获益的左乳内动脉移植，主要终点为左室射血分数变化。在 CABG 队列中，基线和 12 个月随访时左室射血分数没有变化，而 PCI 组左室射血分数从 53.5 ± 10.7% 显著增加至 58.0 ± 6.8%。12 个月内的组间也具有显著差异。10a 时，PCI 组左室射血分数有提高的趋势，但是由于随访不完整（46 例，43.9%）因而无统计学意义。这个非常小的队列中有一项耐人寻味的观察结果出现在 36 个月和 10a 时，即主要不良心脑血管事件发生率没有显著组间差异。

　　SYNTAX（Synergy Between PCI With Taxus and Cardiac Surgery）试验仍然是一项随访时间非常长和引人注目的试验，SYNTAX 评分也从诊断工具转变为预后工具。事实上，三支血管病变并且 SYNTAX 评分 ≤ 22 分的患者和无保护左主干病变并且 SYNTAX 评分 <33 分的患者，用第一代 TAXUS 药物洗脱支架 PCI 后安全，并且其治疗效果可以与 CABG 比拟。大约在同一时间，一个韩国团队发表了一项纳入 600 例患者观察第一代 Cypher 药物洗脱支架治疗无保护左主干病变效果的研究，主要终点为主要心血管不良事件、死亡、卒中、心肌梗死和缺血驱动的靶血管血运重建的复合终点，并随访 1a 和 5a。1a 时，PCI 不劣于 CABG；5a 时，二者主要心血管不良事件发生率相当。CABG 组 1a 死亡、心肌梗死或卒中的发生率为 4.0%，PCI 组为 3.3%，5a 时分别为 9.6% 和 8.4%。该团队随后报告了 10a 结果，主要心血管不良事件同样无显著组间差异。

　　这两项研究为无保护左主干病变开辟了选择血运重建的新途径，长期结果获益。SYNTAX 试验显示，5a 时 CABG 组女性的生存获益显著降低，该优势在 10a

时完全消失，PCI 和 CABG 的死亡率相似，约为 33%。同样，糖尿病患者 5a 时的全因死亡率的曲线在 10a 时趋同，但是胰岛素依赖型患者仍可从 CABG 中获益。

一项在 1900 例多支血管病变合并糖尿病患者中比较第一代药物洗脱支架（Cypher 51% 和 Taxus 43%）的研究显示，Kaplan-Meier 曲线在 2a 时开始分离，到 5a 时 PCI 组主要终点（死亡、心肌梗死和卒中的复合终点）发生率为 26.6%，CABG 组为 18.7%。然而，尽管 CABG 组死亡率显著较低，但是卒中发生率差异并不显著。

3　应用第二代药物洗脱支架治疗左主干和三支病变

三项研究随机比较评估了第二代药物洗脱支架 PCI 和 CABG 的差异。其中第一项研究计划纳入 1776 例多支血管病变患者，但由于纳入了 880 例后其他患者入组缓慢而提前终止。该研究未能显示出，与 CABG 相比，使用 Xience 依维莫司洗脱支架 PCI 治疗 2a 后死亡、心肌梗死和靶血运重建复合终点的非劣效性。5a 时，该研究再次观察到了 CABG 相对于 PCI 的优势，即死亡、卒中、心肌梗死和再次血运重建的复合发生率较低。值得注意的是，在中位随访 4.6a 时，再次血运重建的绝对差异为个位数：5.6%。

第二项研究将 1201 例无保护左主干病变患者随机分为 CABG 组和 PCI 组（11% 第一代药物洗脱支架，89% biolimus 洗脱支架），复合终点包括 5a 时死亡、非围手术期心肌梗死、卒中和再次血运重建。结果 5a 时的全因死亡率不存在任何差异，但自发性心肌梗死的发生率和风险比较高。

第三项研究将 1900 例无保护左主干病变和 SYNTAX 评分 ≤ 32 分的患者随机分组，旨在证明 3a 时，与 CABG 相比，PCI 组死亡、心肌梗死和卒中的复合终点的非劣效性。随访最后 2a，复合终点的 Kaplan-Meier 曲线发生交叉并且稳定分化，5a 的最终风险比为 1.19。全因死亡率的结果支持 CABG，而二者的心血管死亡率无差异。

第二项和第三项研究之间的结果差异在很大程度上取决于是否将围手术期心肌梗死作为终点之一。尽管当时受到批评，但在对围手术期心肌梗死及其定义的辩论和批判性评价发表之后，第二项研究决定从其复合终点中去除围手术期心肌梗死。其临床相关性以及对时间 - 事件曲线和复合终点的影响一目了然。与此相反，第三项研究中 CABG 的较高院内主要终点发生率是由该研究对围手术期心肌梗死的定义所致，即要求肌酸激酶同工酶升高＞10 倍正常值上限，或肌酸激酶同工酶升高＞5 倍正常值上限并且伴有新出现的 Q 波。

有三种可能的方法评估围手术期心肌梗死，包括：①在比较 CABG 和 PCI 时将其从复合终点中排除；②暂时至少应用四种相互竞争的定义；③规定试验人员使用第四种通用定义，其将围手术期心肌梗死定义为：当敏感心脏生物标志物升高，伴有心电图或心脏影像证实有新发心肌梗死的其他证据，或有导致冠状动脉血流量减少的并发症发生。

4　并非样本越大的荟萃分析越好

一项患者水平的荟萃分析纳入了 2011—2017 年间进行的 11 项随机对照试验中的 11 518 例患者，随机接受 PCI（5753 例）或 CABG（5765 例），似乎是当前该主题的"最终小结"。5a 时，PCI 治疗多支血管病变（三支病变 ± 左主干病变）的死亡率较高，尤其是伴有糖尿病和冠状动脉复杂的患者。在非糖尿病患者中，死亡率几乎相同（PCI 组 8.7%，CABG 组 8.4%）。在无保护左主干病变患者中，与 PCI 相比，CABG 死亡率无获益。新近的一项荟萃分析纳入 5 项大型无保护左主干病变队列的试验发现，CABG 和 PCI 的全因死亡率没有差异，风险比为 1.03。

最新一项由外科医师和心脏科医师联合进行的荟萃分析发现，与 CABG 相比，PCI 与全因死亡率、心原性死亡率和非心原性死亡率较高相关。与 PCI 相关的显著较高的非心原性死亡率表明，PCI 后的非心原性死亡实际上也可能与 CABG 和（或）后续治疗相关。因此，部分医师强烈支持使用全因死亡率并将其作为心肌血运重建试验最全面和无偏倚的终点。应当注意的是，根据定义，无法明确归因于非心脏因素的任何死亡（当然包括任何可能的极低 CABG 死亡率）均被定义为心原性死亡。但是，现代围手术期管理的进步，例如更多地采用桡动脉入路和个体化抗血小板策略，可能会降低在之前的随机研究中观察到的所谓的非心原性死亡

（例如严重出血）出现的概率。

这些荟萃分析传达了一项重要的临床信息，即与 PCI 相比，可能有相当大比例的重度 CAD 患者在 CABG 后有更高的生存率。然而，应该在精准医学的背景下，在个体的基础上做出最终的决定，同时要考虑到患者的所有风险因素。必须强调的是，第一项患者水平荟萃分析和第二项研究水平荟萃分析之间的风险非常相似，并强调 95% 可信区间上限均在 1.4 内，其通常用作非劣效性临界值，其含义是低于该阈值时，差异"不具有临床意义"。尽管研究水平的荟萃分析比患者水平的荟萃分析更容易汇总，但在研究水平的分析中不允许使用复杂的统计方法（进行或不进行统计调整）在亚组分析中找到最有益或最有害的治疗。因此，很难将研究水平荟萃分析的结果应用于个体。在实际决策过程中，应比患者水平研究更谨慎地使用这些结果。因此，第一项患者水平荟萃分析为精准医学提供了更精细、更具体和更平衡的信息（如左主干病变比多支血管病变、糖尿病比非糖尿病患者、复杂多支血管病变比简单多支血管病变的信息）。

5 PCI 或 CABG 术后指南导向药物治疗

优化药物治疗对于复杂 CAD 是至关重要的。根据许多研究中观察到的既定获益，现行指南明确指出，任何血运重建必须伴随优化的指南导向治疗。尽管如此，即使在大型随机试验中，术后心脏相关药物的处方也存在相当大的差异。值得注意的是，在 SYNTAX 试验中患有三支血管病变和（或）左主干病变患者中，指南导向治疗依从性的影响（5a 内死亡率相对降低 36%）大于血运重建策略的治疗效果（5a 内 CABG 与 PCI 的死亡率相对降低 26%）。最新的用药策略包括 PCI 术后无阿司匹林 P2Y12 抑制剂单药治疗、卡纳基诺单抗或秋水仙碱抗炎治疗，在使用他汀类药物的基础上加用前蛋白转化酶枯草溶菌素 9（proprotein convertase subtilisin/kexin type 9, PCSK 9）抑制剂、依折麦布、苯丙烯二酸或乙基异皂糖苷强化降脂治疗，均有可能进一步改善高风险患者的治疗结果。

6 血运重建的经验

PCI 或 CABG 术者的当地标准治疗和经验或专业知识在决定血运重建的最佳方式时起着至关重要的影响作用。一项荟萃分析表明，与低手术量相比，在高手术量医院进行的 PCI 和 CABG 的住院死亡率显著降低，但是定义高手术量的临界值从每年 33 例到 600 例不等。欧洲指南对高手术量的定义是 CABG ≥ 200 例 / 年，急性冠状动脉综合征 PCI ≥ 400 例 / 年，或慢性冠状动脉综合征 PCI ≥ 200 例 / 年，并且是在拥有丰富手术经验的机构进行手术。与 PCI 相比，CABG 术者的经验或专业知识直接影响手术策略，例如使用非体外循环冠状动脉旁路移植术和（或）双侧内乳动脉移植术，可能带来更好或更差的临床结果。对于 PCI，尤其是高风险 CAD，如无保护左主干病变或慢性完全闭塞病变，经验或专业知识更为重要（例如要求每年有 ≥ 25 例无保护左主干病变病例）。

地理区域也可能是影响血运重建策略和后续临床结果的因素。有分析表明，在北美洲，CABG 相对于 PCI 治疗复杂 CAD 的获益比欧洲或其他地区更常见。然而，这些研究结果显然不足以确定区域差异的全部影响。考虑到人种和种族的多样性，以及全球医疗服务水平和报销条例差异，那些专门针对特定地区的研究可能更适合讨论这个问题。

7 生理学导向 PCI 或 CABG 与三支血管病变预后

试验表明，在至少 2 支主要心外膜血管狭窄＞50% 的患者中，与血管造影导向 PCI 相比，血流储备分数（fraction flow reserve，FFR）导向 PCI 的主要心血管不良事件(死亡、非致死性心肌梗死和再次血运重建)的发生率和资源利用率更低。FFR 组的平均支架数量明显低于单纯血管造影组（1.9 个比 2.7 个，$P＜0.001$），而心绞痛发生率相当。5a 时的结果显示，主要心血管不良事件及其组成部分的发生率相当，表明 FFR 导向策略安全、有效并具有成本效益。值得注意的是，即使已证实缺血，欧洲指南仍建议在多支血管病变患者中使用 FFR 或瞬时无波形比值

（instantaneous wave-free ratio，iFR）定位靶病变。

与 PCI 相比，生理学导向 CABG 的有效性仍存在争议，尽管其得到观察性研究数据的支持，但随机研究的结果并不一致。两项随机研究均表明，与血管造影导向 CABG 相比，FFR 导向 CABG（FFR＞0.80 的病变患者未接受移植）在 6 个月和 12 个月时对移植失败并无影响。但是在后一项研究中，6 个月后延迟病变的 FFR 值显著降低，表明 CABG 后病变有进展。将这些数据与另一项研究进行比较，其中术前血管 FFR ≤ 0.78 与 CABG 后 6 个月的功能性吻合和高通畅率相关。尽管这项研究证实了术前 FFR 作为移植失败风险预测工具的实用性，但进一步研究将确定生理评估作为计划 CABG 决策工具的作用。

下一步将通过生理学评估 PCI 的功能优化，并尝试优化血流动力学，在理想情况下，将 FFR/iFR/定量血流分数（quantitative flow ratio，QFR）值标准化至超过建议阈值。多支血管病变患者在支架术后需要频繁进行生理学评估，因此血管造影衍生的 FFR 可能成为一种理想的工具，它可以通过两个血管造影影像进行功能评估，而不需要插入导丝或血管扩张。回顾性分析已经证实了这种策略的获益，其中基于 PCI 后 QFR 的残余功能性狭窄与不良事件风险增加相关。尽管已有试验强调了 PCI 术后实现生理优化的困难，即使在支架术后进行强化治疗，这种困难依然存在，但正在进行的试验可能可以更明晰地阐明这种方法的可行性。

除了生理优化之外，目前已经明确了在急性冠状动脉综合征或慢性冠状动脉综合征合并多支血管病变的患者中完全血运重建的预后获益，尤其是 PCI 患者。残余 SYNTAX 评分可用于预测复发事件，评分＞8 时死亡风险显著增高。与功能评估相结合，尤其是血管造影衍生的 FFR，可能有助于在 PCI 后确定"功能完整性"，以进一步改善预后。

8　血运重建的最佳实践

现代最佳 PCI 实践应当包括：①仅针对生理学评估确定为血流限制性病变的 PCI；②冠状动脉腔内成像，如血管内超声，以优化支架置入；③有治疗慢性完全闭塞的 PCI 专家团队；④使用新一代薄架丝和可生物降解聚合物的药物洗脱支架；

⑤强制性的指南导向治疗，包括抗血小板药物、他汀类药物、β- 受体阻滞剂和血管紧张素转换酶抑制剂或血管紧张素受体阻滞剂的应用。

对于多支血管病变患者而言，FFR 导向应用第二代药物洗脱支架 PCI 是否不劣于 CABG 至关重要，如果是，持续多长时间（3a、5a 或 10a）非常值得关注。一项试验将 1500 例三支血管病变患者随机分为 FFR ≤ 0.80 时应用新一代药物洗脱支架的 FFR 导向 PCI 组（750 例）和血管造影导向 CABG 组（750 例），旨在证明 1a 时 FFR 导向 PCI 组的主要心血管不良事件（全因死亡、心肌梗死、卒中和任何再次血运重建）与 CABG 比较的非劣效性，风险比非劣效性界值为 1.65（相对于 1.45），临床随访持续 5a。

同样，是否可以用三维冠状动脉造影或单次血管造影的 QFR 替代 FFR 或 iFR 也是至关重要的，尤其是多支血管病患者需要在每条血管内插入导丝并进行多次烦琐的功能评估。

9 急性冠状动脉综合征伴多支血管病变

最近的研究强调了 ST 段抬高型心肌梗死（ST-segment elevation myocardial infarction，STEMI）合并多支血管病变病例完全血运重建的重要性。一项大型随机试验证实，在伴有多支血管病变的 STEMI 患者中，与仅罪犯病变血运重建相比，完全血运重建治疗的心血管死亡或新发心肌梗死的硬终点显著减少。在这项试验中，血管造影导向非罪犯病变 PCI 在这种情况下的生理学导向的有效性仍有待确定。与血管造影导向完全血运重建研究相比，两项试验表明，FFR 导向完全血运重建优于仅罪犯病变治疗，这主要是因为再次血运重建显著减少，但是硬终点没有减少。这可能归咎于在这种特定条件下 FFR 评价不足和（或）血管造影导向 PCI 对非血流限制性易损病变的预防性过度治疗。正在进行的一项试验期望阐明 FFR 导向与血管造影导向 PCI 在合并多支血管病变 STEMI 患者中的真实获益。试验还证实，在初次住院期间或出院后进行非罪犯病变 PCI 对预防主要心血管不良事件（心血管死亡或心肌梗死）中获益相当，表明对稳定的复杂 CAD 患者（例如 SYNTAX 评分 ≥ 33）进行 CABG 是可行的。正在进行的两项试验旨在进一步阐明合并多支血管病变 STEMI 患者非罪犯血管血运重建的最佳时机。

唯一的一项评估单次与分期完全血运重建在非 ST 段抬高急性冠状动脉综合征患者有效性的随机试验表明，与分次策略相比，一次完全血运重建 1a 时主要心血管不良事件（心原性死亡、死亡、再梗死、因不稳定型心绞痛再住院、再次血运重建或卒中）的发生率显著降低，这主要因为再次血运重建显著减少。但是，由于临床数据有限，现行指南建议与慢性冠状动脉综合征或 STEMI 一样，选择血运重建方式（PCI 或 CABG）来治疗多支血管病变。事实上，几项研究已经证实了这种情况下 CABG 相对于 PCI 的可行性和有效性。

10　期待

首先，CABG 和 PCI 之间的精准医学决策将完全个体化和准确化，并且要与患者家属讨论。

其次，类似的决策现在可以从冠状动脉 CT 而不是传统的血管造影获得，这一事实可能会成为一个改变规则的因素，将影响介入心脏病医生和外科医生之间的传统合作，促进放射科医生和外科医生之间的新互动。事实上，在外科医生和（或）非介入"心脏放射科医生"（未来的复合专家）之间的直接对话中，放射科医生或心脏病医生/放射科医生可以取代介入心脏病医生，成为 CABG 病例的提供者。一项研究正在探究完全基于冠状动脉 CT 的 CABG 决策、计划和实施外科血运重建的可行性和安全性。

最后，2020—2030 年的十年很可能将见证代谢和抗炎干预措施的出现和联合应用，将遏制经皮和外科血运重建的需要。现有的新药物可能使斑块消退（如每季度或每半年给药一次的 micro-RNA 抑制 PCSK9 和单克隆抗体中和 PCSK9），因此，无血流限制性狭窄的弥漫性非阻塞性 CAD 患者将成为这些药理干预措施的首选靶点，因为这些患者不适合进行任何类型的机械性血运重建。

11 展望

在未来，PCI 和 CABG 这两种治疗方法可能都会被智能化的一级预防所取代，由无创成像和患病表型检测结合，根据"组学"进行判断，进而决定和导向这种预防，即进入"成像组学"时代。

在未来十年，无创成像将是游戏规则的改变者。传统的有创造影将不可避免地逐渐被冠状动脉 CT 取代。非阻塞性 CAD 患者定义为存在（多个）管腔受累但无血流受限（Leaman 评分＞5 分，FFRCT＞0.80），不适合血运重建，其长期结果只能通过强化药物干预和改变生活方式来改善。当无创的冠状动脉 CT 诊断为单支或双支"功能性血管病变"（FFRCT＜0.80）时，三维血管造影即可作为一种可靠的诊断工具，并将其转换为二维血管造影图像，以便制订优化的治疗计划。

冠状动脉 CT 显示三支血管病变伴有或不伴有左主干病变时，可以立即做出 CABG 或 PCI 决策。将来，外科医生可以根据冠状动脉 CT 和 FFRCT 提供的信息，安全地对最复杂的 CAD 患者进行手术。从逻辑上讲，介入心脏病医生不应机械地基于无创成像治疗患者，前提是要充分了解冠状动脉解剖结构、狭窄病变的功能和组织成分。未来十年，无创冠状动脉 CT 将不可避免地逐步替代有创血管造影以排除 CAD，诊断缺血性和非阻塞性 CAD 患者，在积极药物干预后进行无创随访，选择 PCI 或 CABG 治疗 1～2 处功能性血管疾病，并计划在没有常规血管造影的情况下实施 CABG，这些将对无创心脏病医生、有创心脏病医生、介入心脏病医生、外科医生和心脏影像医生之间的关系产生重大影响。这些技术的进步将使患者和医生在知情的情况下做出更好的决定。

第 4 章

外科心肌血运重建历程

目前冠状动脉疾病（coronary artery disease，CAD）的治疗选择包括药物治疗、经皮冠状动脉介入治疗（percutaneous coronary intervention，PCI）和冠状动脉旁路移植术（coronary artery bypass grafting，CABG）。许多研究证明，与药物治疗或 PCI 相比，CABG 的结果更理想，但几十年来 CABG 手术量逐渐下降。尽管如此，CABG 仍然是心脏外科医生最常进行的手术，也是美国最常进行的手术之一。

1 外科血运重建的基础

在 CABG 成为第一个广泛使用和标准化的实现外科冠状动脉血运重建的方法之前，几十年的创新是奠定基础的必要条件（图 4-1）。从 20 世纪初开始，对心绞痛的认识和治疗的演变，促进了冠状动脉手术的技术改进。几种缓解心绞痛的早期手术干预方法并不能直接解决冠状动脉系统的血运重建问题。1916 年交感神经切除手术首次实施，术后该患者的心绞痛得到完全缓解。20 世纪 30 年代，有研究证实，对甲状腺功能正常的胸痛患者行外科甲状腺切除术可减少心脏代谢负荷，并取得了一些成果，但是这种方法最终转向药物诱导甲状腺功能减退。

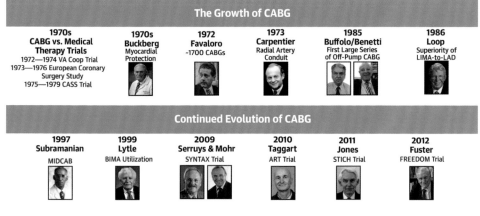

图 4-1　CABG 的重要发展史

1880 年，在人体冠状动脉斑块周围建立侧支循环，以及一种使用邻近胸部器官血管的冠状动脉旁路移植术形式被提出。随后，几项实现这种侧支循环从而缓解心绞痛的技术也被开发出来。1932 年，医学界发现心包磨损可促进缺血心肌的血运重建，紧随其后的是在心肌与胸肌、大网膜和带蒂空肠进行体外侧支循环的技术开发。

左、右乳内动脉可以影响缓解心绞痛症状。1939 年首次实施了结扎右乳内动脉手术，随后该手术被改良为双侧乳内动脉结扎，初步结果报告显示这种手术能普遍有效缓解心绞痛。然而，早期的热情受到 2 项随机试验的挑战。这 2 项试验表明，与接受"假手术"的患者相比，接受双侧乳内动脉结扎的患者的症状改善没有差异。1946 年将左乳内动脉"移植"到左心室前壁，邻近左前降支的技术改进被提出，但未进行手术吻合。该技术理论上促进了左乳内动脉和左前降支之间的侧支循环，并且在首次置入后 30 年证实了 Vineberg 移植物通畅。实际上可以通过血管造影看到，多年后开放的左乳内动脉置入物与冠状动脉连接。也就是说，Vineberg 移植物并不为肌肉合胞体供血，而是为可见的冠状动脉供血。

随着治疗心绞痛的外科方法不断发展，还出现了其他几项技术创新。如果没有这些创新，CABG 既不可行也不会成功。Alexis Carrel 开发了犬的血管吻合技术，并于 1912 年获得了诺贝尔生理学或医学奖。John 和 Mary Gibbons 几十年来致力于发明心肺分流机，到 20 世纪 50 年代首次在人体内应用心肺分流机。Bailey 等人报告了成功的冠状动脉内膜切除术，而 Senning 和 Effler 分别报告了冠状动脉补片血管成形术。1958 年 Sones 发明了冠状动脉造影，随后将其发展为获得冠状动脉解剖结构图像和客观评估冠状动脉疾病严重程度的标准技术。这是产生冠状动脉旁路移植术和冠状动脉介入治疗的关键发展。Sones 立即意识到绕过血管造影显示阻塞的可能性。William Proudfit 证实了单支、双支和三支血管疾病以及左心室损伤的生存率逐渐降低，从而为 CAD 的分层奠定了基础，即使在今天进行的研究中也存在 CAD 分层。直到 2009 年 SYNTAX（Synergy Between Percutaneous Coronary Intervention With Taxus and Cardiac Surgery；NCT00114972）试验才设计出正式的分层。

2　CABG 的出现

CABG 早期发展中，向前迈出的重要一步是了解 CAD 生理学的重要性，其中有两个重要的认识。首先，CAD 方面的死亡和致残与冠状动脉阻塞有关，在某些情况下，冠状动脉阻塞会限制心肌区域的血流。虽然这在今天看来似乎显而易见，但在当时仍不清楚，有人认为心肌梗死可能是一个心肌本身变化的过程，与冠状动脉阻塞无关。其次，大多数患者在冠状动脉近端阻塞更重，而不是随机分布在整个冠状动脉中。这一观察结果让 CABG 使血液供应更加安全成为可能，为手术提供了理论依据。

几位外科医生各自进行的一系列手术对促进 CABG 成为一种标准化外科手术做出了重要贡献。1960 年，Robert Goetz 使用钽环完成了右乳内动脉至右冠状动脉旁路移植以进行吻合。两年后，David Sabiston 进行了第一例人工冠状动脉吻合术，使用大隐静脉移植物绕过右冠状动脉，但患者在术后几天死亡。直到 1974 年，术者才报告了这种尝试。Garrett 和 DeBakey 于 1964 年对一例 42 岁患者进行了首例左前降支旁路移植术，也使用了大隐静脉移植物，但直到 1973 年随访 7a 时才报告该病例。俄罗斯外科医生 Vasilii Kolesov 也于 1964 年进行了右乳内动脉－右冠状动脉旁路移植术，在 1967 年发表了其经验，这是首例成功的计划人工 CABG 吻合。1968 年，George Green 进行了首例左乳内动脉－左前降支旁路手术，这是首次也是当时唯一一次达到质量指标的手术。

Rene Favaloro 于 1967 年在克利夫兰诊所进行了首次 CABG，即利用大隐静脉移植物修复闭塞的右冠状动脉。到 1968 年，术者进行了超过 50 例类似的 CABG。由于早期证明 CABG 的临床可行性，Favaloro 被公认为最具影响力的外科医生。基于 Favaloro 的经验，1967—1970 年共进行了 1700 例 CABG。从 20 世纪 70 年代开始，CABG 手术量激增。在 1973 年的一份报告中，DeBakey 自豪地引用了一篇新闻文章《静脉移植将成为美国最常进行的手术》。事实上，在这十年中，每年的 CABG 手术量呈指数级增长，从 1974 年的 30 000 例增长到 1983 年的 191 000 例。

最早的大样本 CABG 系列报告的发病率和死亡率大大超过了今天可以接受的水平。回顾单中心 CABG 的经验，手术死亡率为 2.3%～12%，大多数中心报告的手术死亡率＞ 5%。随着技术的改进、患者的选择和心肌保护的引入，CABG 术后发病率和死亡率大大降低。然而，CABG 的广泛应用受到了质疑，特别是考虑到早期的比较试验没有证明 CABG 比药物治疗有任何生存获益（左主干病变患者除外）。

3 早期试验：CABG 与药物治疗

20 世纪 70 年代，CABG 的初步研究以 3 项大型随机对照试验的形式出现。由于 PCI 治疗 CAD 始于 1977 年，这些试验将患者随机分为 CABG 组和单纯药物治疗组。

1970—1974 年，一项试验入组了 1015 例药物治疗失败并且有 CAD 血管造影证据（至少一支主要冠状动脉狭窄≥ 50%）的心绞痛患者。结果显示，接受 CABG 的左主干疾病患者的生存获益优于单独药物治疗，但随访 4a 后，该生存获益均不明显。

第二项试验将 1973—1976 年有心绞痛和 CAD 血管造影证据（至少两支主要冠状动脉血管狭窄≥ 50%）的男性随机分为 CABG 组或药物治疗组。5a 后，三支血管病变和（或）左主干病变患者有明显生存获益，该获益持续长达 12a。

第三项试验将 1975—1979 年有心绞痛和 CAD 血管造影证据（右冠状动脉、左前降支或左回旋支狭窄≥ 70%，或左主干狭窄≥ 50%）的患者随机分为 CABG 组或药物治疗组。结果证明，5a 后 CABG 组与药物治疗组相比在总体或任何亚组中均无生存获益。但最初接受药物治疗的患者中，每年有 5% 的患者交叉进入 CABG 组。

尽管这些试验最初并没有确定 CABG 相对于药物治疗的总生存获益，但通过证明 CABG 可以在特定亚组中常规进行，并可以提高安全性和生存获益，确立了 CABG 的作用。1994 年对参加这些试验的大多数患者进行的一项重要的荟萃分析显示，所有患者中 CABG 存活率优于药物治疗。这项荟萃分析促使 CABG 成为冠心病患者可接受的治疗选择。这些试验还提供了第一个证据，表明左主干病变或多支血管病变 CAD 患者从 CABG 中获益最大。

总之，这 3 项里程碑试验验证了 CABG 的生存获益。由于各种因素，包括更多的外科医生经验、更短的手术时间、心肺旁路技术和麻醉的改善以及更好的患者选择，围手术期的效果得到提升。

4　心肌保护

CABG 的价值在于心肌保护，可在患者接受体外循环支持的同时，对缺血停搏的心脏进行早期 CABG 手术。20 世纪 60 年代有尸检研究表明，心肌损伤是"低心输出量综合征"的驱动因素，"低心输出量综合征"是接受各种心脏手术患者术后早期死亡的常见原因。

目前正在努力发展心肌保护策略，以减轻缺血和心肺旁路的有害后果。1955 年，手术中引入了给予高钾溶液快速形成心脏骤停的方法。随后发现高钾停搏后三磷酸腺苷耗竭和钙超载引起的心肌损伤，因而开发了几种早期心脏停跳晶体液。20 世纪 70 年代，学界进一步认识到心肌缺血和再灌注损伤的后果，最终开发了冷血停搏液。1983 年，学界提出了最佳心脏停跳液的 3 个基本原则：①舒张期快速心脏骤停以保存能量；②低温以减缓细胞代谢；③应用物质预防缺血性损伤。

开发心肌保护的停搏液策略和解决方案是降低围手术期心肌梗死发生率和死亡率的关键。然而，关于晶体液还是血液最佳，仍存在争议。已有数十项随机对照试验比较心脏停跳液策略，但是没有一项显示出明显的优越性。在北美洲，血液停搏液在大多数中心受到青睐，但最近越来越多的证据表明，最初开发用于儿科人群的 del Nido 溶液由于其持久的停搏液作用和较少的给药要求，允许更短的心肺旁路和阻断时间，在单纯 CABG 中可能是替代血液停搏液的更好方法。

5 旁路血管

除了心肌保护，20 世纪 80 年代中期确立了 CABG 演变的重大进展，左乳内动脉为性能最好的旁路移植材料。首先，研究证实左乳内动脉短期和长期通畅率明显优于大隐静脉移植物。接着，血管造影结果发现，使用左乳内动脉而不是大隐静脉移植物进行左前降支旁路移植术与临床结果改善相关。随着这些结果的公布，CABG 首选的旁路移植材料发生了重大变化，左乳内动脉利用率从 1988 年的 31% 上升到 2000 年的 88%，到 2010 年超过 95%。目前，左乳内动脉到左前降支旁路手术是 CABG 的标准治疗，是评价手术质量的标准。这可能是 CABG 领域唯一的"已经解决的问题"。

除左乳内动脉外，胃网膜右动脉和腹壁下动脉也具有较好的远期通畅性。但是，由于取材过程中需要进行剖腹手术，其脆弱性和血管反应性以及长度和直径的变化将限制其使用，因此这些血管没有被广泛使用，仅用于无法取得乳内动脉、桡动脉和大隐静脉移植物导管的极少数病例。

在左乳内动脉之后，常规临床实践中最常用的 2 个血管是右乳内动脉和桡动脉。研究证明，使用双乳内动脉（左乳内动脉和右乳内动脉均用作旁路移植材料）的存活率和再介入需求优于单一乳内动脉移植。1973 年首次报道使用桡动脉作为旁路移植物，但直到几十年后，取材技术的改进，并结合局部和系统的血管扩张剂治疗，显著降低了以前困扰桡动脉取材的血管痉挛和内膜增生的发生率，该血管才开始被广泛采用。

在评估双乳内动脉和桡动脉旁路移植物的几个随机对照试验中，已经严格评估了多支动脉移植物。这些试验中没有一项明确显示多支动脉移植的存活率或各种临床事件组合方面的优越结果，但是在大多数试验中，动脉的长期通畅率超过了大隐静脉移植物。

一项研究将患者随机分为单乳内动脉移植组和双乳内动脉移植组，意向治疗分析中显示 10a 内两组的生存率无差异。然而，一个显著的混杂因素是组间高度交叉（双乳内动脉移植组有 13.9% 的患者接受了单乳内动脉移植术，单乳内动脉移植组有 21.8% 的患者还接受了桡动脉移植术）。试验的事后分析显示，与单乳内动脉移植组比较，多支动脉移植（双乳内动脉或单乳内动脉加桡动脉）组的死亡率以及死亡、心肌梗死和卒中的复合终点明显降低。同样，有随机试验证实使用桡动脉代替大隐静脉移植物的生存获益，但是新近纳入 6 项效力不足的随机对照试验荟萃分析显示，多支动脉移植组复合终点改善长达 10a。双乳内动脉冠状搭桥术如图 4-2 所示。

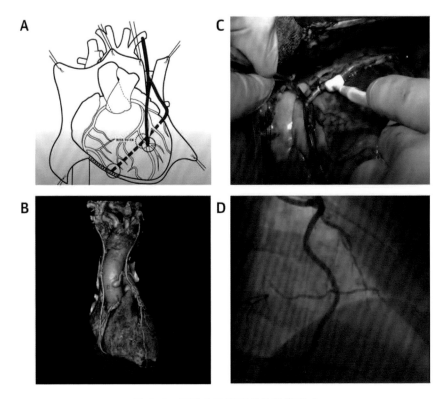

图 4-2　双乳内动脉冠状动脉搭桥术

观察性数据已经证明，多支动脉移植组的通畅率、存活率、心肌梗死和再次手术优于单乳内动脉移植组。然而，相关数据库资料显示，过去 10a 双乳内动脉使用率保持在 5% 不变，而桡动脉使用率从 7% 降至 5%。

多支动脉移植利用率低的原因有很多，包括额外的技术难度，增加胸骨深部伤口感染的风险，以及缺乏令人信服的随机证据清楚地证明其获益。新近一项试验旨在评估单支和多支动脉（双乳内动脉或桡动脉）移植物临床结果的差异，可能会进一步为该领域提供信息。但初步结果要到几年后才能公布，长期结果至少还需要 10a。

外科医生选择使用大隐静脉移植物或桡动脉，传统上通过沿血管全长的开放切口取材，一般带蒂，尽可能减少血管损伤。20 世纪 90 年代，学界开发了内窥镜血管取材，以降低与这些切口相关的发病率。相关数据库资料显示，2003 年至 2008 年接受 CABG 的 200 000 例患者中，直视取材和内窥镜血管取材的 30d 临床结果相似。

但是，两项试验的事后分析显示，与直视取材相比，内窥镜血管取材的血管造影移植物通畅率较低，并且不良临床结果增加。最终，两项试验均因参与的外科医生内窥镜血管取材经验有限，导致早期置入物失效，而受到批评。另一项试验进一步证实，随访 3a 后的主要不良心血管事件的发生率无差异，内窥镜血管取材的腿部伤口感染风险较低。因此，目前在美国大多数 CABG 采用内窥镜进行大隐静脉移植物取材。国际微创心胸外科学会也建议采用内窥镜进行桡动脉取材。

6 体外循环和 CABG

确定血运重建的最佳移植物始终是一个主要焦点，另一个突出的研究领域是降低传统 CABG 的"有性"。CABG 的微创方法可以通过 2 种方式实施：首先，降低与体外循环和缺血性心脏停跳（非体外循环 CABG）相关的生理损伤程度；其次，通过比传统全胸骨切开术更小的切口进行 CABG 来降低入路的有创程度。

1985 年首次提出非体外循环 CABG 的目标是，通过避免心肺旁路和主动脉阻断的风险，减少导致长期后遗症的围手术期并发症。已有数十项比较 CABG 非体外循环和体外循环技术的随机对照试验，但是应该首选哪种技术仍存在争议。新近发表了 3 项非体外循环随机对照试验 5a 结果被发表，但是这些结果未能解决首选技术的问题。

一项试验将 2002—2007 年男性患者随机分为非体外循环或体外循环 CABG 组。5a 后，非体外循环 CABG 组的全因死亡率和不良心血管结果复合终点发生率更高，包括死亡、再次血运重建和心肌梗死。但是该试验因存在各种设计缺陷而受到批评，最值得注意的是允许缺乏经验的非体外循环外科医生在试验中进行非体外循环 CABG。

另外两项试验对进行非体外循环 CABG 外科医生的既往经验有更严格的标准要求。一项试验将 2006—2011 年的患者随机分为非体外循环或体外循环 CABG 组。5a 后，研究队列之间没有差异，包括全因死亡率和死亡、卒中、心肌梗死、新透析需求和再次血运重建的复合终点。另一项试验还要求参与的外科医生必须是非体外循环手术的"专家"。这项试验将 2008—2011 年老年患者随机分为非体外循环或体外循环 CABG 组。5a 后，研究队列之间包括死亡、心肌梗死和再次血运重建在内的复合终点无差异。

尽管这些试验均未证实与非体外循环 CABG 相关的长期生存或获益，但它们不足以进行此类比较。最近公布的其他数据对非体外循环 CABG 的长期有效性提出了质疑。多项荟萃分析，包括最近 3 项试验的 5a 数据，提示非体外循环手术与长期死亡风险增加相关。一项纳入 40 000 多例接受 CABG 患者的试验也表明，非体外循环 CABG 与术后 10a 内不完全血运重建率、反复血运重建率和死亡率的增加有关，即使在经验丰富的非体外循环外科医生手中也是如此。

非体外循环 CABG 是否和体外循环 CABG 一样安全有效仍未定论，其采用率也相对较低。数据显示，非体外循环 CABG 的使用率在 2008 年达到顶峰（占 CABG 的 21%），此后一直呈逐年下降趋势。另一方面，非体外循环 CABG 是世界其他地区血运重建手术的主要方法，在日本甚至占 CABG 的 80% 以上。非体外循环 CABG 仍然是少数外科医生青睐的技术，用于最有可能获益的特定患者组。

7 微创入路和复合冠状动脉血运重建

通过微创切口可以降低 CABG 的有创性。由于左前降支沿心脏前表面的走行允许在不完全切开胸骨的情况下实现左乳内动脉到左前降支的搭桥，因此可以采用有限的入路。20 世纪 90 年代开始重新提出微创直视下冠状动脉搭桥术的概念。微创直视下冠状动脉搭桥术入路包括左侧小切口开胸术和剑突下入路，可在有或无胸腔镜辅助下进行，但直视下左前外侧小切口入路是微创直视下冠状动脉搭桥术的首选术式。

与 CABG 技术的其他演变一样，微创直视下冠状动脉搭桥术也是通过随机对照试验进行研究的。一组数据证明该手术可以在围手术期并发症风险较低和转换率低于 2% 以及长期存活率可接受的情况下进行。

对于多支血管病变患者，使用全内镜冠状动脉旁路移植术对其所有心脏区域进行血运重建也是可行的。目前有一项试验将多支血管病变 CAD 患者随机分为全胸骨切开术组和经左前小切口全内镜冠状动脉旁路移植术组展开研究。

机器人辅助微创直视下冠状动脉搭桥术近期也得到了临床应用，但是其使用率仍然很低，数据库资料显示，其在 CABG 手术中所占比例不到 1%。最常见的技术是机器人辅助左乳内动脉取材，然后在直视下通过左胸小切口进行与左前降支的人工吻合术。

预期促进微创直视下冠状动脉搭桥术应用的是复合冠状动脉血运重建的概念。复合冠状动脉血运重建的支持者认为，CABG 的主要受益来源于左乳内动脉 - 左前降支旁路术，而大隐静脉移植物旁路术到非左前降支血管在长期通畅率或生存率方面可能不会优于 PCI。因此，通过结合非左前降支病变区域的单支血管微创直视下冠状动脉搭桥术和 PCI，可通过比胸骨切开术更微创的方法实现完全血运重建，同时仍可实现左乳内动脉 - 左前降支旁路的长期获益。

然而，在 21 世纪初多达三分之一的医院选择性地使用复合冠状动脉血运重建进行 CABG，之后人们对这种方法的兴趣逐渐消退。观察数据显示，2009—2017 年期间，在多支血管病变 CAD 患者中，只有 0.2% 的患者接受了复合冠状动脉血运重建，而近 33% 的患者接受了多支血管 PCI。对复合冠状动脉血运重建缺乏热情也体现在一项最新的复合冠状动脉血运重建试验中。该试验将多支血管病变患者随机分为复合冠状动脉血运重建组和多支 PCI 两组，但是由于入选患者入组缓慢，试验提前终止。尽管心脏外科医生的微创和机器人辅助经验越来越多，但微创直视下冠状动脉搭桥术、全内镜冠状动脉旁路移植术和复合冠状动脉血运重建仍不太可能得到广泛应用。

8 CABG 和 PCI 的作用

如果不解决选择最佳患者的问题，就不能完全理解 CABG 的历史演变。最早的随机对照试验将 CABG 与药物治疗进行比较，为某些最有可能从血运重建中获益的患者组提供了信息。在引入 CABG 15a 后，经皮腔内血管成形术问世。球囊血管成形术之后的 10a 内又出现了金属裸支架置入术。最后在 21 世纪初，药物洗脱支架 PCI 问世。在特定患者群体中比较 PCI 和 CABG 的一系列随机对照试验，使 PCI 成为大多数接受血运重建患者的初始选择，而 CABG 仍然是某些特定患者血运重建的金标准。

然而，CABG 和 PCI 是治疗不同长度冠状动脉病变的两种根本不同的手术。与经导管和外科主动脉瓣置换术技术（两者使用基本相同的机制方法治疗主动脉瓣狭窄）相比，CABG 和 PCI 使用不同的方法治疗阻塞性冠状动脉疾病。CABG 凭借下游血运重建，比 PCI 更能预防原位血管疾病的进展。这种差异可能是 CABG 延长预期寿命的原因，而 PCI 没有延长慢性 CAD 患者的预期寿命。尽管支架内再狭窄并不常见，但这种差异可以解释为什么 PCI 在延长预期寿命方面仍劣于 CABG。

8.1 多支血管病变

一项试验将 2005—2007 年期间 1800 例三支血管病变或左主干病变患者随机分为 PCI 组和 CABG 组。初步分析显示，仅多支血管病变患者（1085 例）5a 后 CABG 全因死亡率、心肌梗死、再次血运重建及死亡、卒中和心肌梗死复合终点优于 PCI。5a 后接受 PCI 或 CABG 的患者的卒中发生率无差异。重要的是 CABG 的优势在中度和高度复杂 CAD 的患者中显而易见，但在低复杂程度疾病中并非如此。10a 随访数据显示，在三支血管病变 CAD 患者中，CABG 全因死亡率仍优于 PCI。

一项试验将 880 例患者随机分为接受 CABG 或使用第二代药物洗脱支架的 PCI。但是由于入组缓慢，试验提前中止。这项试验显示，2a 后包括死亡、心肌梗死或靶血管血运重建在内的复合终点无差异。然而，在 4.6a 中位随访后，CABG 的优势具有显著统计学差异。由于未有足够患者入组，以及仅亚洲患者入组，该试验的普适性受到限制。

荟萃分析平均随访时间 3.8a 的随机试验显示，在多支血管病变患者中，尤其是在糖尿病和（或）SYNTAX 评分较高的患者中，CABG 的长期生存率优于药物洗脱支架 PCI。同样，一项观察性研究入组了近 200 000 例患者，结果显示对于多支血管病变患者，CABG 优于 PCI。分析显示，对于多支血管病变 CAD 的老年患者（年龄≥ 65 岁），CABG 的 4a 生存获益优于 PCI 的 4a 生存获益。现行指南提出，CABG 适宜用于多支血管病变 CAD 患者，尤其是 SYNTAX 评分中等或更高和（或）患有糖尿病的患者。

8.2 左主干病变

第一项试验入组 705 例左主干病变患者（有或无多支血管病变）。5a 后，接受 CABG 或 PCI 患者的主要心血管不良事件或全因死亡率没有差异，但 CABG 再次血运重建风险低和卒中发生率高，10a 生存率在统计学上没有显著差异。

第二项试验在 2008—2015 年将左主干病变患者随机分为 CABG 组（603 例）或使用生物可降解支架的 PCI 组（598 例）。该非劣效性试验的主要终点是全因死亡、非手术心肌梗死、再次血运重建和卒中的复合终点。5a 后 CABG 的主要终点优于 PCI，非手术心肌梗死和再次血运重建的发生率较低，全因死亡率没有差异。

第三项试验将左主干病变患者（SYNTAX 评分≤ 32 分）随机分为使用第二代药物洗脱支架的 PCI 组（948 例）或 CABG 组（957 例）。该非劣效性试验的主要终点是全因死亡、卒中和心肌梗死（包括围手术期心肌梗死）的复合终点。两组主要终点无明显差异，3a 后所有复合事件加上再次血运重建同样无明显差异，5a 后主要复合终点仍无差异，卒中或心血管死亡 5a 发生率也没有差异，但是 CABG 组的全因死亡率和再次血运重建 5a 发生率较低。

第二项和第三项试验之间存在明显差异：PCI 使用的支架不同；试验的主要终点存在重大差异。与第二项试验相比，第三项试验的主要终点排除了再次血运重建，该终点强烈支持第二项试验中的 CABG，其结果使第三项试验中的 PCI 与 CABG 相比具有非劣效性。

第三项试验使用的围手术期心肌梗死定义颇具争议。该试验使用心血管造影和介入学会的围手术期心肌梗死定义，使主要终点偏向于 PCI 而受到诟病，因为在 CABG 中通常存在一定程度的心肌酶升高，但其并非预后的预测因素。

荟萃分析相关随机和高质量观察性数据表明，对于左主干病变患者，CABG

优于 PCI，尤其是当 SYNTAX 评分较高时。欧洲指南提出，对于左主干病变并且 SYNTAX 评分较低的患者，可以选择 CABG 或 PCI；对于中等和高 SYNTAX 评分患者，选择 CABG。

8.3 糖尿病

两项随机对照研究评价了糖尿病伴多支血管病变 CAD 患者的 PCI 和 CABG 结果。

一项研究将 2000 多例患者随机分为接受血运重建（PCI 或 CABG）组或强化药物治疗组。尽管根据初步分析，5a 后血运重建与强化药物治疗相比没有明显获益，但进一步分析显示，与药物治疗相比，CABG 主要不良心血管事件减少，而 PCI 并无减少。有两个原因使这些结果面临挑战。第一，CABG 和 PCI 没有进行"头对头比较"；第二，药物洗脱支架仅在试验开始时可用，因此只有 35% 接受了药物洗脱支架 PCI。对 SYNTAX 评分中危组的糖尿病患者分析结果显示，CABG 优于 PCI，CABG 组心血管死亡率、再次血运重建发生率和主要不良心血管事件的联合终点发生率降低，而在 SYNTAX 评分高、中、低三组中，5a 卒中发生率没有区别。

另一项研究在 1900 例患者中比较了 CABG 和药物洗脱支架 PCI，在 SYNTAX 评分高、中、低三组中，CABG 的全因死亡率、心肌梗死和卒中的联合终点优于 PCI，表明这些评分不应用于导向糖尿病患者血运重建的选择。

荟萃分析这些研究和大规模数据库资料可进一步证实，对于多支血管病变 CAD 的糖尿病患者，CABG 优于 PCI。

8.4 左心室功能不全

有一项试验旨在评估对于左心室功能不全患者而言，CABG 是否比单独最佳药物治疗提供更多益处。该试验将适合 CABG 并且左心室射血分数 ≤ 35% 的 CAD 患者随机分为单独最佳药物治疗组或 CABG 组。在符合 CABG 条件的患者中，若伴有明显的左室前壁运动障碍，则认为这些患者适合接受心室重建术。为此，试验组进行了 2 项随机对照研究并分别报告结果：单独药物治疗与药物治疗加无心室重建术的 CABG（假设 1）；药物治疗加有或无心室重建术的 CABG（假设 2）。

　　按假设 1 将 CAD 和左心室功能不全患者随机分为单独最佳药物治疗组（602例）或药物治疗加无心室重建术的 CABG 组（610 例）。5a 后与单独药物治疗组患者相比，CABG 组患者的心血管死亡率、全因死亡率和心血管相关再住院率较低，但是全因死亡率的主要终点无差异。10a 后，CABG 对全因死亡率的益处显而易见，同时 CABG 组的心血管死亡率、全因死亡率和再住院率仍然较低。

　　按假设 2 将 CAD 和左心室功能不全患者在统一给予最佳药物治疗的前提下，随机分为 CABG 联合心室重建术组（501 例）或不联合心室重建术组（499 例）。4a 后，两者的全因死亡率或心血管再住院主要终点没有差异。

　　由于临床研究排除重度 CAD 和左心室功能不全患者，目前尚未进行随机对照试验来确定 CABG 或 PCI 能否为这些患者带来获益。新近一项网络荟萃分析表明，与 PCI 相比，CABG 与低死亡率、心原性死亡、心肌梗死和再次血运重建的发生率相关。分析大规模数据发现，在中度（射血分数 35%～45%）和重度（射血分数 ≤ 35%）左心室功能不全患者中，与 PCI 相比，CABG 在 4a 后死亡、心肌梗死或卒中的复合终点降低，但在轻度（射血分数 45%～55%）左心室功能不全患者中无差异。

　　该试验还提供了重要的假设数据，即在心力衰竭和中重度缺血性二尖瓣反流患者中，CABG 的同时进行二尖瓣修复可改善生存率。随后进行的随机对照试验将中度缺血反流的患者随机分为单纯 CABG 组（151 例）和 CABG 加二尖瓣修补术组（150 例）。由于试验中样本量相对较少，为了提高把握度，试验组选择将逆转左心室重构作为主要终点，而不是临床终点。CABG 加二尖瓣修复术与 2a 后逆转左心室重构无关，但是二尖瓣反流减少更持久。此外，未发现生存率或再住院方面的获益，接受二尖瓣修复术的患者发生不良神经系统事件和室上性心律失常的风险增加。

8.5　稳定型缺血性心脏病

　　第一项涉及 CABG 的随机对照试验最终证实了 CABG 相对于单纯药物治疗的长期生存优势，但这些试验是在没有广泛获得包括他汀类药物在内的最佳药物治疗的时期进行的。这就提出了一个问题，即药物治疗的改善是否已经缩小了与手术血运重建的结果差异。同样，没有随机对照试验明确证实 PCI 在稳定型缺血性心脏病患者中提供的生存获益优于药物治疗。

新的试验的部分设计旨在解决这一知识缺口，将稳定 CAD 和负荷试验显示中度或重度缺血的患者随机分为单独最佳药物治疗组（2591 例）或在最佳药物治疗的基础上进行血管造影和血运重建的有创方法组（2588 例）。正确解释这项试验的关键是，要注意随机化的是药物治疗或冠状动脉造影，而不是药物治疗与血运重建。这一细微差别非常重要，因为接受血管造影的患者中，只有 80% 接受了血运重建（其中 26% 的患者接受了 CABG），而在最初分为接受药物治疗的患者中，21% 最终接受了血运重建。值得注意的是，入组中排除了患有严重左主干病变、射血分数 ≤ 35%、纽约心脏协会心功能 III 级或 IV 级心力衰竭和（或）接受了最大程度的药物治疗仍存在心绞痛的患者（即有明确 CABG 或可能 PCI 适应证的患者）。中位随访时间 3.2a 后，与初始保守治疗相比，初始血管造影未降低缺血性心血管事件或全因死亡率。然而，通过心绞痛相关健康状况测量评估，干预组患者的生活质量显著改善，与基线时无心绞痛症状的患者相比，"可接受"心绞痛患者的差异最明显。值得注意的是，在 20 世纪 70 年代的随机对照试验中，CABG 较药物治疗的生存获益直到随机化后至少 7a 才较为明显。因此，对这项试验患者进行额外随访，对于确定前期血管造影和血运重建是否能提供长期生存获益是至关重要的。然而，如上所述，即使在获得长期随访后也不应将这项试验解释为血运重建和最佳药物治疗的直接比较。

9 CABG 结果的评估和报告

大型临床结果数据库在提供评价 CABG 结果的高质量数据方面发挥了重要作用。当与先进的统计建模相结合时，数据库可提供具有风险调整的稳健数据，以评估现实世界中 CABG 的实施情况及其结果。

10   作为亚专业的冠状动脉手术

CABG 是促进心脏外科领域发展的手术，至今仍然是该专业的核心手术。它仍然是心脏外科最常见的手术，占所有心脏手术的 55%，可以说是专业中技术要求最高的手术。但是，CABG 仍然被外科医生视为一种"通才"手术，大多数或所有心脏外科医生都能掌握，同时在常规实践过程中也会进行许多其他手术。这种方法与心脏手术中其他手术的性能趋势相反。该专业培养了专门从事二尖瓣手术、主动脉瓣手术、胸主动脉手术、心房颤动手术和心脏移植 / 机械循环支持手术的外科医生。但很少有人称自己为"冠状动脉血运重建专家"，并专注于 CABG，因此，过去 20 年，手术性能和结果没有发生实质性变化。这促使人们努力将冠状动脉手术作为心脏外科的一个亚专业，并培训冠状动脉血运重建专家。更集中的亚专业化论点隐含的是 CABG 结果受到数量－结果关系的影响，即手术越多，手术质量越高。由于医生们专注于冠状动脉血运重建，早期手术结果将会改善，手术的其他方面也将提高，包括多支动脉移植、微创入路方法和血运重建心脏团队策略和合作。这一努力是否会获得广泛采用，仍不确定。

11   未来的方向

冠状动脉血运重建还有大量的证据空白和临床问题需要回答，其中一些问题还在解决中。随着多支动脉移植的有限采用，研究者们仍在继续寻找更持久的血管移植材料。一项随机对照试验旨在研究体外镍钛网状支架在支持大隐静脉移植物和防止内膜增生方面可能带来的获益。该试验的主要终点为 1a 时使用血管内超声获得的最小管腔直径。其他尚未回答的问题包括功能性血流储备在选择 CABG 时旁路的冠状动脉中的作用。CABG 术后 20%～25% 的患者发生术后心房颤动，其处理仍然是一个令人烦恼的问题。目前正在进行一项使用肉毒杆菌毒素阻断自主神经节丛并降低术后心房颤动发生率的关键性试验。其他试验正在研究抗凝的作用。还有一些试验评估了血小板反应性在确定接受抗血小板治疗患者 ST 段抬高心肌梗死后 CABG 时机中的作用。其他正在进行的试验继续寻找提高移植物通畅性的辅助治疗，包括依洛尤单抗。尽管比较 CABG 和 PCI 的有效性，包括比较新一代支架和 CABG 技术的优劣的讨论仍在继续，尤其是针对糖尿病患者，但目前还没有一项基于此而开展的系统的相关研究。外科冠状动脉血运重建术目前已接近其广泛引入临床实践，它将继续在复杂冠状动脉疾病患者的血运重建中发挥重要作用。

第 5 章

复合冠状动脉血运重建

除了指南导向药物治疗，大量冠状动脉疾病（coronary artery disease，CAD）患者受益于可改善症状的经皮冠状动脉介入治疗（percutaneous coronary intervention，PCI）或可延长寿命的冠状动脉旁路移植术（coronary artery bypass grafting，CABG）。PCI后即刻并发症的风险极低，恢复速度更快，但对于一些患者来说，CABG后长期无心血管事件发生可能更好。相反，CABG可能会造成出血、卒中、心房颤动和长时间住院等直接并发症。然而，与PCI相比，CABG的复发事件显著减少，特别是在复杂疾病和糖尿病患者中。

通常，PCI和CABG的风险和获益是有区别的。CABG后并发症的风险主要与患者合并的非心脏疾病即衰弱、外周血管疾病、肾和（或）肝功能障碍有关，而PCI后并发症的风险主要与CAD的复杂性有关（如SYNTAX评分所反映的）。CABG的长期获益很大程度上取决于吻合到左前降支的左内乳动脉远期通畅率，而药物洗脱支架的使用寿命比大隐静脉桥血管更长。因此，为优化结果，冠状动脉血运重建应以最小有创性来降低风险和以最长久的通畅来提高生存率，治疗多支血管病变的冠心病患者应考虑综合两种技术优势的策略。

1 复合冠状动脉血运重建治疗

对同一患者使用CABG和PCI进行冠状动脉血运重建被称为复合CABG，其目的是尽量减少两种术式各自的风险并综合两者的优势。使用非停跳、不经胸骨入路或机器人辅助胸腔镜技术，将左乳内动脉与左前降支吻合，可以减少神经系统事件发生率、出血、感染、机械通气时间和住院时间，利于桥血管长期通畅性好和长期生存获益。大隐静脉桥仍然是全世界非左前降支旁路移植最常用的桥血管，对于非左前降支血管，建议使用药物洗脱支架。由于大隐静脉桥的使用寿命相对较短，第一年移植失败率约为 20%，15a 达到 70%。研究显示，12～18 个月时大隐静脉桥失败率为 45%，而当代药物涂层支架远期通畅率已达 96%～98%。因此，将左乳内动脉吻合在左前降支，将药物洗脱支架应用于非左前降支血管，而不是进行单纯的多血管 CABG 或 PCI，综合了两者的优势，使风险和有创性最小化，同时改善远期预后（图 5-1）。

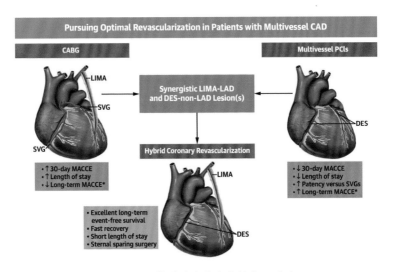

图 5-1　冠状动脉多支病变的血运重建

2　患者选择

适合进行复合 CABG 的患者应是多支血管病变，累及左前降支和（或）左冠状动脉主干，并且其他冠状动脉狭窄至少有 1 支适合行 PCI。对于左主干远端分叉病变的患者，复合 CABG 将在前降支吻合左乳内动脉，并在左主干至回旋支近段置入药物涂层支架。根据临床表现、缺血与出血的相对风险，所有接受复合 CABG 的患者需要接受耐受双联抗血小板治疗 3～12 个月甚至更长时间。非停跳机器人辅助的 CABG 是多支血管病变高危患者的理想选择。此外，对于主动脉钙化的老年患者，复合 CABG 可能会降低卒中的风险。左室射血分数降低的患者可在非体外循环下行左乳内动脉至左前降支搭桥手术，减少围手术期发生收缩性心衰的概率。静脉桥血管狭窄和有颈动脉疾病、慢性肾脏病的患者也可能受益于复合 CABG。最后，肥胖和（或）糖尿病患者也将有左乳内动脉桥血管生存获益，可避免切开胸骨的创伤或胸骨伤口感染的危险。

3　复合手术步骤

3.1　外科手术注意事项

如前所述，左乳内动脉 – 左前降支搭桥可以使用的方法包括非胸骨微创入路、经胸骨切开入路或机器人辅助的内窥镜入路。非胸骨微创入路也被称为微创直视 CABG，是指通过小的前切口或侧切口取材左乳内动脉，并在非停跳状态下吻合到左前降支。非体外循环辅助的开放式经胸骨切开入路，又称非体外循环 CABG，是为避免体外循环并发症而发展起来的，通过经胸骨小切口取材左乳内动脉。

机器人辅助的内窥镜入路是通过 3 个孔进入左胸部，采用 Da Vinci 手术平台，以骨化或带蒂的方式取材左乳内动脉。直接在左前降支上方做一个小切口开胸（3～5 cm），通过这个切口进行吻合，类似于微创直视 CABG 入路，在跳动的心脏上进行吻合。一种更微创的方法是行全胸腔镜 CABG，包括取材左乳内动脉、切开左前降支及吻合均通过机器人进行。由此可见，心肺机械辅助治疗不再是现代复合 CABG 方案所必需的。

3.2 经皮冠状动脉介入治疗

PCI 应根据血运重建标准进行，使用第二代或第三代药物洗脱支架，首选桡动脉介入治疗，尽量减少血管和出血并发症。双联抗血小板治疗继续按现行指南进行，持续时间根据患者个体风险决定。

3.3 复合 CABG 时机

实施复合 CABG 的时机有同时进行 CABG 和 PCI（一站式复合 CABG）、先 CABG 再 PCI 或 PCI 之后再 CABG（两步式复合 CABG）。

一站式复合 CABG 是在复合手术室进行的，先外科手术，然后进行 PCI，一个显著的优势是可利用血管造影立即评估左乳内动脉－左前降支吻合效果，及时解决与桥血管有关的重大问题。此外，非左前降支病变血管的 PCI 是在左前降支灌注区已经恢复灌注保护的情况下进行的，并且要有一个手术团队在床边处理任何可能发生的并发症或 PCI 不成功的情形。该方法减少了住院时间、再入院率，提高了患者满意度。然而，组建复合手术室预算很高，目前并未普及。此外，防止支架血栓同时尽量减少出血是一项挑战，在此背景下，也有多种双联抗血小板的建议。当前，一站式复合 CABG 约占美国所有复合 CABG 的 20%。

两步式复合 CABG 方法可先行 CAGB，再行 PCI，或者按相反顺序进行。但先行 CABG 更为常见，然后在第二天、几周或 1～2 个月后进行 PCI。PCI 前通过血管造影可快速评估左乳内动脉－左前降支吻合情况（理想情况下从左桡动脉途径）。严重的吻合问题可以通过 PCI 立即解决，但应注意吻合术后持续数天或数周的吻合周围水肿可能造成假性狭窄。因此，无论狭窄的严重程度如何，除非存在 TIMI 血流 0～2 级或持续缺血，否则应避免对远端左乳内动脉－左前降支吻合进行 PCI。如需要进行 PCI，也应使用较小球囊低压成形，恢复通畅即可。

评估左乳内动脉桥血管后，对冠状动脉剩余病变节段进行支架置入。双联抗血小板可在没有纵隔出血风险的情况下进行。对于病变不稳定者，在 CABG 与 PCI 之间的等待期，可能需要提前住院治疗。

先进行 PCI 再进行 CABG 的方法，也称为反向复合 CABG。在急性冠状动脉综合征患者中，若罪犯血管定位于非左前降支（或偶尔在稳定 CAD 中，非左前降支血管狭窄的严重程度明显大于左前降支），这种方法通常是首选。先对非左前降支进行支架置入，30d 后再安排左乳内动脉吻合左前降支手术，此时可以停服 P2Y12 拮抗剂。然而，所有外科手术都会激活血小板并引发全身炎症反应，增加支架血栓形成的风险，尤其是早期中断双联抗血小板治疗者。对于支架内血栓形成的高风险患者，替代方案可能包括术前 3～5 d 入院，停服 P2Y12 拮抗剂并静脉注射坎格雷洛桥接。

4　支持复合 CABG 的证据

4.1　复合 CABG 与传统 CABG 的比较

一项前瞻性非随机研究报告了复合 CABG 可显著减少输血和住院时间。一项观察研究显示，与 CABG 组相比，随访 3a，复合 CABG 可以改善预后，并且无主要心脑血管不良事件发生率为 93.6%，CABG 后为 86.5%，PCI 后为 77.3%。另一项前瞻性单中心随机试验比较了 200 例患者接受复合 CABG 或传统 CABG 的结果，5a 死亡率（6.4% 比 9.2%）、心肌梗死率（4.3% 比 7.2%）、再次血运重建率（37.2% 比 45.4%）和卒中率（2.1% 比 4.1%），虽然复合 CABG 的数据较为出色，但两组比较没有统计学意义。尽管样本量不大，但该试验表明复合 CABG 在多支血管病变需行手术血运重建的患者中是安全可行的。还有一项小型随机研究显示，虽然 2a 死亡率或主要心血管不良事件发生率无差异，但在复杂多支血管病变和高 SYNTAX 评分患者中，复合 CABG 组血管重建和主要心血管不良事件发生率比传统 CABG 组高 10%。荟萃分析 9 项研究显示，与传统 CABG 相比，复合 CABG 后血运重建增加，心脏重症病房住院时间更短，感染更少，但是死亡率和主要心血管不良事件发生率无显著差异。最后一项荟萃分析显示，与传统 CABG 比较，复合 CABG 的 1a 死亡率、心肌梗死率、卒中率或再次血运重建率无显著差异。当前最重要的是，迄今发表的所有复合 CABG 与传统 CABG 的随机对照研究都存在样本量不足的问题。

5 复合 CABG 与不停跳 CABG 比较

一项观察在左主干病变的患者中比较了复合 CABG 与不停跳 CABG 的治疗效果，复合 CABG 组的输血和机械通气减少，两组的主要心血管不良事件发生率相似。一项倾向匹配分析显示，与不停跳 CABG 相比，一站式复合 CABG 的胸管引流、机械通气和重症监护病房住院时间减少，同样，两组的主要心血管不良事件发生率相似。还有一项观察显示，与不停跳 CABG 相比，复合 CABG 后肌钙蛋白 I 释放减少了 46%，说明复合 CABG 可减少心肌损伤。最后一项研究显示，与不停跳 CABG 相比，一站式复合 CABG 的患者长期随访呈现死亡率降低趋势。

6 复合 CABG、CABG 和 PCI 之间的比较

一项支持力度不足的三方倾向匹配对比研究比较了一站式复合 CABG（经胸骨小切口、左乳内动脉吻合到左前降支加药物洗脱支架置入非左前降支病变血管）、经胸骨切开 CABG 和多支 PCI 的患者情况，随访 3a，复合手术组的累积主要心血管不良事件发生率（6.4%），显著低于 PCI 组（22.7%，$P < 0.001$），但与 CABG 组（13.5%）无显著性差异。在 SYNTAX 评分的三个分位上，复合 CABG 的主要心血管不良事件发生率均低于 CABG 或 PCI，尤其在高 SYNTAX 评分三分位的患者的主要心血管不良事件发生率，复合 CABG 组显著低于 PCI 组，但与 CABG 组主要心血管不良事件发生率相似。新近一项小型前瞻性随机研究显示，短期随访（12 个月）中，复合 CABG 和 PCI 的主要心血管事件或残余心肌缺血事件发生率无显著差异。然而，PCI 组的住院时间和严重出血事件显著减少。

7 复合 CABG 与 PCI 的比较

一项前瞻性观察性研究在北美洲的 11 个临床中心评估了复合 CABG 在符合条件的冠状动脉解剖〔定义为近段和（或）中部左前降支病变加上至少 1 个其他非左前降支病变）〕患者中的可行性和实践。其中 200 例接受复合 CABG，98 例接受多支血管药物洗脱支架 PCI。复合 CABG 入路包括机器人（108 例）、机器人全内窥镜（42 例）、微创直视 CABG（38 例）和计划的胸骨切开术（12 例）入路。两组 12 个月和 18 个月无心血管事件生存率相似。这项研究为设计一项前瞻性随机比较有效性试验（混合冠状动脉重建试验）提供了必要的数据。

8 复合手术相关临床研究

一项复合 CABG 与 PCI 多中心随机对照试验拟入组北美洲 70 家医院 2354 例左前降支合并多支血管 CAD 患者。该试验计划 30d、6 个月和 5a 每 6 个月随访 1 次，评估与 PCI 相比，复合 CABG 在主要心脏不良事件（全因死亡、心肌梗死、卒中或非计划性再次血运重建）上的优越性。但是在入组 200 例患者后，由于病例入组的速度缓慢，该试验最终提前终止。

9 复合手术团队的发展

复合 CABG 的成效与心脏团队的发展和维持密切相关，虽然在许多医疗机构中，心脏团队主要治疗结构性心脏病，但组建心脏团队的最初理念却是在 PCI 早期发展阶段随之而来的。所有希望为 CAD 患者提供最佳治疗的医院都应当具备以下条件：①介入心脏病医师和冠状动脉外科医师都需共同认识到医疗管理、PCI 和外科血运重建都必须在多支病变 CAD 患者的医疗中发挥重要作用，而一个合作的 CAD 团队是真正以患者为中心的综合性 CAD 治疗的关键；② CAD 团队应共同认识到："可以"不等于"应该"，换句话说，在个别患者中，即使可以进行多支血管 PCI 或者手术血运重建，但并不意味着需要进行该手术，唯有通过共同讨论，比较药物治疗、PCI、传统 CABG 和复合 CABG 的相对短期和长期利益，才能将最优的方案予以患者；③ CAD 团队能够遵循最新指南导向提供最先进的医疗（密切随访和高依从性），具备进行多支血管 PCI（采用现代药物洗脱支架、技术卓越和常规使用 FFR）、CABG（使用多支或全动脉桥、尽量减少或避免在主动脉上的操作）和复合 CABG（采用微创胸骨保留技术，成功率高，死亡率低）的技术；④ 实现前三项后，CAD 团队应共同决定向每位患者建议何种治疗方案，不是基于零和竞争，而是确保履行医生的道德义务，为每个患者提供最佳医疗，使心脏团队的所有成员共同受益。例如，这种理念促使医生建议传统上可能会做 CABG 的年老体弱患者转做 PCI；而对许多年轻的多支病变 CAD 患者（尤其是糖尿病患者），通常会进行多支血管 PCI，现则建议行多支动脉桥的 CABG。CAD 团队的合作文化是促使医生精益求精和成长的重要推力。

10 复合手术成本分析

一项研究对比接受复合 CABG 和 CABG 的医疗保险患者，评估了复合 CABG 对医院成本和报销的影响。尽管与不停跳 CABG 相比，复合 CABG 总费用更高，但复合 CABG 的医保报销额却显著高于不停跳 CABG。此外，复合 CABG 还减少了输血量、呼吸机使用时间和术后住院时间。因此，复合 CABG 的总贡献率（±8771 美元）大于不停跳 CABG。

11 展望

传统 CABG 的优势主要来源于绝大多数病例中仍然使用左乳内动脉与左前降支吻合的单动脉桥，但传统 CABG 是一种高有创性手术，与 PCI 等有创性较小的治疗相比，卒中风险和短期并发症增加。复合 CABG 保留了左乳内动脉与左前降支吻合的优点，而没有与传统 CABG 相关的并发症。与静脉桥（大隐静脉桥）相比，当代药物洗脱支架在治疗非左前降支病变时可能有更好的远期疗效，因此复合 CABG 整合了 PCI 和 CABG 的优点。

有证据显示，与传统 CABG 相比，复合 CABG 可减少住院并发症和住院时间，提高患者满意度，同时保留左乳内动脉的优点，并用药物洗脱支架替代大隐静脉桥。这也证明了复合 CABG 的发展前景。学界正在进行先进杂交血运重建技术改进，全胸腔镜下完成的多支乳内动脉搭桥前景广阔。然而，微创外科技术也有明显的学习曲线。复合 CABG（以及在所有复杂 CAD 患者中优化血运重建）的成功取决于普通心脏病专家、介入心脏病专家和心脏外科医师在团队中的密切合作。最后，尽管复合 CABG 综合 CABG 和 PCI 两者优点后具有直观的优势，但该方法的安全性、有效性和成本效益，必须有足够强度的随机试验予以证明，特别是考虑到与单独行多支血管的 PCI 或 CABG 相比，进行 2 次手术（大多数复合 CABG 的策略）的前期费用问题。

第 6 章

STEMI 非罪犯病变的评估和处理

ST 段抬高型心肌梗死（ST-segment elevation myocardial infarction，STEMI）患者经常存在非罪犯病变。此时可以考虑两种临床策略：一种是初始药物治疗，症状复发后再行血运重建；一种是对非罪犯病变行血运重建，可以在首次手术期间立即进行，也可以作为分期手术在首次住院期间或后续再入院期间进行。对于后一种选择，应基于血管造影或非罪犯病变功能评估来决定哪些非罪犯病变需要血运重建。

处理非罪犯病变，临床方面面临着 3 个问题：①非罪犯病变血运重建对患者是否有益，是否需要等到症状复发？②如果非罪犯病变血运重建是有益的，如何更好地确定哪些病变需要血运重建？③何时是非罪犯病变血运重建的最佳时机？

1 对非罪犯病变进行血运重建是否获益

目前已经发表的 5 项随机临床试验比较了 STEMI 后完全血运重建和仅对罪犯病变进行经皮冠状动脉介入治疗（percutaneous coronary intervention，PCI）的临床疗效。总体而言，研究结果支持进行完全血运重建，无论在首次手术期间、在当次入院期间，还是在再入院时进行择期非罪犯病变血运重建，均可使患者获益。研究证实，由于心肌梗死和反复血运重建减少，完全血运重建可降低主要不良心血管事件风险。这 5 项中规模最大的研究显示，完全血运重建显著降低了患者死亡率和再发心肌梗死率。但是，这些研究存在局限性。第一，完全血运重建主要在首次手术或首次住院期间进行，对照组是对非罪犯病变予以保守治疗，而目前的指南建议对非罪犯病变行分期血运重建。第二，一些研究使用血管造影导向完全血运重建，另一些研究使用功能导向完全血运重建，但尚未有比较这些策略的研究。基于现有数据，生理学评估减少了需要血运重建的非罪犯病变，而患者的临床结果相似，但这仍有待证实。第三，非罪犯病变的功能评估最好在分期手术期间进行，而非首次手术或住院期间。第四，这些研究对纳入患者的描述不完整。因此，结果可能不适用于极度衰弱或有并发症的患者以及非罪犯病变非常复杂或血流动力学不稳定的患者。

尽管存在这些问题，目前欧洲指南仍建议 STEMI 伴多支血管疾病患者在出院前应考虑非罪犯病变的常规血运重建。美国指南建议，对于血流动力学稳定的 STEMI 伴多支血管疾病患者，可以考虑在初次 PCI 或作为首次住院期间的分期手术时行非罪犯病变血运重建。

因此，第一个主要小结是，尽管现有数据提示完全血运重建可以使 STEMI 患者获益，但目前尚未确定非罪犯病变血运重建的最佳评价方法和时机。

2 如何识别和评价非罪犯病变

目前指南均强烈建议对 STEMI 患者行急诊冠状动脉造影，并对罪犯动脉进行即刻血运重建。此时，可识别出具有重要意义的非罪犯病变，并可直观地评估其血管造影的严重程度。然而，即使在病情稳定的患者中，血管造影也并不总是评估非罪犯病变功能的最佳指标。

目前指南建议对非罪犯病变进行功能学评估，记录患者潜在的心肌缺血。尽管两项研究仅使用血管造影导向，但三项研究联合使用了血管造影和血流储备分数（fractional flow reserve，FFR）进行生理学评估。

目前指南建议在首次住院期间考虑对非罪犯病变进行血运重建。于是这就提出了一系列重要的问题：能否在首次手术或初次住院期间可靠地评估非罪犯病变的功能意义，如果能，可以使用哪些方法？STEMI 后冠状动脉的生理学可能会发生短暂变化，因此与随后的时间点（＞14d）相比，在急性期（首次手术）和亚急性期（首次住院）对非罪犯病变进行功能学评估可能产生不同结果。此外，STEMI急性期的微血管改变或导致静息和血管扩张指数的不同，不仅仅是在梗死区域，在非罪犯血管灌注的远端血管亦是如此，如图6-1、图6-2所示。因此，非罪犯动脉的血管扩张血流可能减弱，静息血流可能增加，尤其是在大面积梗死患者中。

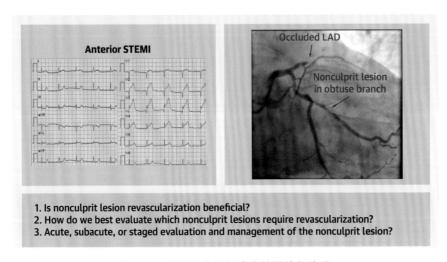

图6-1　STEMI非罪犯病变的评估与处理

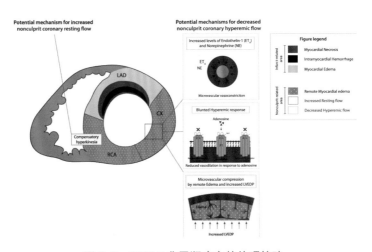

图6-2　STEMI非罪犯病变的处理策略

2.1　冠状动脉造影直观定量评估

在 STEMI 急性期，血管造影评估非罪犯病变狭窄程度可能会高估约 10%。因此，在 STEMI 急性期单用血管造影评估非罪犯病变，可能会导致对功能学无显著异常的非罪犯病变进行治疗。

2.2　冠状动脉血流储备

冠状动脉血流储备是全周期最大血管扩张血流和静息血流的比值，无法区分心外膜下冠状动脉疾病和微循环疾病。在 STEMI 急性期，由于血管扩张血流的减少和静息血流的轻微增加，非罪犯动脉的冠状动脉血流储备会降低。但随着时间的推移，非罪犯血管冠状动脉血流储备可恢复正常。

冠状动脉血流储备的变化有助于理解 STEMI 急性期 FFR 低估或瞬时无波型比率（instantaneous wave-free ratio，iFR）高估非罪犯病变严重程度的机制。但是临床上并不会常规应用冠状动脉血流储备，也不建议用其来评估 STEMI 患者非罪犯病变的严重程度。

2.3　FFR

FFR 是血管扩张冠状动脉远端压（Pd）与主动脉压（Pa）的比值。如前所述，STEMI 急性期非罪犯血管扩张导致冠状动脉血流和微血管阻力改变，可能影响 FFR 值，从而影响非罪犯病变血运重建策略。有三项研究评估了 FFR 评估非罪犯病变的可重复性。第一项研究显示，在 STEMI 后 5～8d 随访测量 FFR，这时间段仍处于急性生理变化中。与此一致，首次手术与初次住院的评估的一致性水平很高。第二项研究显示，75% 的患者是 STEMI 人群，其中一些患者的梗死面积相对较小。比较急性组和分期组（中位 27d，范围 4～128d）显示平均 FFR 值没有变化，但某些个体变化方向不同。新近的一项研究显示，首次手术完成血运重建后 FFR 值与随访相比显著升高，从首次手术到 30d 随访平均降低 0.03，并且在较大梗死面积的患者中最为明显。还有一项研究显示，以随访 FFR 为参照，首次手术时 FFR 的阳性预测值为 73%，阴性预测值为 82%，平均急性 FFR 为 0.88 ± 0.07，平均随访 FFR 为 0.86 ± 0.09。这表明在 STEMI 急性期，FFR 可能低估了非罪犯病变的严重程度。

2.4　iFR

　　iFR 是一个静息期舒张指数，与 STEMI 相关的静息冠状动脉血流一过性升高可能会影响 iFR 的诊断价值。一项研究显示，从首次手术到 16d 内重新评价时，非罪犯病变的 iFR 指数中位数增加了 0.01，但在 STEMI 后 16d 以上时进行重新评价，iFR 中位数增加 0.03。同样地，另一项研究显示，比较 STEMI 急性期（首次手术）与亚急性期（院内）的测量值时，iFR 的可重复性良好。还有一项研究显示，从急性期到 1 个月后随访，非罪犯血管 iFR 平均增加了 0.01。以随访 iFR 为参照，一项研究的急性 iFR 阳性预测值为 68%，阴性预测值为 89%，中位急性 iFR 为 0.89，中位随访 iFR 为 0.91。而在另一项研究中，急性 iFR 的阳性预测值为 53%，阴性预测值为 91%，平均急性 iFR 为 0.93，平均随访 iFR 为 0.94。在分析这些预测值时，应注意严重狭窄率，因为不同研究的严重狭窄率不同。此外，首次评估距随访评估的时间也不同。

　　总之，三项研究均表明，使用 iFR 排除严重非罪犯病变有效，但在急性期可能会高估非罪犯病变的严重程度。

2.5　非血管扩张 Pd / Pa

　　Pd/Pa 是静息状态下全周期平均 Pd 与 Pa 的比值。与 iFR 相似，STEMI 急性期非罪犯血管静息血流的改变可能会影响 Pd/Pa 值。有研究显示，急性期非罪犯病变的 Pd/Pa 平均降低 0.01。

2.6　定量血流分数

　　定量血流分数（quantitative flow ratio，QFR）是一种根据冠状动脉造影评估狭窄严重程度的方法。在 STEMI 患者中，QFR 在急性期和稳定期高度一致，可见其与时间无关。然而，STEMI 患者的非罪犯动脉微血管功能障碍可能导致 QFR 低估非罪犯病变的严重程度。

2.7　非罪犯病变的无创性评估

目前对应用无创方法评估可逆性缺血程度的研究有限。可使用的无创技术包括负荷超声心动图、心脏磁共振成像、单光子发射计算机断层扫描和正电子发射断层扫描。临床需要确定评估时机和最佳成像技术，但这取决于当地设备的可用性和医学专业水平。这些方法最适合出院后非罪犯病变的分期评价。

一项研究对 60 例 STEMI 患者的 124 处非罪犯病变，通过计算机断层扫描血管造影术（包括计算机断层扫描衍生的 FFR）进行了无创评估。结果显示，这种技术用于评价非罪犯病变分期手术时的诊断价值一般，不建议作为非罪犯病变分期手术的评价方法。

2.8　非罪犯病变严重程度评估：最常用的方法

由于 STEMI 的短暂生理变化，血管造影和 iFR 可能高估非罪犯病变的严重程度，而 FFR 可能低估非罪犯病变的严重程度。尽管平均变化较小，但这些数据表明，在急性 STEMI 后首次手术或首次住院期间评估非罪犯病变严重程度是基于两条理由：① iFR 导向血运重建，三分之一接受治疗非罪犯病变的患者在 30d 随访时病变不再严重；② FFR 导向血运重建，五分之一延迟治疗非罪犯病变的患者在 30d 随访时病变仍然严重（达到干预指证）。由于缺乏评估血管造影与功能导向随机研究，以及评价首次手术期间、首次住院期间手术与分期手术的随机研究，目前仍然难以确定这些考虑因素和临床的相关性。

因此，第二个主要小结是，STEMI 后急性和亚急性期的生理变化可能会影响非罪犯病变首次手术和首次住院期间的评估。

3　何时进行完全血运重建

目前尚无大规模随机对照试验对比 STEMI 后非罪犯病变即刻和分期血运重建的疗效。美国的最新指南也指出，目前尚无随机试验数据来支持非罪犯病变 PCI

的最佳治疗时机。

三项小型研究比较了即刻和分期完全血运重建，但无法得出关于非罪犯病变血运重建最佳时机的明确小结。也有很多比较即刻和分期非罪犯病变血运重建患者结果的观察性研究，并已发表了综述和荟萃分析。但这些研究可能存在偏倚，尤其是适应证有混杂迹象，所以应谨慎解释结果。因此，现有数据不足以确定首次手术或首次住院期间行完全血运重建是否比分期行完全血运重建的结果更好或更差。新近的四项随机临床试验显示，完全血运重建均在首次手术或首次入院期间进行。但有一项试验是一个例外，其非罪犯病变血运重建是在首次住院期间或之后进行的，具体时间由术者确定。这项研究提示，非罪犯病变血运重建的获益与非罪犯病变的治疗时机无关，但该分析可能因术者的选择而存在偏倚。但也有观察性研究发现，STEMI后至随访评价期间与非罪犯病变相关的事件罕见。

由于缺乏可靠的随机数据，术者必须权衡每个病例的可能风险和受益。在围手术急性期，通常不建议对血流动力学不稳定患者进行非罪犯病变血运重建，除非医师认为治疗非罪犯病变可稳定患者病情。然而，基于三项研究的证据，指南建议对血流动力学稳定的STEMI合并多支血管病变患者，可以考虑非罪犯病变血运重建治疗。如前所述，应当考虑功能导向评估病变的可靠性，以及急性期患者耐受性较差从而在手术中出现意外并发症的风险。此外，即刻血运重建的完整性和最终结果应与择期分次手术一致。最后，若为了即刻处理稳定的非罪犯病变而占用导管室有限的时间和资源，让工作人员疲惫工作，或增加STEMI患者的住院时间，都是不合理的。

在考虑分期血运重建策略时，建议个体化地评估每例患者的最佳治疗时机。在首次住院期间，错估患者对不可预见的手术并发症的耐受性可能比延迟手术更不恰当。相反，出院前进行完全血运重建可减轻患者顾虑，并减少分期手术再住院而额外产生的费用，并且五项随机临床试验的结果均表明这是一种合适的策略。所以，当STEMI患者的病变狭窄严重，并且患者对额外PCI的预期耐受性良好时，可以在首次手术或住院期间进行非罪犯病变血运重建。然而，由于冠状动脉张力及短暂生理学变化可能会影响急性期或住院期间的功能评估，并且缺乏相关随机试验数据，因此可在当次住院期间和随后住院期间（4周内），对非关键病变进行功能评估。综上所述，目前仍未确定非罪犯病变评估和血运重建的最佳时机，尚需进一步临床试验来回答这个问题。

4 目前研究问题

目前已在无左主干狭窄或其他复杂病变的 STEMI（血流动力学稳定）患者中进行了相关研究。一项试验显示，对 STEMI 和心原性休克患者的非罪犯病变进行即刻完全血运重建可能是有害的。

目前一致认为，复杂病变（如慢性完全闭塞病变、钙化病变、复杂的分叉病变）或虚弱患者（如肾功能差、高龄），可能更适合进行分期非罪犯病变 PCI，而现有的研究并未纳入此类患者。

通过血管造影评估非罪犯病变并进行 FFR 补充评估时，两项研究中血运重建治疗组分别有 31% 和 44% 的患者不需要进行非罪犯病变血运重建治疗。三项研究中，只有 <1% 的患者经过功能评估后接受 PCI，而应用血管造影评估时，有可能对功能意义不重要的非罪犯病变进行治疗。需要注意的是，尽管在近期的所有随机试验中采用的血运重建的导向方法不同，但复发性心肌梗死和再血运重建的风险相当。这意味着血管造影或生理学导向非罪犯病变 PCI 的临床结果相当，但在生理学因素引导下，较少的非罪犯病变 PCI 获得相当的结果。此外，目前的研究中即刻完全血运重建减少了进一步血运重建的需求，但所有研究都没有达到证明全因死亡或心脏死亡差异的效力。

5 小结

现有数据支持在 STEMI 伴多支血管病变患者中进行完全血运重建。由于没有证据证实哪种方法可更好地确定 STEMI 后非罪犯病变的功能意义，因此临床医师可使用其熟悉的方法，并考虑 STEMI 的影响和之后的评估时间。在缺乏对比即刻和分期血运重建策略的大型试验数据的情况下，通常建议在分期情况下进行非罪犯病变的血运重建，但是可以考虑在首次手术时进行功能学评估，以明确是否要进行第二次手术。当非罪犯病变的功能明确异常，并且预期患者可耐受 PCI 时，可在首次手术期间即刻行完全血运重建。

第 7 章

稳定型心绞痛患者的现代评估与处理

冠状动脉疾病（coronary artery disease，CAD）最常见的临床表现是心绞痛，缓解心绞痛症状是处理 CAD 的一个重要组成部分。稳定型心绞痛由心肌缺血引起，例如胸部不适，但持续时间和严重程度不及急性心肌梗死。因此，稳定型心绞痛通常在门诊治疗。临床试验中往往排除严重心绞痛和拒绝入选试验的心绞痛患者。一项试验中大多数（约三分之二）患者患有加拿大心血管学会分级（Canadian Cardiovascular Society，CCS）I 级或 II 级心绞痛，21% 患有 III 级心绞痛（CCS IV 级患者除外）。另一项研究入组了所有 CCS 分级的患者，CCS IV 级心绞痛患者占 7%。还有一项试验中 CCS II 或轻微心绞痛的患者占 95.4%，但是大多数（86%）有中度至重度可诱发的心肌缺血。

西雅图心绞痛量表对患者主诉的心绞痛发作频率、相关体力活动受限和生活质量进行更详细的评估。该量表频率评分范围为 0～100，其中 100 为最佳（无心绞痛）。基线时该量表平均值分别为 68.5 和 81.5。尽管研究中女性患心绞痛比男性更常见，但无论女性还是男性，每日发作心绞痛均属罕见（< 3%）。

鉴于临床试验严格的入选标准，社区的观察性研究可提供更真实的心绞痛严重程度 / 频率评估。调查 6 家社区全科诊所 5558 例患者后发现，有 83% 的患者报告了轻微或轻度心绞痛。一项研究前瞻性地评估了 25 家心脏门诊患者的心绞痛频率，结果显示 1257 例稳定型 CAD 患者的西雅图心绞痛量表频率均值评分为 92，仅7.6% 报告每周或每日发作心绞痛，67% 的患者无心绞痛。另一项研究显示，20 291 例患者中 80% 报告无心绞痛。总之，稳定型 CAD 患者无或仅有轻微心绞痛，但确有一些患者有重度或频繁的症状，使生活质量显著降低。

1 稳定型心绞痛患者的评估目标

大多数无 CAD 病史并且表现为稳定型胸痛患者的主要不良心血管事件风险相对较低。因此，必须仔细考虑风险、成本和应用下游检测。考虑到患者安全、成本和资源限制，最好避免不必要的检测。诊断选择应以具可行性的治疗作为导向，从只关注风险因素转变为采用不同强度的药物治疗，再到冠状动脉血运重建。稳定型 CAD 患者的管理目标主要体现在：①改善无事件生存期；②改善症状（身体机能和生活质量）。在大多数情况下，简单流程即可以导向选择诊断和治疗。

2 治疗策略

稳定型 CAD 管理策略的原则仍然是生活方式干预和强化药物二级预防，后者通常指优化药物治疗。如果单独药物治疗无效，则增加冠状动脉血运重建治疗。稳定型 CAD 患者可以从规律运动、健康饮食、戒烟、避免过量饮酒和控制血脂、血压、血糖中获益。强有力的证据支持这些干预措施能有效性改善结果，它们仍然是管理 CAD 患者的基础。

冠状动脉血运重建包括经皮冠状动脉介入治疗（percutaneous coronary intervention，PCI）或冠状动脉旁路移植术（coronary artery bypass grafting，CABG），旨在改善症状，并提高特定患者的无事件生存率。在美国，每年对稳定型 CAD 患者进行的血运重建手术的数量难以估计，因为有许多患者被诊断为不稳定型心绞痛。目前对该综合征的定义尚不明确，甚至可能是过时的诊断。由于指南对稳定型心绞痛患者进行 PCI 制定了更严格的标准，所以在过去几年中因不稳定型心绞痛转诊 PCI 的患者急剧增加，表明对其的诊断优先于稳定型心绞痛，这也证明了转诊和报销血运重建的合理性。

据统计，2010 年美国进行了 954 000 例 PCI 和 397 000 例 CABG（不包括门诊 PCI）。其中大约三分之一的血运重建术用于治疗急性心肌梗死，因为广泛认为干预治疗能获益；其余三分之二病例的适应证为症状稳定或排除心肌梗死的不稳定型心绞痛。每年约有 900 000 例患者因非心肌梗死进行血运重建手术，由于很难区分稳定型心绞痛和不稳定型心绞痛，因此难以确定真正为稳定型患者进行的手术数量。

3 血运重建治疗与药物治疗控制心绞痛

大部分稳定型 CAD 患者有轻度、偶尔的胸部不适或无症状。大多数患者经过药物治疗或血运重建后症状会减轻甚至消失。研究显示，在考虑行血运重建治疗的稳定型 CAD 患者中，随着时间的推移，无论是单独药物治疗，还是 PCI 联合药物治疗，随访期间的生活质量评分都较高。尽管 PCI 组较药物治疗组在西雅图心绞痛量表的大多数范围内略显优势，但这种差异在 24～36 个月时消失。研究也证实，与药物治疗相比，有创策略降低了心绞痛频率，并一直持续至第 36 个月（西雅图心绞痛量表均值 88.6 ∶ 86.3）。基线时心绞痛频繁的患者进行血运重建获益更大（35% 患者无心绞痛），尤其是每日或每周发作心绞痛的患者（第 36 个月时有 5.3 的差异）。

然而，两项试验显示采用非盲法分配治疗可能影响结果。若对照研究并未发现稳定型、单支血管病变的 CAD 患者，即使在接受优化药物治疗或 PCI 后心绞痛的严重程度与生活质量在指标上有显著差异，但是更多患者通过 PCI 治疗后无症状改善。分析显示，当患者被告知是无血流受限性疾病后 30d 内，心绞痛严重程度降低 77%。因此，尚不清楚研究中观察到的血运重建后症状改善是由于治疗还是至少部分归因于安慰剂效应。症状严重的患者更有可能在 PCI 后得到改善，在入选临床研究的人群中，只有不到 10% 的患者有 CCS III 或 IV 心绞痛症状。现行的指南建议对优化药物治疗后仍有严重心绞痛的患者施行血运重建治疗。

4 改善无心血管事件生存率的策略

4.1 一般概念

回顾导致患者不良结果的机制，可确定适合稳定型 CAD 患者的治疗方案。稳定型 CAD 患者的发病或死亡是由急性冠状动脉事件及其下游并发症（例如心力衰竭、心律失常）所致。导致急性冠状动脉综合征的最常见机制是动脉粥样硬化斑块破裂，继发血栓形成，血管管腔部分或完全闭塞。在影像学上无冠状动脉粥样硬化的患者中，即使有疑似心绞痛的症状，心肌梗死或心原性死亡的风险也极低。冠状动脉夹层、痉挛或血栓可发生在没有冠状动脉粥样硬化疾病的情况下，但这些情况并不常见。

另外，不良事件的风险与冠状动脉疾病的解剖范围相关。尽管大多数动脉粥样硬化斑块相对稳定，不会导致急性冠状动脉事件，但是斑块越多，发生斑块破裂的风险越大，动脉血栓形成和临床事件发生的概率越大。因此，冠状动脉粥样硬化斑块负荷是不良事件风险的主要决定因素。此外，快速进展的动脉粥样硬化和致血栓环境，增加了心肌梗死和死亡的风险。在大多数患者，凝血因子的聚集增加了不良事件发生的概率，可通过药物治疗和调整生活方式来改变许多增加血栓形成的因素（例如糖尿病、高脂血症、高血压和肥胖等），并减轻其影响。

4.2 优化药物治疗延长无心血管事件生存期

可通过稳定动脉粥样硬化疾病进程和调节对血栓形成的生物学反应来治疗 CAD，如降脂治疗、抗血栓治疗、控制血压和血糖、戒烟和优化饮食，意识到久坐的生活方式可能提高 CAD 患者的发病率和死亡率。此外，风险因素控制的细微变化和药物依从性的改善也会对患者结果产生实质性影响。

相关指南建议，应使用最大耐受剂量他汀治疗，达到低密度脂蛋白胆固醇（low density lipoprotein，LDL）降低幅度 ≥ 50% 的目标。对于 LDL 持续 ≥ 70mg/dl 的 CAD 患者，使用依折麦布作为高强度他汀类药物的补充治疗。如已采取了这些措施，但 LDL 仍 ≥ 70 mg/dl，可考虑使用前蛋白转化酶枯草溶菌素 9（proprotein convertase subtilisin/kexin type 9，PCSK9）抑制剂。抗血小板治疗，通常首先使用阿司匹林，急性冠状动脉综合征的患者可从双联抗血小板治疗或低剂量利伐沙班联合低剂量阿司匹林中获益。对于糖尿病患者，钠 / 葡萄糖协同转运蛋白 2 抑制剂和胰高血糖素样肽 −1 受体激动剂可改善结果，这是糖尿病患者预防心血管疾病的一线用药。新近发现，加用鱼油可减少在心血管疾病标准治疗基础上伴有高甘油三酯患者的主要心血管不良事件。最后，抗炎治疗展现了作为二级预防的前景。

4.3　比较血运重建与药物治疗改善无心血管事件生存率

稳定型 CAD 患者血运重建获益良好，与可以减少心肌缺血或改善心肌灌注后临床结果的假设有关。直接证据表明，左主干病变、三支病变或双支病变（包括冠状动脉左前降支近段）的 CAD 患者，以及射血分数降低、糖尿病和多支病变的稳定型 CAD 患者，可以从血运重建中获益。尽管支持证据主要来自观察性、回顾性分析，实践指南仍然支持 CABG 适用于多支血管病变和激发试验有广泛心肌缺血的患者。大多数比较 CABG 与药物治疗优劣的研究可追溯到 20 世纪 80 年代，当时的药物治疗不包括现在已证明可改善 CAD 患者生存率的药物，例如抗血小板和强化降脂治疗。

与药物治疗相比，CABG 改善特定高风险患者结果的机制仍不明确。一项试验显示，随访 CABG 组和药物治疗组 48 个月，两组的心功能分级或 CCS 心绞痛分级无显著差异，表明 CABG 改善心肌灌注可能不是造成患者结果差异的主要因素。大量研究表明，PCI 可降低稳定型 CAD 患者的缺血负担，而不影响死亡率或心肌梗死风险，表明减少诱发心肌缺血可能不是改善患者生存率的因素。由此可见，既不能通过 CABG 恢复心外膜血流来改善心肌功能，也不能通过 PCI 减少心肌缺血，从而延长稳定型 CAD 患者的生存期。

与药物治疗相比，CABG 可以降低心肌梗死风险，而 PCI 不能。一项荟萃分析显示，PCI 与优化药物治疗引发心肌梗死的相对风险比值为 0.93，其中手术相关风险和自发心肌梗死风险相互抵消。但是，更多患者接受常规 PCI 和双联抗血小板治疗，可使心肌梗死风险降低 22%。在高危 CAD 患者中（既往有 PCI 史），观察到心肌梗死风险可降低 53%。一项纳入 12 844 例急性冠状动脉综合征和 PCI 患者的研究显示，更强效的抗血栓治疗可减少自发性心肌梗死事件，特别是在研究后期。另一项研究显示，与安慰剂相比，替格瑞洛联合阿司匹林双联抗血小板治疗可以降低有或无 PCI 治疗的患者心肌梗死的风险。因此，更有效的抗血栓治疗与较低的心肌梗死风险相关。血运重建在预防自发性心肌梗死中的作用仍然是未来研究的关注点。

与 PCI 相比，CABG 不单是解决局灶性狭窄，并且为无动脉粥样硬化疾病提供治疗的新通路。CABG 可能通过具有抗动脉粥样硬化的动脉（内乳动脉或桡动脉）绕过近端病变严重的冠状动脉循环，降低下游血管血栓形成和心肌梗死的风险。该理论与现在对 CAD 风险的理解一致，可以解释为什么与 PCI 相比，CABG 可改善患者结果。

CAD 患者的系统性药物治疗发展迅速，目前包括大剂量他汀类药物、依折麦布、PCSK9 抑制剂、鱼油和双联抗血小板，以及在左心室射血分数严重降低患者中应用醛固酮受体拮抗剂，低剂量抗凝，钠 / 葡萄糖协同转运蛋白 2 抑制剂和胰高血糖素样肽 -1 受体激动剂，还有新出现的抗炎治疗等。20 世纪 80 年代，研究者已注意到 CABG 的获益很难在当代医学治疗的患者试验中复制。试验没有发现多支血管病变 CAD 和糖尿病住院患者的死亡率受益。试验也未能在其特定终点分析中证明，在严重 CAD 和左心室收缩功能重度降低的患者中，与优化药物治疗比较，CABG 能显著降低死亡率。尽管观察到 10a 后 CABG 组的死亡率较单纯药物治疗组降低了 10%，但试验未使用可以降低该人群的死亡和心肌梗死风险的药物治疗（如醛固酮受体拮抗剂、双联抗血小板或强化降脂治疗）。

4.4 ISCHEMIA 研究

ISCHEMIA 研究入组了 5179 例稳定型缺血性心脏病并且运动负荷试验中至重度心肌缺血的患者，旨在比较药物治疗联合有创策略与药物保守治疗策略的结果，主要终点为心肌梗死、心血管死亡、不稳定型心绞痛住院、心力衰竭和心脏骤停复苏。结果显示，主要终点无显著差异，次要终点或全因死亡、心肌梗死、心脏骤停和卒中也无显著差异。该研究中常规行血运重建术的不稳定型心绞痛患者住院率较低，但心力衰竭者住院率较高。

最显著的是，心肌梗死累积发病率曲线显示，常规行血运重建术增加心肌梗死的危险，但可被晚期获益所抵消。因此，常规行血运重建术患者的围手术期心肌梗死的发生率几乎增加了 3 倍，而自发性心肌梗死的发生率则降低了 33%。由于参与者之间的双联抗血小板治疗分组不匹配使得结果难以解释。在第 12 个月时，大约四分之一的保守组患者和一半的有创组患者接受了双联抗血小板治疗（最后一次随访时分别为 24%、30%）。血运重建患者约 26% 行 CABG，这进一步降低了随访时心肌梗死发生率。ISCHEMIA 研究围手术期心肌梗死的标准心血管造影与干预学会的标准一致，比第四版心肌梗死通用定义共识文件中的标准要严格得多。尽管双联抗血小板治疗的分配更倾向于有创策略，但在使用替代的围手术期心肌梗死定义的 ISCHEMIA 研究中，与有创策略相比，保守策略 5a 累计心肌梗死率显著降低。

ISCHEMIA 研究的平均随访时间略短于其他类似的研究，这可能限制了对其的解释。另一方面，5a 后累积生存率没有分离，随访时间越长越可能会出现差异。一项试验显示，10a 时两组死亡率没有差异。ISCHEMIA 研究的其他限制条件包括它严格的入选标准，这阻碍了它达到最初的入组目标。一项关于 CAD 患者心肌灌注和冠状动脉解剖成像作用的研究显示，仅 8% 患者的核素负荷试验有中度或重度异常。因此，与 ISCHEMIA 研究入选者相比，大多数稳定型心绞痛患者的风险较低，缺血负担较轻，这表明在更广泛的稳定型 CAD 患者中，常规血运重建改善症状的作用可能不明显。

尽管有这些限制条件，但 ISCHEMIA 研究阐明了应激性缺血在临床治疗中的作用，并显示即使在高危稳定型 CAD 患者中，与保守性策略相比，常规有创策略无事件生存率并无改善。ISCHEMIA 研究也证实有创策略不能降低因心力衰竭住院的风险。亚组分析显示，高风险标准（例如多支血管病变、左前降支近段病变或严重诱发性缺血）不能预测有创治疗组和保守治疗组患者的预后。一项研究也观察到了与 ISCHEMIA 研究类似的结果。相反，三支血管病变患者发生主要心血管不良事件的风险高于单支血管病变者，证实动脉粥样硬化负荷（而非缺血）是主要心血管不良事件的驱动因素。ISCHEMIA 研究显示，与保守策略相比，对伴有严重肾病患者行常规血运重建策略的卒中发生率更高，死亡和透析概率更高。

5　药物治疗和血运重建的风险和成本

药物治疗本身并非无风险，可能会引起广泛的不良反应，包括肾衰竭、肝毒性、血管并发症、过敏反应、血液学异常和其他反应。但是，通过剔除有这些不良反应的高风险患者，CAD 患者的药物治疗获益可超过其风险并可改善预后。但随着新的治疗药物，特别是 PCSK 9 抑制剂的引入，药物治疗的费用大大增加。可以预料，在医疗卫生系统缺乏重大结构性改革的情况下，这些费用将继续增长。

血运重建术相关的风险相对较大。一项对 787 980 例患者的分析显示，除 ST 段抬高型心肌梗死外，所有证据都表明 PCI 术后并发症发生率为 4.5%。此外，有 2% 的患者因出血或血管并发症需要治疗。另一项分析 64 335 例患者的结果显示，有 10.7% 患者在使用 6-French 导管进行 PCI 后出现急性肾衰竭、血管并发症、胃肠道出血或主要心血管不良事件。一项荟萃分析显示，桡动脉入路和股动脉入路不良事件发生率分别为 7.1% 和 8.8%。

然而，在临床试验中，并不总是能发现如肾功能衰竭、血管损伤或出血等并发症。调查显示，并发症发生率为 22%。PCI 术后并发症中围手术期心肌梗死的可能仍有争议。一项分析 1949 例择期 PCI 患者的结果显示，19.6% 的患者术后肌钙蛋白升高，提示急性心肌损伤。尽管肌钙蛋白升高是远期死亡率的独立预测因子，但后续许多研究对 PCI 后肌钙蛋白小幅升高的临床意义提出质疑，而且有临床意义的术后心肌损伤阈值仍存在很大争议。因此，心肌梗死的通用定义需要有血运重建术后生物标志物联合心肌梗死的心电图或影像学证据。然而，因为不能常规获得生物标志物、影像学甚至心电图等资料，漏报常常发生。有关心脏磁共振成像的研究显示，有 28% 的患者在择期 PCI 术后有不可逆的心肌损伤。更值得关注的是术后急性无症状性脑梗死的发生率，但是对其的研究较少。荟萃分析显示，PCI 术前术后接受了脑磁共振成像的患者中有 14% 存在无症状性脑梗死，在接受 CABG 的患者中 25% 的病例出现脑梗死。尽管没有明显的临床卒中症状，但是无症状性脑梗死与认知能力下降和抑郁有关。

血运重建术也会消耗极大的资源。稳定型 CAD 患者常规行 PCI 的成本比专注于药物治疗更高。因此，在考虑稳定型 CAD 患者的住院治疗方案时，须权衡与 PCI 和 CABG 相关的风险和支出。

6　非阻塞性疾病的意义

几十年来，评价和处理稳定性胸痛患者的重点是阻塞性 CAD。然而，有创和无创冠状动脉血管造影的数据证实，非阻塞性冠状动脉疾病并存在广泛病变时，可能与心肌梗死和心原性死亡相关，类似于阻塞性 CAD，这与动脉粥样硬化风险连续性的概念一致。

一项研究显示，大多数心肌梗死（67%）和心血管死亡发生在基线负荷试验正常的患者中，其中大多数患者经过冠状动脉 CT 检查未发现患有阻塞性动脉粥样硬化疾病。这表明大多数运动负荷试验结果表现为稳定性胸痛的患者，可能错过了实施综合预防措施的机会。另一项研究显示，与标准功能治疗组相比，解剖治疗组患者的 CAD 相关死亡或心肌梗死（2.3% 比 3.9%）的风险降低 41%。这归功于检测到非阻塞性冠状动脉粥样硬化和开始导向性的预防治疗（例如使用他汀类药物）。因此，应当将 CT 无创检测非阻塞性动脉粥样硬化疾病视为在疾病进展过程中早期启动预防的重要机会，这是一种可有效减少不良事件的策略。

7　对稳定型心绞痛患者评估的意义

对稳定型心绞痛患者评估有 3 个主要目标，包括：①确定症状的严重程度；②确认是否存在 CAD 及其病变范围；③识别可能需要血运重建患者的高危特征。大多数 CAD 患者无或仅有轻微心绞痛，可通过药物治疗加以控制。然而，一些患者，尤其是那些体力活动量大的患者，可从血运重建中得到相当大的症状获益。仔细询问病史往往足以了解症状的形式和严重程度。虽然通过运动评估来验证症状似乎很诱人，但无论有无诱发症状都不可能改变处理策略，而这是基于患者对日常活动中症状的描述。

由于冠状动脉 CT 造影能够检测非阻塞性和阻塞性动脉粥样硬化疾病，因此最好通过这种方法来评估 CAD 的存在和范围。与标准负荷试验间接评估相比，CT 因为能够根据冠状动脉粥样硬化疾病的有无及病变程度来区分患者的风险，所以具有较高的风险分层价值。重要的是与使用功能评估的传统方法相比，CT 导向治疗可以改善预后。分析显示，与传统评估相比，CT 评估降低心肌梗死的概率达31%。

通过评估稳定型心绞痛患者是否需要血运重建来提高无主要心血管不良事件的生存期，仍面临着挑战。尽管指南仍将某些解剖特征（如左主干病变、三支病变或包含冠状动脉左前降支近段病变的多支血管疾病）列为高危标准，但 ISCHEMIA（international study of comparative health effectiveness with medical and invasive approaches）研究表明，只有对左主干病变实施血运重建是无可争议的（尽管未进行验证）。因此，与 ISCHEMIA 研究一样，评估稳定型心绞痛患者的最低要求是使用 CT 冠状动脉造影来排除左主干病变。

在硬终点均衡的背景下，未来的研究可能强调 CT 导向治疗的直接影响，并可能在保守治疗和有创治疗策略的结果分析中更注重考虑手术并发症。CT 可以获得许多其他动脉粥样硬化斑块特征，这些特征与不良事件风险（例如低密度斑块和外部重构）相关，但是目前没有前瞻性验证证实这些特征为治疗提供有效导向。未来的研究可能会描述这些特征是否为识别那些可能从积极干预中获益的患者增加砝码。

FFR 导向治疗已经用于稳定的 CAD 患者，其具有成本和效益优势，还可改善患者病情。从概念上讲，ISCHEMIA 研究至少部分否定了 FFR 导向治疗的概念，因为它是以治疗缺血诱导病变的想法为基础。事实上，研究并没有发现稳定型 CAD 患者采用 FFR 导向血运重建术的死亡和心肌梗死的风险比药物治疗低。但是与药物治疗相比，FFR 组分到接受双联抗血小板治疗的比例要大得多，并且还制定了围手术期心肌梗死的限制性标准。此外，观察性研究显示，FFR 导向治疗节约成本且疗效明显。除成本限制外，FFR 的使用应仅限于药物无法控制症状和少数无法查明病因的情况。

稳定型心绞痛患者的现代评估与治疗如图 7-1 所示。大多数患者仅需要评估一次，而无须进行血运重建治疗。在治疗受到影响的情况下，可以考虑行负荷评估（例如不确定症状来源或严重程度），但是大多数情况下，详细询问病史可确定症状特征。功能评估对于低风险患者和 CT 图像质量差的病例也有帮助（例如冠状动脉钙化或运动伪影严重时）。

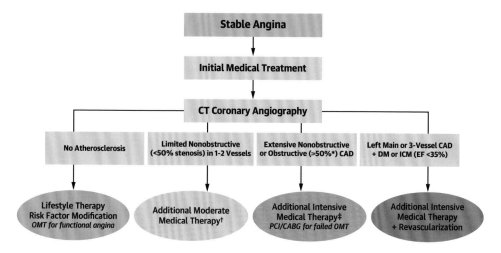

图 7-1　稳定型心绞痛患者的现代评估与治疗

　　最近一项采用保守治疗策略的临床试验排除了左主干病变（≥ 50% 狭窄）的患者，因此可通过 CT 冠状动脉造影识别并考虑进行血运重建术。此外，两项研究支持糖尿病伴广泛冠状动脉病患者（例如三支血管受累）进行 CABG。对于 CAD 多支血管病变和严重左心室收缩功能不全（射血分数<35%）的患者，也可以考虑进行 CABG。然而，对于大多数稳定型 CAD 患者，应当根据症状决定是否进行血运重建术。

8　小结

　　要全方位治疗 CAD，阻止动脉粥样硬化疾病进展和降低血栓形成的风险。但是，在控制稳定性 CAD 患者的危险因素方面仍然做得很差，只有 41% 的患者达到了所有的基本目标，如果在严格的临床试验之外，成功率可能更低。重视 CAD 住院患者的预防，将对患者的结果和住院率产生重大影响，应加大对二级预防的资源投入和激励力度。

　　ISCHEMIA 研究表明，对于经过选择且具有广泛缺血负担的高危患者，尽管优化药物治疗，也不能从血运重建中获益（排除拒绝入选试验的患者）。由于 ISCHEMIA 研究排除了拒绝入选试验、晚期心力衰竭和无保护左主干疾病的患者，因此其评估目标即识别在初始药物治疗基础上考虑血运重建的患者。

动脉粥样硬化是一种全身性的动脉系统疾病，局部病变的表现更为严重。最新证据表明，在对疑似或已知 CAD 患者进行风险分层和处理时，功能性检测可能会诱发心肌缺血，不如解剖学评估。与大量证据一致的是，CAD 的风险是由动脉粥样硬化疾病的负担程度决定的，而不是诱发缺血的程度。55% 的患者 CT 检查有非阻塞性 CAD，而随访显示，这与 77% 的心血管死亡和心肌梗死相关，在一个非常大的隐匿性 CAD 患者群体中，这将对早期阶段的疾病产生巨大影响。

最后，为了更加注重预防，医疗体系必须调整补偿结构和激励预防。进一步加强这些举措，支持从注重手术到预防的转变，这也是 21 世纪减少全球心血管疾病负担所急需的。

第 8 章

基于血流储备分数的 CABG

血流储备分数（fractional flow reserve，FFR）是在最大血管扩张情况下测量远端（冠状动脉）压力与近端（主动脉）压力的比值。它提供了狭窄冠状动脉的最大血流与没有任何狭窄的相同冠状动脉的理论最大血流的对比，并能客观评估下游心肌区域的缺血严重程度。临床研究已经将 FFR 值 0.75～0.80 作为区分非功能性狭窄和功能性狭窄的界值。许多研究表明，FFR 导向经皮冠状动脉介入治疗（percutaneous coronary intervention，PCI）能有效改善预后，提高成本 - 效益。新近一项研究的 5a 随访结果显示，与单纯药物治疗相比，FFR 导向 PCI 显著降低了死亡率、心肌梗死发生率和紧急血运重建率。目前指南建议对超过 50% 的狭窄冠状动脉进行 FFR 评估，以导向无缺血症状的治疗。FFR 在 PCI 中的作用引起了学界对 FFR 在冠状动脉旁路移植术（coronary artery bypass grafting，CABG）中作用的关注。然而，PCI 和 CABG 是两种基本不同的血管重建方法，FFR 在 PCI 中观察到的益处在外科手术中不一定能获益。

1 FFR 导向 CABG 的证据

一项研究纳入 164 例在冠状动脉造影导向下行 CABG 的患者，并且术前测量 FFR。1a 的血管造影随访（评估 525 例桥血管）显示，非功能性显著狭窄（FFR > 0.75）行搭桥手术导致桥血管闭塞的概率更高，有桥血管闭塞和没有闭塞的患者之间心绞痛的分级或重复干预的次数没有差异。

一项回顾性观察研究比较了分别接受 FFR 导向（198 例）和血管造影导向（429 例）CABG 患者的预后。FFR 导向组中功能明显受损的多支病变发生率较低，吻合术和不停跳手术的操作比较少。随访 3a，两组患者在死亡、心肌梗死、靶血管重建等复合终点无差异。然而，接受 FFR 导向 CABG 患者的心绞痛复发率较低。值得注意的是，研究人群的基线特征没有可比性，FFR 组纳入的是糖尿病发病率较低的年轻患者。同一研究者随后发表了相同队列的 6a 随访结果并使用倾向校正方法分析，结果显示 FFR 导向 CABG 不能降低死亡和心肌梗死的复合终点。

术前使用 FFR 与动脉桥血管较好的通畅性有关，而与静脉桥血管的通畅性则无关。一项新近发表的随机试验将 100 例患者随机分为接受血管造影导向 CABG 组（完全解剖血运重建）或 FFR 导向 CABG 组（冠状动脉造影显示明显狭窄但 FFR＞0.80 的冠状动脉无须行搭桥），评估第 6 个月时桥血管的通畅性和临床结果。结果超过 75% 的桥血管是大隐静脉桥，两组患者中几乎所有的非前降支桥血管有静脉导桥（FFR 组 76 例桥血管中有 73 例，而血管造影组 96 例桥血管中有 94 例）。评估移植血管失败的主要结果后发现，两组间没有差异（16% 比 12%），在死亡、心肌梗死、血运重建和卒中方面也没有差异。然而，未处理病变的 FFR 值在第 6 个月时显著降低，表明疾病在变化。该研究存在局限性，因此需要谨慎解读研究结果。第一，研究效能的计算是基于 CABG 后 6 个月，FFR＞0.80 的桥血管闭塞率为 20%，FFR＜0.80 的桥血管闭塞率为 5%。然而，研究观察到的桥血管闭塞率要低得多，分别为 10% 和 8%。第二，未能进行后续血管造影的患者比例为 25%，而预期的比例为 15%。第三，这项研究在纳入 58% 计划患者后就提前终止。最后，12% 的患者没有得到计划的治疗，主要是由于术中技术问题。

另一项研究旨在研究 FFR 在导向 CABG（使用动脉桥）中的作用。冠状动脉造影和 FFR 作为诊断性检查的一部分，随后对患者行全动脉 CABG。外科医师知道 FFR 结果，搭桥策略由医师决定。随访 6 个月，再次行血管造影以评估桥血管的通畅性。

FFR 是第 6 个月时吻合口通畅和功能正常的预测指标，而不是血管造影显示的狭窄严重程度，FFR＜0.78 并行冠状动脉吻合术的通畅率为 97%。一项研究分析了 FFR 对桥血管通畅性、手术血管重建策略和临床结果的影响。稳定的冠状动脉疾病患者（172 例）接受了血管造影和 FFR 评估，但最初没有暴露 FFR 值。该研究仅在血管造影的基础上制订手术血运重建计划后，将患者随机分为血管造影导向组（84 例）或 FFR 导向组 CABG（88 例）。为将后一组患者的 FFR 值告知外科医师，血运重建的 FFR 界值设置为 0.80。FFR 的使用与简化外科手术相关，但随访 1a 显示，两组患者的所有桥血管通畅率或死亡、心肌梗死、靶血管重建和脑卒中的复合终点事件发生率没有差异。该研究可能不仅在临床结果方面统计学效能不足，在血管造影结果方面也是如此。事实上，由于入组速度缓慢，该研究在入组 83.5% 的患者后便终止。此外，尽管预期有 20% 的失访，但实际上在血管造影和 FFR 导向造影检查中，有 33% 和 37% 的患者没有进行 1a 的血管造影随访。此外，外科医师不愿基于 FFR 制定手术策略的混杂因素可能稀释了研究中 FFR 导向的重要性。实际上，在 FFR 导向组中，29% 的延期处理血管的 FFR ≤ 0.80，11% 的移植原位血管的 FFR > 0.80。

2 冠状动脉竞争性血流与桥血管通畅性

2.1 血流竞争的机制

CABG 血运重建的目的是使用低阻力通道替代病变冠状动脉，从而恢复缺血区域的血流。桥血管的传导性必须足以满足高血流量的需求，理想情况下远端吻合口的压力降幅尽量最小化。当桥血管的阻力接近狭窄的自体冠状动脉的阻力时，就可能发生血流竞争（图 8-1）。在这种情况下，狭窄的自体冠状动脉和桥血管分别抵抗血流的阻力，有助于远端灌注。这两个阻力在冠状动脉或桥血管的输入口与吻合口之间平均分布。回路两端的压力相同，由于从冠状动脉口到桥血管吻合口的收缩压波的进展延迟，近端压力只有微小的相位变化。根据欧姆定律，血流与压力梯度成正比，与阻力成反比。因此，移植物血管和自身循环对远端灌注的相对贡献与它们自身的阻力成反比。如果桥血管阻力超过原位血管，远端区域主要由自体冠状动脉灌注。如果原位血管的阻力较高，则血流主要通过桥血管。如果两个通道对血流的阻力几乎相同，那么它们对远端血流的贡献相等。此外，通过桥血管的低流量可能会产生血流介导的血管扩张危害，并且主要发生于动脉桥血管，而非静脉桥血管。

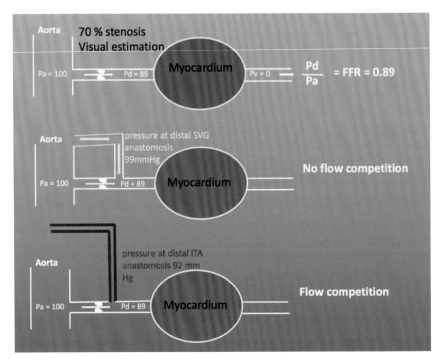

图 8-1　冠状动脉血流竞争机制

　　大隐静脉是大通道，血管反应性有限，通常长度较短，血流的阻力可以忽略不计。然而，它们的通畅性随着动脉粥样硬化疾病的进展而受限。相反，动脉桥直径小，且由于高血管活性而具有高阻力以及原位通道的特殊性，因此其通常长度长于大隐静脉。动脉桥的动脉粥样硬化进展极为罕见，并且有研究显示其长期通畅率明显优于大隐静脉。

　　血流竞争在大隐静脉中几乎不存在，因为它们抵抗血流的阻力非常有限，并且大隐静脉输入口的血流和压力几乎与远端吻合口的相同。桥血管越长，远端吻合口的压力越小，这种情况因动脉解剖结构变细而更加明显。因此，血流竞争仅在动脉桥血管中存在，且在远端回旋支或右冠状动脉分支更为常见，这些分支距离动脉桥的开口最远。一项术中血流测定研究显示，术前 FFR 与左乳内动脉－左前降支吻合术的桥血管平均血流之间几乎呈线性负相关，FFR 高于 0.75 则与血流竞争有关。

2.2　血流竞争和血管造影结果

如前所述，大隐静脉对血流竞争的影响不如动脉桥。一项针对桥血管长期通畅性相关因素的研究显示，通畅（平均狭窄程度 90.5%）和闭塞（平均狭窄程度 90.62%）的大隐静脉桥血管之间的自体冠状动脉的狭窄程度没有差异。一项分析 3714 例大隐静脉桥血管（血管造影的平均时间为 104.9 ± 52 个月）的研究显示，桥血管的通畅性仅受自体冠状动脉狭窄程度轻度影响。当冠状动脉狭窄程度＞60% 时，大隐静脉桥血管通畅率为 61.5%，而当狭窄程度＜60% 时，通畅率为 55.9%。

已经有四项研究明确，动脉桥血管通畅率与血流竞争呈负相关。第一项血管造影研究纳入 50 278 例 CABG 患者，其中对 2121 支左乳内动脉进行 2999 例次血管造影，结果显示近段冠状动脉的狭窄程度与左乳内动脉闭塞呈负相关。对第二项研究的二次分析显示，术前左前降支狭窄程度＜75% 和有对角支吻合的桥血管是左乳内动脉 - 左前降支桥移植失败的决定性因素。第三项分析 230 例患者（共 273 支桥血管）的结果显示，当原位病变＜50% 时，左乳内动脉闭塞率高达 79%，因此，原位病变的狭窄程度是桥血管长期通畅的独立预测因素。第四项研究对 163 例患者采用复合 T- 移植技术行双侧乳内动脉 CABG，结果显示前降支和回旋支狭窄程度＜70% 与左乳内动脉和右乳内动脉的闭塞率较高相关。

一些研究已经证实靶血管的狭窄程度和桡动脉的失败之间的关系。一项纳入 440 例右桡动脉桥血管的随机临床试验显示，靶血管近端狭窄程度＜90% 的患者更有可能发生闭塞。对一项研究随访 20a 的结果显示，80% 吻合在狭窄程度＞90% 的原位血管的患者发生右桡动脉桥血管闭塞或出现线样征。还有一项分析 2127 例动脉桥的血管造影的结果显示，自体冠状动脉狭窄程度对动脉通道的通畅性有显著影响，左桡动脉和右桡动脉的狭窄阈值为 60%，桡动脉的狭窄阈值为 80%。综上所述，不同的桥血管对竞争性血流的敏感性可能不同。

3　FFR 导向 CABG 策略的临床意义

术前使用 FFR 评估 CABG 患者的冠状动脉病变，通常与移植策略简化有关。

然而，没有证据表明术前使用 FFR 评估能改善临床结果。一项研究显示，FFR 导向组患者吻合口中位数低于血管造影引导组。FFR 导向组中更频繁地采用停跳搭桥手术和微创手术。然而，上述结果并没有转化为住院结果的任何优势。

另一项研究中 FFR 导向组每例患者吻合数目也显著低于血管造影导向组。此外，两组的术后临床结果相似，包括死亡率、并发症发生率和住院时间。由于仅使用血管造影导向可能导致功能没有明显改变的病变也进行旁路移植，因此另一个重要的临床问题是这样的移植术是否会影响预后。

这类证据比较有限。一项纳入 8531 例 CABG 患者的回顾性研究中，对 6598 例（77%）患者中度狭窄（狭窄程度为 50%～69%）病变行旁路移植，而对 1933 例（23%）则未行旁路移植。调整患者特征后，使用大隐静脉作为中度狭窄病变的桥血管不影响长期死亡率，而对中度狭窄病变使用乳内动脉可降低长期死亡率。一项研究 PCI 的长期数据显示，对功能改变不明显的狭窄病变行支架置入不会影响长期死亡率，但与较高的心肌梗死发生率相关。这种 CABG 与 PCI 之间的差异可能与两种干预方法本质特征的不同有关。

另一个关键的临床问题是，使用 FFR 导向 CABG 是否会影响手术的长期效果。CABG 和 PCI 的关键区别在于 CABG 对动脉粥样硬化疾病的进展或血栓形成具有保护作用。大多数比较 CABG 和 PCI 的研究表明，CABG 的低死亡率与随访中心肌梗死和心原性死亡的减少有关。众所周知，大多数与梗死相关的狭窄位于冠状动脉树的近三分之一处，即使是中度狭窄也可能因斑块不稳定而导致临床事件的发生。桥血管通常搭在冠状动脉循环的远段，CABG 的预后获益可能是因为对冠状动脉事件的预防，而与原位血管的狭窄程度无关。有人认为，CABG 不仅是一种直接血运重建术，更是一种提供远端血流和手术侧支的能减少梗死的治疗方法。FFR 导向 CABG 的潜在风险不能体现这种效果。值得注意的是，一项研究显示延迟处理病变在 6 个月内进展显著。与 PCI 患者相比，CABG 患者可能会加速动脉粥样硬化。众所周知，外科移植，特别是静脉桥血管，可能会增加自身冠状动脉疾病的进展速度，特别是在右冠状动脉系统。解剖学上不完全的血运重建术与 CABG 的不良预后相关。应用 FFR 可以减少手术时桥血管的数量，增加解剖学定义的不完全血运重建。必须强调的是，目前比较 CABG 与药物或 PCI 的证据，完全是基于解剖学而不是功能学的标准来导向血运重建的。但尚不清楚 FFR 导向 CABG 的结果。可以推测的是，采用 FFR 导向可能导致 CABG 比 PCI 的相对优势荡然无存。

4　小结

目前 FFR 导向 CABG 的证据有限。根据现有资料，可以达成以下共识。首先，接受 CABG 的患者术前使用 FFR 可以减少远端吻合口的数量，简化 CABG 策略。其次，没有证据表明使用 FFR 可以改善 CABG 的早期临床结果。一项回顾性观察研究显示，与血管造影导向 CABG 相比，FFR 导向中期结果有所改善。再次，术前使用 FFR 有助于掌握动脉桥血管的使用适应证。没有证据表明术前 FFR 对静脉桥的通畅率有任何获益。最后，FFR 的使用有可能降低 CABG 获益的风险（在 CABG 患者中应用 FFR 的流程参见图 8-2）。因此，以病变血管造影和功能评估导向的血管重建策略被提出。

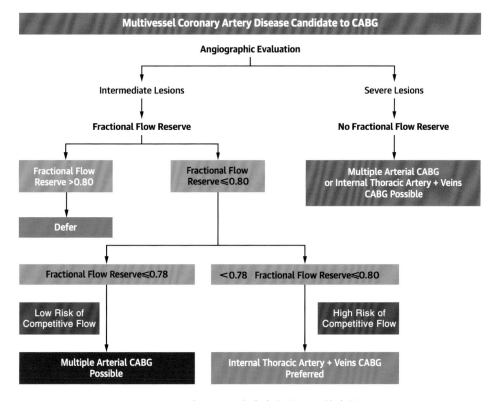

图 8-2　在 CABG 患者中应用 FFR 的流程

使用 FFR 导向血运重建是一个复杂的问题，具有潜在的获益，但也有重要的理论风险，因此更强调证据。尽管有证据证实术前进行 FFR 评估有助于 CABG 策略中桥血管的选择，然而，目前仍迫切需要一项有足够统计效能的临床研究，纳入多支血管病变并通过冠状动脉造影证实需要 CABG 的患者，然后将患者随机分为基于血管造影组和 FFR 导向 CABG 组，评估两组患者短期和长期临床结果的差异。

第 9 章

自发性冠状动脉夹层

过去 10 年，学界对自发性冠状动脉夹层（spontaneous coronary artery dissection，SCAD）的临床表现的认识和治疗策略发生了显著变化。SCAD 是非动脉粥样硬化性、非创伤性急性冠状动脉综合征及猝死的重要原因。目前仍缺乏针对 SCAD 早期和长期优化诊疗策略的高质量循证医学证据。然而，近年来的研究成果有望为 SACD 临床诊疗提供进一步依据。

1 流行病学、病理生理学和遗传学

1.1 流行病学

典型的 SCAD 患者多为中年女性，较少合并有传统心血管危险因素，但由 SCAD 引起的急性心肌梗死可见于青少年至 90 岁人群。SCAD 会受到性别、激素波动、潜在的动脉病变、遗传学以及环境、躯体状况和情绪等一系列因素的影响。其中约 87%～95% SCAD 患者为女性，平均年龄介于 44～53 岁。尽管与动脉粥样硬化性急性心肌梗死（acute myocardial infarction，AMI）患者相比，SCAD 患者中高血压、高脂血症和吸烟等传统心血管危险因素的发生率较低，但在年龄和性别匹配人群方面，SCAD 患者的高血压（32%～37%）和高脂血症（20%～35%）的患病率与动脉粥样硬化性 AMI 患者相似。

一项单中心研究显示，在临床表现为急性冠状动脉综合征（acute coronary syndrome，ACS）人群中，SCAD 的患病率高达 4%，可能占到 50 岁以下女性人群的 35%。资料显示，26 598 例被诊断为 AMI 的出院患者中，SCAD 患病率为 0.78%。在 752 352 例女性 AMI 患者中，SCAD 患病率为 0.98%。

1.2　病理生理学

SCAD 是一种急性冠状动脉事件，与冠状动脉中膜内血肿发展有关，内膜或内膜－中膜层与血管外膜层分离，压迫血管真腔，导致缺血和 AMI。目前有两种有关 SCAD 发病机制的假说。由内而外假说认为，血管内皮－内膜破裂或血管瓣形成，血液从真腔进入内膜下部位。而在由外而内假说中，中膜滋养血管发生破裂，造成壁内血肿形成夹层（图 9-1）。三种证据支持由外而内的假说，包括：①大多数 SCAD 病例真腔和假腔之间没有通道；② SCAD 早期阶段进行的冠状动脉造影显示壁内血肿先于内膜夹层出现；③光学相干体层成像（optical coherence tomography，OCT）表明假腔受压时，观察到的破口可能是血管破裂引起的假腔进入真腔，而不是真腔进入假腔。早期观察到 SCAD 出现后，外膜滋养血管密度增加，这究竟是 SCAD 出现的原因还是对血管损伤后的反应所致，在最近的一系列研究中均未得到证实。虽然大多数 SCAD 可能是由外而内的机制，但 SCAD 的发病机制可能是由 1 个以上的病理生理过程参与的。

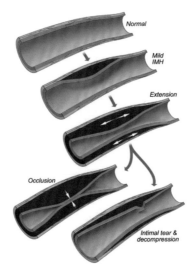

图 9-1　SCAD 的发生

1.3　遗传学

通过患者表型特征的队列研究和罕见家系病例，加上先进的基因检测技术和生物信息学手段，确定 SCAD 遗传决定因素的研究尚处于早期阶段。SCAD 的单基因基础不如遗传性血管疾病明显，Marfan 综合征表现为常染色体显性遗传模式。在 Marfan、Loeys-Dietz 和 Ehlers Danlos 等结缔组织疾病和主动脉综合征中，发现目前已知基因的致病变异可能对于患者个体及其家系具有重要的临床导向意义。然而，这些遗传基因导致的病例仅占 SCAD 患病总数的 5%～9%。尽管 SCAD 合并较少的传统冠心病危险因素，但一般有 2 个或 2 个以上的直系或近亲也患有 SCAD，由此推断 SCAD 存在一定的遗传基础。虽然在家族遗传性 SCAD 中全外显因子测序的病例数低于总病例数 1 %，但仍为鉴定、分离出对疾病表型影响较大的致病基因变体提供了一定的帮助。

另一方面，病例对照队列研究也揭示了疾病的易感性与单核苷酸变异相关。但迄今已发表的遗传学研究并未涉及有关 SCAD 易感性与性别差异的解释。SCAD 的女性发病率过高常归因于常染色体易感性基因，如具有雌激素反应的基因或在冠状动脉生物学方面固有的基因独立性差异。

未来 SCAD 遗传学研究应集中在家族性 SCAD、复发性 SCAD 和年轻 SCAD，并确定不常见的 SCAD 类型，例如男性或老年绝经后妇女的 SCAD 是否有不同的易感基因，这是最有意义的。PHACTR1/EDN1 作为一个共同的风险等位基因，为识别其他 SCAD 风险和候选基因位点提供了无偏倚全基因组关联研究的理论基础。

有待进一步研究的是，SCAD 易感基因的发现是否会转化为临床可操作的基因检测平台，筛选、预测潜在的有家族史的患者以及发现其复发和（或）风险分层的主要效应变体。而对于有 SCAD 家族史、动脉瘤或夹层或其他特征提示可能存在遗传结缔组织疾病或有临床遗传倾向的个体，可以考虑进行遗传咨询。

2 性激素与SCAD

绝大多数 SCAD 患者为女性，并且 SCAD 是导致妊娠相关 AMI 的重要原因，因此性激素与 SCAD 的发生密切相关。然而，几项大型队列研究发现，SCAD 可以影响未分娩、怀孕、产后、多胎和绝经后的妇女，并且仍缺乏使用外源性激素与 SCAD 复发风险相关的确凿证据。值得注意的是，有研究报告显示 SCAD 妇女避孕和绝经后激素的分泌与一般人群并无实质性差异。如果激素确实发挥作用，目前尚不清楚循环中雌、孕激素的绝对水平和（或）波动是否影响这一过程。SCAD 可以发生在月经前或月经期间，包括同时服用激素避孕药和绝经后激素治疗，以及有不孕病史和（或）以前或现在正在治疗不孕症的妇女。目前仍有待阐明性激素对血管、平滑肌和其他组织的作用通过何种机制诱发 SCAD。

3 妊娠相关的 SCAD

妊娠相关的 SCAD 可能发生在妊娠期间或妊娠后任何时期，多数（＞70 %）发生于产后，尤其是产后第一周。与非妊娠状态 SCAD 比较，妊娠相关的 SCAD 患者临床表现更为严重，常出现左心室功能受损、休克、左主干和多支血管夹层。妊娠相关的 SCAD 病例数量占 SCAD 病例总数的 5 %～17 %，占妊娠相关 AMI 的 14.5 %～43 %，估计每 100 000 次妊娠有 1.81 次受到影响。妊娠相关的 SCAD 妇女与非妊娠相关的 SCAD 妇女相比，在初次分娩和多胎分娩时往往年龄较大，但 SCAD 复发率相当。研究显示，与非妊娠相关的 SCAD 比较，妊娠相关的 SCAD 孕妇的多胎率更高，不孕不育发生率和先兆子痫发病率也更高。

4 临床表现及诊断

4.1 诱发因素

　　除妊娠外，多项因素与 SCAD 患者（三分之二以上）的发病有关，最常见的是极端的躯体或情绪应激（SCAD 的诱发因素、血管造影诊断如图 9-2 所示）。SCAD 女性患者情绪应激更常见，而男性躯体应激更常见。其他因素有干呕、吸服可卡因或癌症治疗等，这些可能是躯体和（或）情绪的应激源。值得注意的是在 SCAD - AMI 之前，有应激源的患者例数是其他 ACS 组的两倍以上。由于缺乏影响因素暴露程度的客观数据和存在回忆偏倚，并且目前许多 SCAD 研究采用回顾性方法，因此难以对这些关联进行因果关系推断。

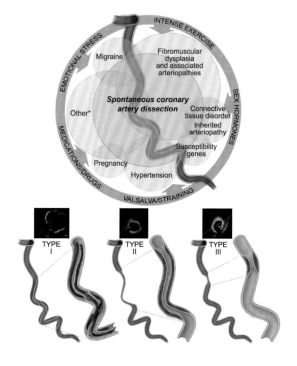

图 9-2　SCAD 的诱发因素和血管造影诊断

　　SCAD 通常发生在一个或多个重叠条件下（蓝色圆圈），通常有触发因素（红色外环）。1—3 型 SCAD 的血管造影、解剖和光学相干断层成像（底部）包括特发性全身炎症、冠状动脉痉挛和其他不常见的相关疾病。

4.2 临床表现

SCAD 的临床表现与 ACS 相似，主要区别在于患者的基因表型。这类人群通常缺乏可疑指标，故临床上必须加强防范意识，最大程度减少 SCAD 的漏诊或延误诊断。绝大多数 SCAD 患者均有胸痛或类似症状，并具有与 AMI 一致的一系列生物标志物和心电图特征，同时可能伴有室性心律失常、心原性休克或突发心脏骤停。

4.3 冠状动脉造影

冠状动脉造影是心脏介入医师诊断 SCAD 最重要和唯一的方式。对表现为 ACS 的患者，要尽可能进行冠状动脉造影评估。SCAD 多发于冠状动脉中远段，其中前降支最常受累。Yip-Saw 分型有助于提高对 SCAD 血管造影表现多样性的认识。与斑块破裂引发夹层不同，大多数 SCAD 呈现 2 型表现，表现为长弥漫性狭窄，由近及远逐渐变细，也可能伴有正常血管的远段重构或延伸到末端分支。小部分人群的 SCAD 表现类似于动脉粥样硬化性狭窄。冠状动脉迂曲、管腔内无血栓提示 SCAD 可能。存在内膜夹层与否可能为临床风险分层提供有用的信息。孤立性壁内血肿伴多支 SCAD 致严重狭窄（＞ 80%），在药物保守治疗后发生急性恶化的临床风险显著高于内膜夹层。

5 血管内和无创成像的作用

有一些 SCAD 无法直接分类，例如混合表现为长 2 型合并极短 1 型病灶和类似冠状动脉远端闭塞（4 型表现）。可能将 SCAD 误诊为心肌炎、冠状动脉痉挛、动脉粥样硬化、血栓栓塞和微血管病变，而这些诊断会对患者的短期和长期预后造成重要影响。在安全的情况下给予冠状动脉内硝酸类药物后，无创或有创冠状动脉成像可能有助于区分 SCAD 和其他病因。急性自发性冠状动脉夹层的处理流程如图 9-3 所示。

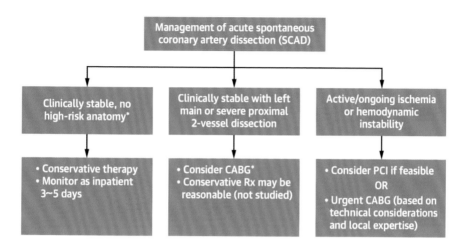

图 9-3 急性自发性冠状动脉夹层的处理流程

通过 OCT 评估 SCAD 影像具有特异性，而血管内超声因空间分辨率较低，需要仔细观察以区分破溃斑块和 SCAD。严重迂曲、管腔过小、远端病变等冠状动脉解剖学因素可能会降低冠状动脉内成像的安全性。多数 SCAD 患者需要进行血管造影检查，策略倾向于保守治疗。对于诊断不确定或需要计划 PCI 的患者，最好行冠状动脉内影像学检查。在需要成像时，将评估范围限定在血肿附近，有助于将并发症风险降到最低。

对于冠状动脉造影后仍无法确诊的，可采用辅助检查。心脏磁共振成像可显示与可疑夹层相对应的心肌区域延迟钆增强，有助于确诊 SCAD 或得出其他诊断（如心肌炎），但正常的心脏磁共振成像并不能排除 SCAD。通过血管造影证实的 SCAD 患者中，相当一部分患者没有心脏磁共振成像提示梗死的证据。有研究显示，39 % 心脏磁共振成像正常。而另一研究显示，在诊断 SCAD 后 8 d 内行心脏磁共振成像，11 % 正常，其中 1 例为左主干夹层合并心跳骤停。

目前已经将冠状动脉 CT 用于 SCAD 的早期诊断和预后评估，但需进一步完善诊断标准。急性 SCAD 发作时，冠状动脉 CT 很难发现冠状动脉的夹层（< 15 %），更常见的是冠状动脉壁内突变性管腔改变和袖状血肿。冠状动脉 CT 的不足包括小血管空间分辨率低、运动伪影、敏感性和特异性差。只有排除动脉粥样硬化等病因和某些相关的动脉病变（例如肌纤维发育不良），才能更有助于 SCAD 的诊断。在准确诊断 SCAD 的获益大于风险时，可重复行血管造影检查。

6 急性期治疗

急性期的治疗目标是恢复或保持心肌灌注和心脏功能。SCAD 患者在溶栓治疗过程中会出现夹层或血肿扩大的情况，因此不建议应用溶栓治疗。孕期发生 SCAD 的处理策略与未怀孕状态的类似。

6.1 经皮冠状动脉介入治疗

与动脉粥样硬化性 AMI 相比，SCAD 患者行 PCI 干预的结果难以预测，医源性夹层和突发血管闭塞的风险高。多达三分之一的 PCI 病例出现血肿蔓延的状况，导致非计划性使用更多支架，后期因血肿吸收进而导致支架贴壁不良。由于大多数行保守治疗策略的 SCAD 患者在 30d 内恢复正常的冠状动脉结构，所以大多数介入医师均坚持尽可能保守治疗。在发病后 30d 内接受冠状动脉造影复查的 SCAD 患者中，95 % 的患者血管造影显示夹层愈合。当 SCAD 诊断明确，对于仅存在少量持续缺血，且冠状动脉受累在血管远段或有冠状动脉血流的患者，应避免不必要地使用冠状动脉内器械。一项前瞻性观察研究显示，在 750 例 SCAD 患者中有 84.3 % 的病例接受了保守治疗策略，这表明在经验丰富的大型医疗中心，对多数 SCAD 病例行保守治疗策略是可行的。

与动脉粥样硬化性 ACS 相比，针对 SCAD 患者的治疗方案应重点关注如何恢复正常的冠状动脉血流，而非恢复正常的冠状动脉结构。血运重建术只是少数 SCAD 患者的一个治疗策略，仅限于 SCAD 病变在冠状动脉近段闭塞、心脏节律和（或）血流动力学不稳定者，以及经过保守治疗后血管进展仍为闭塞的 SCAD 患者。临床上已在尝试利用小直径球囊血管成形术、切割球囊、夹层近端或远端支架和置入及生物可吸收支架等方式最小限度减少血肿扩散，不过现有数据仍旧不足。

6.2 冠状动脉旁路移植术

CABG 通常用于 PCI 失败或评估为风险极高的情况，例如左主干夹层伴持续缺血 / 梗死。除常规的外科手术风险，SCAD 患者行 CABG 术还存在一些令人担忧的问题，例如冠状动脉夹层组织非常脆弱、不宜缝合，极易发生吻合口并发症；患有遗传性结缔疾病的患者病情有可能进一步加重。在手术过程中，外科医师通常会试图直接绕开夹层组织行远段血管搭桥。

分析 20 例 SCAD 患者行 CABG 的结果显示，早期死亡率为 5%，但在 5a 后没有新增死亡病例。16 例行 CABG 的患者中只有 5 例桥血管在平均 3.5a 的随访期内保持通畅，可能原因是自身冠状动脉愈合导致竞争性血流增加，后者提高了桥血管闭塞率。无论如何，这些研究不应排除 CABG 作为 SCAD 的一种可选择的治疗手段，可以作为一种有效的暂时性治疗措施，在血管愈合的同时减少严重的临床并发症。与保守治疗的患者相比，接受 CABG 的患者 5a 事件发生率未发生明显变化。由于没有动脉桥血管和静脉桥血管对比的证据，并且长期随访中移植血管闭塞的风险高，对于 SCAD 患者特别是大面积心肌梗死的不稳定患者，可以使用可靠和即时高流量静脉桥血管。

6.3 术后处理

鉴别 SCAD 术后早期胸痛的缺血性和非缺血性病因仍是一大挑战。虽然可能发生早期再梗死（发生率为 6.1 %～17.5 %，大多数发生在出院前），但大多数胸痛是非缺血性的。考虑到医源性夹层风险，因此处理的重点是优化药物治疗（如血压控制、抗心绞痛和镇痛），缓解症状，识别需要再次进行有创检查的患者（如有进行性缺血或血流动力学不稳定的证据）。

由于 PCI 操作具有复杂性，并且可能会导致晚期血肿扩展，因此采用保守策略治疗 SCAD 越来越常见，并且支持以更长的住院时间观察 SCAD 患者。一项研究提示，在平均住院日为 4d、出院 30d 随访的 SCAD 患者中，主要不良心血管事件发生率为 2.7 %。这些数据支持根据个体化风险来调整住院观察时间，而不能仅仅通过与非复杂性 AMI 比较，就认为有必要延长住院时间。

7 SCAD 后的药物治疗

SCAD 的药物治疗目标是缓解症状，预防即刻并发症和 SCAD 复发。尽管目前尚无相关指南，但是临床医师应根据心力衰竭指南，使用 β- 受体阻断剂和血管紧张素转换酶抑制剂 / 血管紧张素受体拮抗剂治疗左心功能不全患者。对置入支架患者，应依据 PCI 指南进行后续治疗。一项回顾性研究证实，接受耐受 β- 受体阻滞剂治疗的患者的 SCAD 复发率降低，但此研究结果尚未得到进一步证实。此外，高血压与 SCAD 的复发相关，应予治疗。SCAD 与动脉粥样硬化性 AMI 的病理生理机制不同，应认识到其治疗方案上的差异性。例如，没有证据表明高脂血症与 SCAD 复发风险有关，因此，降脂治疗通常用于罹患高脂血症的 SCAD 患者，或对有高风险特征人群进行降脂治疗。尽管早期院内抗凝治疗有助于减轻血栓负荷，但从理论上看，也有可能导致壁内血肿加重，夹层范围进一步扩大。目前的常规做法是，一旦确诊为 SCAD，即停止应用全身抗凝或糖蛋白Ⅱ b/ Ⅲ a 抑制剂，除非观察到非常明显的管腔内血栓或有其他全身抗凝适应证。

行 PCI 的患者应接受标准双联抗血小板治疗，对于未行 PCI 的患者，目前尚缺乏阿司匹林单药治疗或双联抗血小板治疗方案。目前建议，对 SCAD 患者先行 2～4w 标准双联抗血小板治疗，而后行低剂量阿司匹林治疗约 3～12 个月，这涵盖了 SCAD 愈合的时间。在出血事件风险较高的患者中，建议仅使用阿司匹林。对于是否延长抗血小板治疗的时间，应考虑是否存在并发症增加的风险，包括纤维肌性发育不良或存在其他夹层。对在既往阿司匹林使用过程中发生多次严重出血的女性 SCAD 患者，应综合评估后再行决策。

8　胸痛后续治疗

SCAD 的门诊评估应个体化，结合患者的临床表现、夹层部位、心肌损伤和症状等因素综合判断，同时还应考虑 SCAD 患者近期和过去病史、家族史以及身体和诊断评估的一些关键因素。

SCAD 后胸痛较为常见，可能发生于早期并持续数月，故患者频繁住院或须不断再次检查。胸痛临床表现各异，包括非劳力性胸痛和发作于精神紧张、月经期间的胸痛症状。有时使用硝酸类药物可能有效。考虑到 SCAD 患者介入过程中面临的医源性冠状动脉夹层风险，需要慎重考虑有创血管造影。如患者病情紧急，可考虑行连续心电图或生物标志物评估，病情稳定时可进行冠状动脉 CT（必要时 PCI）或功能影像评估（如负荷超声心动图或灌注成像）。有效的抗心绞痛治疗有可能带来症状性低血压和偏头痛等不良反应，其治疗反应总体多变，大多数患者随着时间的推移而好转。如果在无创评估后仍存在持续的疑似症状，或诊断不明，可由熟悉 SCAD 的介入医师谨慎行有创冠状动脉造影检查，并注意医源性夹层风险。

9 SCAD 发病后早期影像检查

与 SCAD 相关的心肌损害程度通常相对有限。对于因 AMI 而出现左室功能减低的患者，有必要在术后 3 个月复查心功能。由于有医源性冠状动脉夹层的风险，加上保守治疗的 SCAD 治愈率高，因此不建议对无症状 SCAD 患者常规进行有创血管造影检查。对于近中段血管夹层的药物治疗患者，冠状动脉 CT 可能有助于确认血管愈合，特别是对于 1 型夹层患者或正在考虑停止抗血小板治疗的患者。冠状动脉 CT 对较小口径的中远段血管夹层的成像，往往受到空间分辨率不足或支架影像干扰的限制。另外，还应考虑年轻患者群体额外的辐射暴露的风险，以及因假阳性发现而需行有创检查的风险。

10 长期处理与结果

10.1 合并动脉疾病的评估

SCAD 可能是全身性动脉病变的早期表现。一项病例研究首次报告了 7 例 ACS 妇女患者存在多处肾动脉纤维肌性发育不良，其中大多数妇女患有 SCAD。

随后两项研究证实了 SCAD 与纤维肌性发育不良的关系。此后，其他多项研究也报告了 SCAD 患者非冠状动脉病变，最常见的是纤维肌性发育不良。有尸检证实了冠状动脉纤维肌性发育不良与 SCAD 的关系，OCT 也显示了纤维肌性发育不良患者的冠状动脉异常。大型队列研究发现，SCAD 患者中多灶性纤维肌性发育不良的占 50 % 以上，头颈部动脉瘤和假性动脉瘤的占 7 %～11 %。多达四分之一的无纤维肌性发育不良的患者中，SCAD 与冠状动脉迂曲、夹层以及动脉瘤或假性动脉瘤相关，提示目前的诊断技术未能发现 SCAD 相关的动脉病变或纤维肌性发育不良。

虽然在 SCAD 患者中筛查非冠状动脉的血管病变的临床数据很少，但在纤维肌性发育不良患者中，有更多的数据支持筛查非冠状动脉的血管病变。在 669 例影像诊断为纤维肌性发育不良的患者中，发现颅内动脉瘤占 12.9 %，其中直径 > 5 mm 动脉瘤的比例>40 %（74 例中有 32 例）。动脉病变最常见于颅内血管和颈部血管，胸部非冠状动脉的血管病变的发现率比其他血管低很多。对于怀孕或计划怀孕的妇女来说，这些发现的意义可能更大。评估 SCAD 患者非冠状动脉的血管病变，是否能对后续事件（如复发性 SCAD 或其他夹层、动脉瘤生长或破裂）产生影响和有效预防此类事件，目前尚不清楚，这将成为今后研究的一个重要方向。

11　SCAD 后体力活动的建议

高达 32% 的 SCAD 患者的症状发作与体力活动相关。这些活动包括有氧运动、等张练习、新开展的运动和常规运动。SCAD 患者通常对体力活动产生恐惧和犹豫的情绪，以至减少或避免体力活动。一些临床医师建议在严格限制的情况下继续体力活动，但是缺乏证据表明限制体力活动能预防 SCAD 的复发和减少潜在危害（如去适应状态、心理健康问题、体重增加和骨质疏松等）。有关 SCAD 患者心脏康复的研究显示，心肺运动对整体身心健康有益且安全性好。因此，保持适度的运动可能更有益。对于复发 SCAD 的风险，大多数 SCAD 患者，特别是复发或非冠状动脉动脉瘤或夹层的患者，首先，应避免进行过度耐力训练、疲惫锻炼、竞技运动或在极端环境温度下的剧烈运动。此外，患者应避免抬起或搬运重物时出现过度用力或延长 Valsalva 动作（瓦氏动作）。其次，无须为提升心肺运动能力而设定特定的体重限制，这样会适得其反。因为患者有不同的有氧运动和力量基线，久而久之会随着身体条件、药物等因素而变化。建议根据上述研究的一般原则为个人量身定做相关运动处方，最好在进行心脏康复期间确定。

12　心理健康问题

SCAD 与严重的心理困扰有关，包括抑郁、焦虑和创伤后应激障碍，AMI 后的女性受这些症状影响更大。SCAD 后心理症状水平较高的危险因素包括女性、较小年龄、妊娠相关 SCAD 和恢复力评分较低。在诊治过程中，对 SCAD 病因的不确定性、诊疗建议的不一致和不充分、二级预防治疗选择的缺乏等均可能导致患者更痛苦、生活质量更低和心脏事件再入院率更高。至关重要的是，要认识到并解决 SCAD 患者沉重的心理负担，为因病而困扰的患者提供治疗、转诊和支持其康复。

13　复发性 SCAD

SCAD 患者会经历多次主要心血管不良事件，主要是由于反复发作的 SCAD。根据定义、研究设计和随访时间的不同，SCAD 的复发率也不同（10%～30%），数年后复发的情况也有报道。已发表的研究报告并没有将初次夹层的延伸与新发夹层区分开来，而这种区分对预后和临床治疗都很重要。复发性 SCAD 这一分类诊断应保留，定义为排除由先前 SCAD 的延伸引起、伴有 ACS 症状和生物标记物升高的新发 SCAD。尽管夹层内膜片和（或）壁内血肿延长最常见于首发症状后的第 1 周内，但仅根据时间特点，可能导致误分类。持续的夹层蔓延也可能伴随与新的心肌缺血或梗死相一致的症状、心电图以及生物标志物改变。如对夹层和SCAD 愈合的自然史的了解不完全，则需要仔细审查影像学资料，并做出最终临床判断，以区别是夹层蔓延还是新发的 SCAD。重要的是，新的心电图或生物标记物改变可提示 SCAD 复发，但无创性影像检查和评估并不能代替有创性血管造影。

目前仍缺乏特异性相关因素预测复发风险的有效证据。严重冠状动脉迂曲与SCAD 复发呈弱相关，高度迂曲段可能更易受累。纤维肌性发育不良、偏头痛、β- 受体阻滞剂、高血压与 SCAD 复发呈不同程度相关。SCAD 复发与抗血小板药物或他汀类药物治疗无相关性。总之，除了避免过度劳累或压力等理论上的诱因外，控制高血压可能是 SCAD 最有希望的二级预防策略。如能耐受，也可以应用β- 受体阻滞剂治疗。

14 生殖和妇科问题

14.1 避孕

目前缺乏关于导向具体避孕方法建议的证据，但与妊娠有关的风险超过任何形式的避孕。在已婚女性中，对患者（假定参与医疗）或伴侣进行永久性绝育往往是最佳选择。建议选择高效的避孕措施，最好避免使用含雌激素的避孕方式，因为这可能会模拟类似妊娠的激素环境。长效孕激素治疗（皮下左炔诺孕酮置入）和左炔诺孕酮宫内节育器在心血管疾病妇女中的安全性较高，年失败率极低（＜1%）。虽然没有评估这些方法在 SCAD 的安全性，但左炔诺孕酮宫内节育器具有减少月经失血量的优点，这在育龄妇女的双联抗血小板治疗中是一个减少出血量的方法。非激素酮宫内节育器也是一种选择，但常与月经出血增多、意外妊娠率增高有关。与激素避孕和宫内节育器相比，即使夫妻间持续使用，所有障碍性或周期性节育方法的失败率也相对较高。如果这些方式是夫妻偏好的，在避孕方法中加入杀精剂可能会降低意外妊娠率。在 SCAD 事件发生后的人群中，紧急避孕的安全性尚不清楚。

14.2　与抗血小板或抗凝治疗相关的月经量过多

月经量过多是应用双联抗血小板治疗过程中相对常见的副作用。应用左炔诺孕酮宫内节育器可同时达到避孕和减少子宫出血的目的。如果使用外源性激素，仅使用孕激素的药物可能比含雌激素的方案更好，但可能伴有不可预测的月经出血。当不考虑继续保持生育能力时，子宫内膜消融是一个有效的选择，可以提高应用双联抗血小板治疗或抗凝的安全性。

14.3　SCAD 后妊娠

建议妇女避免在 SCAD 后怀孕。一项研究显示，8 例患者中有 1 例（13%）在产后 9 周出现复发性 SCAD 并需要急诊 CABG。另一项研究显示，11 例患者中有 2 例（18%）产后出现反复心肌梗死。还有一项临床登记显示，22 例患者发生 SCAD 后妊娠 31 次，其中 19 例（61%）婴儿安全出生，1 例（5.3%）早产，剖宫产率为 37%（19 例中 7 例）；2 例（11%）于产后 9 周反复发生 SCAD，另 1 例于数年后发生 SCAD；14 例（74%）选择母乳喂养，2 例因心绞痛和复发性 SCAD 而停止哺乳。

这些数据表明，大多数 SCAD 后妊娠的患者，经历了简单的妊娠。然而，与心力衰竭或心脏瓣膜病患者的妊娠并发症不同的是，SCAD 不可预测。心血管检查和监测不能预防或评估复发 SCAD 的风险。对于那些有强烈愿望成为父母的人，一个合理的方法是尽量减少意外怀孕的风险，并进行彻底的孕前咨询，回顾现有的妊娠结果数据，重点关注孕妇 / 胎儿的个体风险，如左心室功能、残留心脏症状和致畸药物的使用。由于需要激素刺激方案，无论是否使用妊娠载体，体外受精都存在潜在和未知的风险。自然周期（未刺激）的体外受精配以妊娠载体可能是比较安全的选择，使用供体卵母细胞的代孕将排除任何孕产风险。

15 小结和未来方向

本章是关于 SCAD 当前知识的总结。临床上对于 SCAD 疾病的认识和了解愈发深入，该疾病的病理发生机制日益明朗，但也存在客观证据不足等问题。绝大多数证据来自回顾性或观察性研究，存在来自患者人群筛选、存活情况和报告反馈等的信息偏倚，未来有必要开展一系列纳入更多中心或地域的患者人群的前瞻性、协作研究，丰富和完善有关 SCAD 的临床依据。有待进一步研究的领域包括：①性别、种族、民族对 SCAD 易感性的影响以及内源性和外源性激素的促进作用；②确定优化诊断技术和标准，以便准确地鉴别和区分 SCAD 与其他 AMI 病因；③确定合适的适应证和血运重建最佳技术；④量化急性和恢复期使用抗血小板药物和其他药物治疗的风险和益处；⑤识别复发性 SCAD 和其他主要心血管不良事件的危险因素并且个体化，包括时间风险趋势；⑥开发细胞分子生物学和整体动物遗传模型系统，以获得对 SCAD 及其遗传变异的机制理解。

最后，继续深入研究 SCAD，提高对 SCAD 体征和症状的认知，迅速采取行动评估心脏相关症状和准确诊断 ACS 病因，这对于女性 SCAD 患者显得尤为重要。

第 10 章

自发性冠状动脉夹层的血管造影诊断

自发性冠状动脉夹层（spontaneous coronary artery dissection，SCAD）是急性冠状动脉综合征（acute coronary syndrome，ACS）诱发心肌梗死的重要原因。它由冠状动脉血管壁中膜内血肿形成引起，由此形成一个纵向和四周向延展的假腔。越来越多的证据表明，大多数情况下，血肿是在血管壁内原位发生，而不是由内膜撕裂引起的。压迫真腔会导致冠状动脉功能不全、心肌梗死，某些情况下还会导致室性心律失常。准确诊断至关重要，因为 SCAD 的治疗与动脉粥样硬化病因的 ACS 不同。例如，在 SCAD 患者，经皮冠状动脉介入治疗（percutaneous coronary intervention，PCI）的并发症率高和血管造影成功率低，大多数情况下保守治疗冠状动脉后可以完全愈合，因此建议在可行的情况下采取保守策略。SCAD 的诊断具有挑战性。目前，还没有能够可靠区分 SCAD 与动脉粥样硬化的生物标志物。计算机断层冠状动脉造影（computed tomographic coronary angiography，CTCA）空间分辨率低，限制了其评估受 SCAD 影响的以远冠状动脉区域，因此不建议常规应用于无创性诊断。因此，诊断 SCAD 仍然依赖于识别有创的血管造影特征。

1 血管造影前的判断

在患者到达心导管室之前，有许多特征会影响 SCAD 的诊断。几乎所有

SCAD 患者都患有 ACS。心肌损伤的生物标志物（尤其是高敏肌钙蛋白的连续监测）几乎总是升高，除非出现得很早或延迟。因此，对于非急性表现的患者，应高度怀疑 SCAD 诊断。

SCAD 患者绝大多数为女性，男性发生率约为 10%。50 岁以下的女性中有多达 35% 的 ACS 事件由 SCAD 引起，妊娠相关的 ACS 中有 23%～68% 是由 SCAD 所致。与动脉粥样硬化患者相比，诊断为 SCAD 的男性相对较少。SCAD 并不常见于年轻人（＜ 25 岁）和高龄患者（＞ 80 岁）。因此，在确诊 SCAD 之前，应仔细评估不属于这个年龄范围内的患者表现。值得注意的是，多达 90% 的 SCAD 病例发生在 47～53 岁的女性中。是否存在动脉粥样硬化危险因素，对于诊断 SCAD 的可能性帮助不大。关键是要认识到，尽管风险低于动脉粥样硬化患者，但 SCAD 患者并非"没有"危险因素。约 30% 的 SCAD 患者发生高血压，但是糖尿病少见。相反，因为动脉粥样硬化比 SCAD 常见得多，所以它仍然是 ACS 的最可能原因，即使在危险因素很少的患者中，也是如此。

SCAD 与几个遗传性疾病有关。基因测序研究表明，3.5% 的 SCAD 患者有因果性或可能致病性的罕见基因变异，例如血管性 Ehlers-Danlos、Loeys-Dietz 或成人多囊肾病。对于已知患有这些疾病、有家族史或提示性临床特征的 ACS 患者，应考虑 SCAD 诊断。

SCAD 症状与 ACS 其他原因引起的症状相似，因此不能用于鉴别诊断。有些患者已经明确触发因素有情绪或身体应激原因。如果在长时间运动期间出现症状，则增加了 SCAD 诊断的可能性。然而，触发因素也是发生 ACS 的原因之一，如 Takotsubo 综合征的情绪或运动应激以及动脉粥样硬化斑块破裂。

患者因素可以帮助临床判断 SCAD 的可能性。

2 SCAD 的血管造影诊断

有创性冠状动脉造影仍然是诊断 SCAD 最重要的方法。SCAD 最常见于冠状动脉左前降支和冠状动脉中远段。Yip-Saw 分类将血管造影特征分为 3 种类型（图 10-1）。识别 1 型 SCAD 非常重要，因为它在病理生理学上与 2 型和 3 型不同，1

型 SCAD 对比剂穿透假腔，有时出现双管腔表现，对比剂清除后出现局部管腔外滞留。1 型表现占血管造影表现的比例不到三分之一，可能在病程后期发展（可能是由于假腔血肿减压至真腔）。1 型 SCAD 临床进展风险较低（如果保守治疗），PCI 并发症风险也较低（如果通过血运重建治疗）。第 2 型和第 3 型 SCAD 的壁内血肿表现不同。2 型 SCAD 的表现最为常见，特征是狭窄段长而平滑。2a 型的解剖远端有正常血管的恢复，通常在假腔的远端狭窄最重。2b 型 SCAD 的狭窄持续至最远端节段。3 型 SCAD 是一种类似局灶性动脉粥样硬化疾病的病变，如果不借助冠状动脉内成像，则无法在血管造影图像上确定为 SCAD。在这些情况下，应仔细考虑 SCAD 的验前概率以及其他提示性血管造影特征，如冠状动脉迂曲度增加或最小非冠状动脉粥样硬化斑块，有助于识别需要进一步成像以排除 SCAD 的病例。

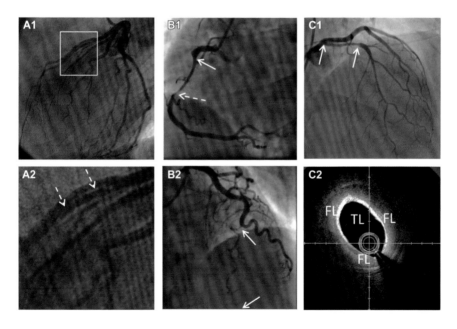

图 10-1　SCAD 的血管造影分型

　　Yip-Saw 分类尤其有助于血管造影识别 2 型 SCAD。然而，与任何分类方法一样，这种方法主要应用在最常见的血管造影表现上，因此有局限性。例如，导致血管闭塞的 SCAD 不容易纳入这些类型。出于这些原因，建议修改并增加 SCAD 类型 4，其定义为不符合类型 1 至类型 3 标准的血管闭塞（图 10-2）。此外，这种分类方法不适合非常广泛的近端解剖、混合性表现和弥漫性非病灶性狭窄的分类。

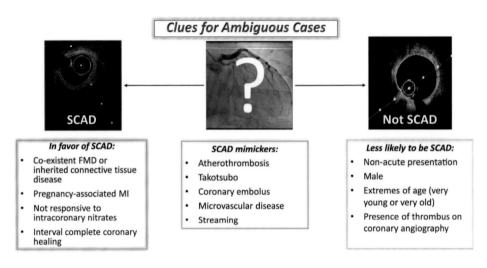

图 10-2　SCAD 的鉴别诊断

研究显示，与 SCAD 相关的常见遗传风险对动脉粥样硬化疾病具有一定的保护作用。尽管可能出现非阻塞性斑块，但血管造影上广泛的动脉粥样硬化也相对少见。其他冠状动脉异常，包括冠状动脉曲度增加，可能代表相关的冠状动脉病变，但是类似于冠状动脉外纤维肌发育不良的造影串珠似乎很少见。SCAD 患者的壁内血肿经常在其近端和远端被分叉点所包围，这似乎为进一步轴向延伸增加了一些阻力。这与动脉粥样硬化不同，动脉粥样硬化多位于分叉处。有助于 SCAD 鉴别诊断的另一个关键特征是腔内血栓程度。SCAD 是由真腔外压引起的，进行血管造影或光学相干体层成像（optical coherence tomography，OCT）评估时，腔内血栓有一种不太常见的特征。尽管血栓可发生在闭塞性 SCAD 中，或与连接真腔和假腔的口相关，但若存在大量管腔血栓或血栓下游有栓塞的证据，则应重新考虑有否 SCAD 的可能。

3 鉴别诊断与疑难病例

3.1 线样血流或血管痉挛

对比剂流动模式有时会出现线性充盈缺陷，尽管通常很容易将其与冠状动脉注射更丰富的 1 型 SCAD 区分开来。冠状动脉血管痉挛可产生长时间的平滑狭窄，类似于 2 型 SCAD。在血压允许的情况下，冠状动脉内注射硝酸盐通常会缓解痉挛，但需要谨慎，因为 SCAD 通常会引起血管痉挛。

3.2 动脉粥样硬化

由于动脉粥样硬化性疾病是 ACS 最常见的病因，因此也是 SCAD 最常见的鉴别诊断。破裂可导致粥样硬化斑块核心的对比剂穿透，有时出现类似于 1 型 SCAD 假腔对比剂穿透的表现，甚至演变为局部斑块分离。当这些特征出现时，通常仅限于斑块部位。由动脉粥样硬化斑块破裂导致的再通冠状动脉血栓有时也会产生多个通道，使血管造影表现类似于 1 型 SCAD。较长的动脉粥样硬化狭窄，尤其是影响冠状动脉中远段时，可能与经典的 2 型表现相似。根据定义，3 型 SCAD 无法通过血管造影与动脉粥样硬化进行区分。

诊断上具有挑战性的是，SCAD 与导致冠状动脉血栓形成的非钙化、富含脂质的动脉粥样硬化斑块的高度局限性破裂或侵蚀之间的鉴别诊断。这是年轻患者和女性患 ACS 的一个原因，并且可以像 SCAD 一样，由剧烈运动引起。此外，这些病变在急性事件发生前通常是非阻塞性的，如果不进行血管重建治疗，也可能会愈合，只留下轻微的残余狭窄（类似 SCAD）。

在 SCAD 和动脉粥样硬化的鉴别诊断不明确的情况下，有三种情况对诊断有帮助。首先，有大量腔内血栓（或狭窄以远血栓栓塞证据），高度提示动脉粥样硬化疾病。其次，冠状动脉内成像，如血管内超声（intravascular ultrasound，IVUS）或 OCT，可以阐明病因。最后，恢复期行 CTCA，可以提供帮助。在没有明显狭窄性疾病的情况下，罪犯病变部位存在冠状动脉钙化或正性重构的血脂斑块，也提示动脉粥样硬化。相反，CTCA 显示病变部位血管壁完全愈合，支持

SCAD 诊断。

3.3 冠状动脉栓塞

SCAD 4 型和冠状动脉栓塞均可能出现突然闭塞，通常为远段冠状动脉区域。血栓周围的对比剂条纹也可能出现多个通道，类似于 1 型 SCAD。此外，血栓再吸收意味着冠状动脉栓子，如 SCAD，通常会随着时间的推移而消失，并恢复正常的冠状动脉结构。在一些解剖中，由于假管腔扩张，闭塞上游会有一定程度的狭窄，这有助于诊断。经皮介入治疗后血流恢复，可能显示 SCAD 更典型的特征，如双腔表现（非医源性）或长时间平滑的壁内血肿。对于冠状动脉栓子，可能存在明显的潜在上游血栓来源，如金属瓣或风湿性瓣膜、冠状动脉扩张或近段动脉粥样硬化斑块（作为斑块相关血栓的来源）。多支冠状动脉分支呈截断表现（见于15% 的病例）。有时可以仔细寻找反常栓塞、栓子的心脏来源或易诱发高凝状态的证据。

3.4 Takotsubo 心肌病

SCAD 和 Takotsubo 心肌病主要影响女性。由于 SCAD 更倾向于冠状动脉远段区域和左前降支，因此常见与 Takotsubo 心肌病相似的心尖区域室壁运动异常。恢复期心脏磁共振成像可能显示晚期钆强化表现，提示 SCAD 冠状动脉区域梗死。然而，40% 的 SCAD 可以没有持续晚期钆强化。因此，无论是哪种诊断，随访中都可能出现心尖局部室壁运动异常。因此，在血管造影中需要非常仔细地评估左前降支终末支。一些研究者提出，在病理生理学机制上，SCAD 和 Takotsubo 心肌病之间可能有重叠。

3.5 冠状动脉无阻塞的心肌梗死

SCAD 通常阻塞明显，而许多血管造影非阻塞性病例可能只有短暂阻塞。SCAD 会影响冠状动脉远端区域。对于冠状动脉明显正常的 ACS 患者，需要仔细评估有创性血管造影的表现。此外，SCAD 可能复发，一个系列的 3a 随访显示，约 10% 的患者复发。在 SCAD 患者中，复发 ACS 的病例较少见，并且无明显的复发性 SCAD 血管造影证据，表明 SCAD 与冠状动脉无阻塞心肌梗死之间可能存在某些病理、生理重叠。

3.6　医源性夹层

目前不认为孤立性医源性夹层患者患有 SCAD。然而，SCAD 与医源性夹层风险增加有关。不太清楚的是，在冠状动脉正常的 ACS 患者中，医源性夹层在大多情况下是否由于先前存在的近段冠状动脉 SCAD 或相同脆弱性而发生的。在某些情况下，冠状动脉插管前的对比剂注射可显示先前存在的近段血肿。在其他情况下，在冠状动脉系统的其他位置可见 SCAD。在极少数情况下，夹层可能来自创伤，甚至来自主动固定起搏导线。在这种情况下发生的夹层不会被视为 SCAD。

此外，有些血管造影表现与典型 SCAD 不同，可能不是同一临床综合征的一部分。这些包括慢性双腔或多腔表现的患者，其区别似乎在于闭塞的再通和某种形式的慢性夹层。同样，目前尚不清楚扩张相关夹层是否属于冠状动脉病变 SCAD 谱的一部分，或者是否在病理生理上有所不同。

4　冠状动脉内成像：应用与局限性

尽管有创冠状动脉造影为大多数 SCAD 患者提供了诊断影像，但仍有一些病例仅凭血管造影而不能确诊。在这些情况下，冠状动脉内成像通常有帮助，但在 SCAD 中已经变得脆弱的动脉会增加操作风险。一项有关冠状动脉成像的研究证实，少数夹层可直接归咎于成像的并发症（63 例中的 5 例），这些并发症经保守治疗或 PCI 后，均无不良后遗症。因此，不提倡常规成像。然而，大多数情况下需要准确诊断，此时可考虑行腔内成像。

与 OCT 相比，IVUS 在理论上具有更大的穿透深度，并且避免了在成像时通过高压注射来清除血液。SCAD 具有典型的 IVUS 特征。特别是，内膜内侧膜的三条带（白色—黑色—白色）是 SCAD 的特征。然而，由于空间分辨率低，IVUS 较难区分 SCAD 和富含脂质的动脉粥样硬化（一个关键的鉴别诊断）。

因此，当诊断需要进行冠状动脉内成像时，具有更高空间分辨率的 OCT 通常效果更好。尽管在非常近端的 1 型夹层中要十分小心，但通常不需要对整个 SCAD 长度进行成像。需要注意的是，假腔显影可变，特别是在对比剂未穿透假腔的 2 型病例中，或者使用对比剂注射难以清除管腔血液时。因此，需要仔细检查 SCAD 的典型特征，但 OCT 通常可以区分 SCAD 和富含脂质的动脉粥样硬化。

然而，某些 SCAD 患者可能不可行冠状动脉腔内成像，尤其是在血管严重扭曲，或 SCAD 发生在远段小口径动脉的情况下。

5 血管造影之后

当行血管造影和冠状动脉内成像后仍存在诊断不确定性时，进一步的研究可能会提供额外的诊断信息。例如，早期心脏磁共振成像可能有助于识别提示心肌损伤的其他非缺血性原因的特征，如心肌炎。

包括血管造影随访在内的一系列研究表明，几乎在所有病例中，SCAD 都会愈合，并恢复正常的冠状动脉结构。鉴于急性 SCAD 中医源性夹层的已知风险，不建议常规有创血管造影随访。目前尚不清楚常规 CTCA 随访的作用，但是它可能有助于确认影响近段冠状动脉区域的 SCAD 的愈合，因为 CTCA 的空间分辨率更高。然而，在诊断仍不确定的病例中，后续血管造影，无论是有创的还是 CTCA，有时有助于确定 ACS 的病因。完全愈合的证明与 SCAD 一致，并且对某些病例有帮助（尽管包括栓子在内的冠状动脉血栓也可能类似地愈合，但时间较短）。持续狭窄，即使是轻微的狭窄、冠状动脉钙化或正性重构的动脉粥样硬化斑块（CTCA 最明显）的存在，也可以否定 SCAD 诊断，支持动脉粥样硬化事件，或在合适时进行经皮导管介入治疗。当考虑重复评估冠状动脉时，要留出足够的时间愈合。经血管造影随访的 SCAD 研究表明，大多数患者在 1 个月内痊愈，但当影像学检查是由诊断因素而非症状驱动时，最好等待 6 个月。

SCAD 与冠状动脉外动脉病变密切相关，至少有三分之一的患者发生纤维肌性发育不良。建议使用断面成像来筛查共存动脉瘤、冠状动脉外夹层或纤维肌性发育不良，还可以在冠状动脉造影时进行肾动脉造影。由于纤维肌性发育不良在普通人群中并不常见，因此当血管造影不能诊断的患者出现纤维肌性发育不良时，支持 SCAD 诊断。

6 小结

大多数 SCAD 可以通过血管造影进行诊断，对于这些患者，除了筛查冠状动脉外动脉病变和评估左心室功能之外，没有必要进一步评估。然而，一些病例具有挑战性，进一步评估这些患者可能有助于 SCAD 的确诊。这对于确定最佳长期优化治疗是至关重要的。

第 11 章

冠状动脉瘘

冠状动脉瘘是一种罕见的冠状动脉畸形，发病率为 0.1%～0.2%，通常在冠状动脉造影或无创心脏影像检查中偶然发现。大多数冠状动脉瘘是先天性的，但随着心内装置置入、心脏外科手术、心脏活检的增多或在直接胸部创伤后，冠状动脉瘘越来越多。冠状动脉瘘可出现在冠状动脉和邻近静脉、心室或其他纵隔结构间。通常情况下，畸形血管出口远端没有毛细血管床，其血流阻力最小，也就导致直径较大的瘘管会出现明显分流和进行性扩张。冠状动脉瘘的临床并发症包括心室扩张、呼吸困难和心肌缺血。大多数患者只有一支冠状动脉瘘，但有 20% 的患者有 2 支或以上冠状动脉瘘。根据瘘管直径与最大冠状动脉（而不是冠状动脉瘘的供血动脉）直径的比值，按< 1、≥ 1 但<2 和>2 分为小冠状动脉瘘、中等冠状动脉瘘和大冠状动脉瘘。小冠状动脉瘘可能会随着时间自发闭合，而较大冠状动脉瘘可能需要手术或经导管封堵。

1 适应证

未经治疗的冠状动脉瘘可导致心肌缺血、心内膜炎、心室扩大或心功能不全。然而，支持其小结的数据仅限于小样本病例系列研究，且缺乏指南导向冠状动脉瘘的处理策略。美国指南强调了心脏团队在评估冠状动脉瘘行经皮导管和外科手术封堵适应证和可行性中的重要性。需要注意的是，小的冠状动脉瘘通常会随着时间的推移自然闭合，因此可以在无须干预的情况下对其进行监测。中等或较大的瘘管会随着时间的推移而扩大，尤其是在儿童和青年患者中。这种类型的瘘管通常与近段冠状动脉扩张相关，表明存在着持续多年的高分流量。因此，须在中等大小的瘘管进一步进展前对其进行早期封堵，因为大的瘘管与心肌梗死风险有较高关联。通过仔细分析预期获益和风险，对评估和处理冠状动脉瘘的建议如图 11-1 所示。

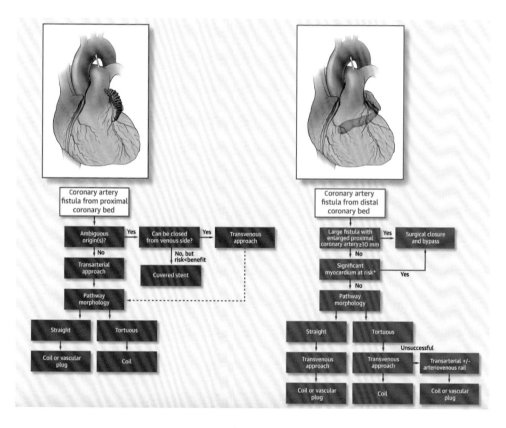

图 11-1　冠状动脉瘘的处理流程

1983 年产生了一种可脱载球囊技术，首次尝试经导管封堵冠状动脉瘘。此后，介入装置取得了长足的进展，例如开发了可脱载弹簧圈和血管封堵器。封堵的目的是阻断瘘管内的血流。主要的瘘管有 5 种类型（图 11-2）：①冠状动脉左前降支近段至肺动脉瘘，这部分瘘管是典型的网状动静脉畸形，通常很小，偶然发现，无须封堵。②冠状动脉左回旋支至冠状窦瘘，这部分瘘管有扩张和发展为大型瘘管的趋势。一旦确诊应进行封堵，除非直径太大（≥ 10 mm），于闭合后可能导致血流淤滞，而淤滞的血流会增加心肌梗死的风险。③右冠状动脉中段或近段至静脉结构的瘘管，如果不及时治疗，同样可能会扩大。④右冠状动脉远段至冠状窦瘘，这些瘘管的封堵特别具有挑战性，因为右冠状动脉近段可能出现显著扩张，这会增加封堵后急性心肌梗死的风险。⑤获得性冠状动脉瘘，通常容易封堵，封堵成功率高。

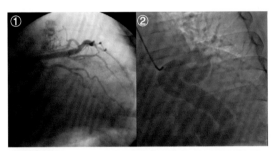

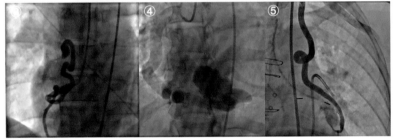

图 11-2　冠状动脉瘘的主要类型

2　诊断流程

虽然冠状动脉瘘可能会导致临床症状出现，但大多数冠状动脉瘘都是在心脏影像检查过程中偶然发现的。患者查体结果往往正常，仅在极少数情况下会出现连续的血流杂音，也可能出现其他查体异常和影像学表现，如心室扩大、容量超负荷和房室瓣膜关闭不全。

术前超声心动图在评估冠状动脉瘘的血流动力学意义、排除其他心脏结构异常和监测对治疗的反应方面起着重要作用。超声心动图用于基线测量心房、心室大小，筛查肺动脉高压和辅助测量心输出量。此外，超声心动图可以为冠状动脉瘘封堵术提供详细的解剖结构，须了解可能影响冠状动脉瘘的封堵效果的邻近结构，如房室瓣。

心脏计算机断层扫描（computed tomography，CT）成像有助于制订术前计划，尤其是瘘管往右心房、冠状窦或右心室分流量较大的患者。三维重建可以明确瘘管的起点和终点、瘘管大小及解剖结构。此外，CT 还有助于判断选择外科手术还是经皮导管介入治疗，选择器械的大小，预测封堵的位置，并确定最佳的透视角度。

术前冠状动脉造影有利于了解经导管封堵时的瘘管解剖结构。然而，因为瘘管常常高度迂曲重叠，靶血管的显影通常面临挑战。此外，过快血流可能使对比剂难以完全充盈瘘管。使用大直径导管、自动注射对比剂、瘘管远端球囊堵塞或在瘘管的两端行双侧造影，可提高造影效果。

3 封堵技术：解剖因素

3.1 冠状动脉瘘起源于近段冠状动脉

封堵起源于冠状动脉近端的冠状动脉瘘，首先要评估瘘管的起源。大部分患者可同时存在几条由冠状动脉分支和静脉连接形成的瘘道，找到其血管起源部位的造影图像非常重要。成功的封堵要求消除所有的血液分流或供血瘘管。极少数患者的起源部位可能不明确或由多个毛状瘘管（丛状瘘管）组成，所以不能从动脉或静脉侧穿过或封堵。在这种情况下，最后的手段是在权衡支架内血栓形成的风险后，跨越冠状动脉瘘开口置入覆膜支架。如果瘘管路径严重弯曲，则有利于弹簧圈置入，因为弹簧圈和微导管的尺寸更小更易于通过。但是，如果瘘口足够大并且路径笔直，则可以使用血管封堵器。

3.2　冠状动脉瘘起源于远端冠状动脉

封堵起源于冠状动脉远端的冠状动脉瘘，必须考虑瘘管的大小、冠状动脉瘤远端冠状动脉分支大小和数量（危险心肌）。封堵起源于冠状动脉远端的冠状动脉瘘的致命缺陷是心肌梗死。这可能是封堵后，供血冠状动脉近端动脉瘤部分血流淤滞继发的大血栓形成所致，也可能由近端动脉瘤血管到远端分支的小血栓栓塞或经导管的封堵装置误堵塞这些血管引起。如果冠状动脉瘤明显增大，则发生心肌梗死的风险很大，可以行外科手术和远端分支血管搭桥手术，以保证冠状动脉血流。如果经皮入路可行，封堵技术则取决于瘘管的长度和弯曲程度。闭合的目的是阻断冠状动脉分支以远的血流，并避免闭合器脱入这些分支血管中。

4　封堵技术：瘘管入路

图 11-3 介绍了导管经动脉、静脉和动静脉袢入路封堵的技术。

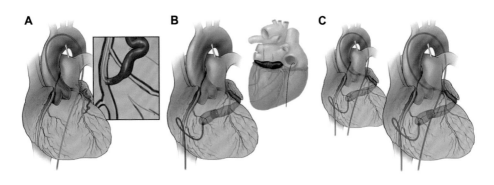

图 11-3　经导管封堵冠状动脉瘘的技术

4.1　动脉入路

经动脉入路从供血（动脉）侧插管并封堵瘘管，而经静脉入路从出口（静脉）侧封堵瘘管。经动脉入路需要经桡动脉或股动脉入路，以便通过供血冠状动脉进入瘘管。经动脉入路最常用于起源于冠状动脉近端的瘘管，因为穿过供血血管的距离更短。为了确保足够的支撑力，首选 7-F 或 8-F 指引导管。指引导管到位后，用 0.014 英寸（1 英寸 = 2.54 厘米）的冠状动脉导丝（小瘘管）或 0.035 英寸的亲水导丝（大瘘管）穿过瘘管。对于小瘘管，最好使用 0.014 英寸的软头冠状动脉导丝，以降低血管损伤的风险。然而，偶尔会使用亲水导线通过极其迂曲的瘘管。一旦穿过了瘘管，可以将微导管或延长导管延伸到 0.014 英寸的钢丝上，或者使用可伸缩导管技术将导管深入放置在 0.035 英寸的钢丝上。当冠状动脉瘘足够小，可以使用微导管进行可推送或脱载弹簧圈栓塞。一般弹簧圈输送要求微导管内径至少为 0.018 英寸。置入的第一个弹簧圈应至少超过血管直径的 30%。如果在随后的血管造影术中仍存在残余漏，则可以加用弹簧圈来完全密封瘘管。血管封堵器装置输送需要更大的导管输送系统。输送导管的大小取决于封堵瘘管所需的封堵器类型和尺寸。建议封堵器的尺寸比冠状动脉瘘的直径大 50%。术者应将器械放置在离瘘口 ≥ 1 cm 处，减少器械脱垂和血栓脱落的风险。重要的是，要做到精确定位并完全封堵瘘管，降低瘘管再通的风险。

4.2　静脉入路

可选择股静脉或颈内静脉入路，从瘘管的终点部位进入瘘管。当瘘管起源于冠状动脉血管的远段三分之一处时，首选经静脉进入，可降低供血血管损伤的风险。

导管较难到达冠状动脉瘘的远段。因此，CT 对于寻找最佳透视角度和标志来成功引导静脉侧介入很重要。根据终点位置的不同，可以使用不同的导管，包括预塑形的冠状动脉导管和可调弯的鞘套，如使用 Agilis 鞘套或 Dexterity 鞘套来引导导丝通过瘘管。大的冠状动脉瘘需要通过 ≥ 5-F 导管输送血管封堵器。这可以通过深插导管或更换亲水涂层编织鞘套（如 Flexor）来实现。这种技术通常需要额外提供 0.035 英寸亲水涂层导丝作支撑。为了减少深插导管的创伤，可使用延伸导管技术，在一根 100 cm 的 6-F、70-F 指引导管内套入一根 125 cm 的 5-F 多功能诊断导管进入血管。一旦亲水涂层编织鞘套或冠状动脉指引导管位于冠状动脉瘘内，就可以释放合适尺寸和适合所选导管的血管封堵器。根据送入装置大小，可以将 0.035 英寸的导丝作为锚定钢丝，增强支撑或顺序交换多个器械。例如，当使用导丝锚定时，7-F 指引导管可以成功运送 12 mm 的 AVP II 导管。应在离开口至少 1 cm 远的地方放置弹簧圈和血管封堵器，降低装置栓塞或血栓脱落的风险。

4.3 动静脉袢入路

在血管极度迂曲和封堵大的远端瘘时，可能需要额外的支撑，以方便导丝交换和器械输送。在这种情况下，动脉－静脉轨道技术可以帮助输送导管和装置。如前所述，导丝从动脉侧或静脉侧进入并通过瘘管，然后将导丝从另一侧捕获并取出，形成一个连续的环路（动脉－静脉轨道），可为导管和器械从静脉或动脉侧输送提供外部支撑。这项技术也可用于导管不能从静脉侧到位的远端瘘管。在这种情况下，导丝从自动脉进入，通过瘘管，形成轨道，导管从静脉侧插入，以尽量减少对瘘管的创伤。

5 设备选择

5.1 栓塞性弹簧圈

不锈钢或铂弹簧圈能很好地匹配血管形态，通常用于经导管封堵的冠状动脉瘘。目前广泛使用螺旋弹簧圈，并且可以在一个弯道内堆叠锚定；也可以放置一个超大三维弹簧圈作为支撑体，以提供螺旋弹簧圈在其后面堆叠（块状和束状）的基础。最常用的弹簧圈被纤维包裹以增加致血栓的机会。Nester 栓塞弹簧圈是可推送含纤维铂金弹簧圈，直径为 2～20 mm。Tornado 弹簧圈是另一个经常使用的可推送纤维铂金弹簧圈，它有一个锥形头端，能最大限度地填充远端血管。Tornado 和 Nester 弹簧圈都是通过 0.018～0.035 英寸内径的微导管进行交换，这取决于所需的弹簧圈大小。

可脱载的弹簧圈系统，如可膨胀水凝胶聚合物、纤维铂金弹簧圈和红宝石铂金弹簧圈，价格更贵，但适合于发生器械移位和(或)栓塞的风险高的较大的瘘管。弹簧圈在最终释放之前连接到导丝上。弹簧圈通过 2.4-F～2.9-F、100～150 cm 微导管输送，如 Progreat 微导管、Contata 微导管、Lantern 微导管输送系统。

AVP 封堵器在临床实践中最常用，由镍钛合金网编织而成。该装置连接到

155 cm 不锈钢导丝上，允许在最终释放前重复定位。该装置通过减缓流经镍钛合金网的血流来加速纤维蛋白介导的血栓形成。

AVP 封堵器有 4 个不同的迭代版本。AVP-I 有一个圆柱形的单叶，可以用于具有短着陆区的瘘管。然而，单叶设计使更多的血流通过该装置，降低了致血栓效应，因此很少使用。AVP-II 是使用最多的封堵器。它由 3 个同等大小的圆形单叶组成，由密集编织的镍钛网制成，这减缓了流经封堵器的血流，有很好的致血栓效果。此外，叶状结构具有弹性，可以匹配血管，可以重叠，不妨碍使用多个封堵器。AVP-III 类似于 AVP-II，由 3 个紧密编织的长方形镍钛合金叶片构成，目前在美国还未获准使用。AVP-I、AVP-II 和 AVP-III 可以通过 4-F～8-F 导管输送。AVP-II 提供了最广泛的尺寸，从 3 mm 到 22 mm。AVP-IV 包括 2 个圆锥状单片，具有密度相对较低的镍钛网。AVP-IV 的形状和组成使其很容易通过迂曲的血管节段，AVP-IV 与内径 0.038 英寸的导管兼容。因此，AVP-IV 非常适合复杂的瘘管治疗。使用室间隔缺损和动脉导管未闭封堵器曾有报道，但首选 AVP 封堵器，因为它能实现完全封堵，溶血风险较低。

5.2 覆膜支架

在供血冠状动脉上置入覆膜支架可用于消除具有多种来源的丛形瘘管，或用于解剖学上不能使用弹簧圈或封堵器栓塞的病变。置入覆膜支架需要考虑口服抗凝治疗，由于有支架血栓形成和心肌梗死的风险，因此必须延长双联抗血小板治疗时程，仔细考虑并确保分支动脉不会被覆盖。一般，覆膜支架有 10%～15% 的血栓风险，在冠状动脉瘘治疗中不作为常规使用。最常用的覆膜支架是 JOSTENT GraftMaster，为一层聚四氟乙烯膜夹在两个不锈钢支架之间的结构。最近美国批准的 PK Papyrus 支架由一个覆盖聚乙烯膜的钴铬支架组成，比 JOSTENT 支架更灵活、通过性更好。覆膜支架的直径为 2.5～5 mm。

6 并发症

与所有冠状动脉介入操作一样，在导丝和导管输送过程中存在血管损伤、夹层、破裂和冠状动脉痉挛的风险。此外，特别是对于较大的瘘管，存在器械栓塞的风险，因此应仔细研究术前 CT 信息，预测并发症发生时器械会在何处栓塞。当栓塞发生时，大部分病例可以通过使用圈套器取出，如 En-Snare 和 Goose Neck snare。介入器械血栓形成也是一个常见并发症，建议静脉注射足量肝素，使活化凝血时间维持在 250~300 s，以降低血栓形成风险。在手术结束时可给予鱼精蛋白部分逆转，以增强置入器械的凝血效果，然后进行最后的血管造影。

7 心肌梗死

心肌梗死可由冠状动脉动脉瘤内血栓形成、器械血栓形成或操作并发症所致。

成功封堵瘘口后，在粗大远端冠状动脉瘘中形成的冠状动脉近端动脉瘤段有继发血栓形成的风险。为了降低动脉瘤血栓形成的风险，可以将患者转至外科行手术封堵联合冠状动脉搭桥手术，封堵成功后所有具有这种解剖结构的患者需要长期口服抗凝药物。理论上，这种方法可以确保冠状动脉血管远端的血流通畅。然而，外科手术封堵也没有降低大瘘管封堵后心肌梗死的风险。一项分析显示，46 例患者中有 5 例（11%）出现术后心肌梗死。在随访 76 例接受外科手术或经导管闭合治疗的患者中，有 15% 发生心肌梗死。研究发现，引流到冠状静脉窦的瘘管是长期缺血事件的一个预测因素，因为这些瘘管大多起源于扩张冠状血管的远端。如果在这种类型的瘘口进一步扩大之前，且大小合适时，进行封堵可能会更好。在冠状动脉严重扩张（直径 10 mm）的情况下，需要谨慎封堵较大的远端瘘管，因为这些患者在围手术期发生心肌梗死的风险增加。

心肌梗死也可由冠状动脉远端节段或侧支闭塞导致。将封堵装置精确地放置在离瘘口 1 cm 以上的地方，可降低器械血栓传播或栓塞脱落到冠状动脉的风险。

8 冠状动脉瘘封堵的效果

对于合适的解剖结构，这种封堵方法对大多数患者有效，但是并非没有风险。一项研究显示，45 例行 56 次冠状动脉瘘封堵的患者中，手术成功率为 90%，并发症包括 3 例患者出现器械移位、1 例患者出现颅内出血和 4 例患者出现心肌梗死。所有器械栓塞病例均发生在可推式弹簧圈治疗的患者中。心肌梗死病例与使用覆盖支架或大瘘管闭合后血流停滞有关。另一项研究显示，33 例患者封堵成功率为 82%，并发症包括 5 例心电图短暂性 ST-T 变化、4 例短暂性心律失常、1 例冠状动脉痉挛、1 例瘘口夹层、1 例未取出器械栓塞。

瘘管的再通是外科手术和经导管封堵技术都需要考虑的一个问题。然而，其发生率尚不清楚，因为大多数患者没有进行术后重复影像学检查。在大多数已发表的病例中，即使存在残余血流，但只要其血流动力学意义不大，就不需要重复干预。一项研究显示，20 例在经导管封堵后 6 个月接受 CT 血造影检查的患者未发现血管再通。另一项研究显示，27 例瘘管中有 4 例在经导管封堵后的平均 423d 再次造影中发现了明显的瘘管再通。这些患者都成功进行了再次封堵。接受血管造影的患者有较高的瘘管再通发生率可能是由于样本量大、随访时间长或成像方式不同。建议对所有成功行冠状动脉瘘封堵 1～5a 内的患者或症状复发的患者，进行冠状动脉 CT 或血管造影检查。

9 展望未来

优化冠状动脉瘘患者的处理主要面临两个挑战。首先，瘘管的解剖结构、大小和血流速度有显著的个体差异。这些因素会影响冠状动脉瘤的进展和大小。大的冠状动脉瘤通常与大型冠状动脉瘘有关，可能继发长期的高冠状动脉分流量。然而，目前还没有有效的预测因子或风险标记物来识别瘘管可能扩大或导致血流动力学异常的后果。因此尚不清楚冠状动脉瘘干预的最佳时机和效果。其次，患者的年龄范围很广，从婴儿期到成年晚期，都可能有相关的并发症，包括心肌病、冠状动脉疾病和瓣膜病，这就很难准确评估冠状动脉瘘封堵对其症状改善的贡献。鉴于患者群体的复杂性和严重冠状动脉瘘较为少见，经导管或外科手术封堵应在经验丰富的大医院进行。比较不同的治疗方案对冠状动脉瘘发病率和死亡率的影响的临床试验不切实际，因此需要进行多中心注册的长期临床和影像随访，帮助了解冠状动脉瘘的自然病程，以及冠状动脉瘘封堵与保守治疗相比的治疗效果。多学科心脏评估团队应包括熟悉患者的儿科或普通心脏病专家和熟悉瘘管封堵专业知识的心脏病介入医师，并应考虑患者的偏好和心胸外科医师的意见。心脏影像的发展可以通过优化术前策略和器械选择，进一步提高经导管封堵的效果。三维打印心脏模型可以更好地显示复杂的瘘管区域和治疗器械与患者之间的相互关系，以优化术前方案。

10　小结

　　临床实践提示，经导管封堵是中大型或有症状冠状动脉瘘的有效治疗方法。冠状动脉瘘在解剖学上很复杂，需要使用专门的技术和设备。因此，这些干预措施最好在权衡好操作的预期效果和风险后进行，并在具有瘘管封堵经验的大医院进行。对所有患者都应进行冠状动脉造影随访，评估瘘管再通。对于巨大冠状动脉瘤患者，最好同时进行搭桥手术和口服抗凝治疗，降低潜在的围手术期心肌梗死风险。

第 12 章

早发心肌梗死的原因、血管造影特征和处理

冠状动脉疾病（coronary artery disease，CAD）始于儿童时期，发展于整个生命周期。美国的一份报告显示，美国首次急性心肌梗死（acute myocardial infarction，AMI）的男性平均年龄为 65.6 岁，女性为 72 岁。尽管在 21 世纪初，老年患者 AMI 住院率有所下降，但同期年轻患者 AMI 数量没有同步下降。据估计，2001—2010 年，美国 30～50 岁患者因 AMI 入院人数超过 100 万。

早发 CAD 患者的缺血性复发率和死亡率高，并对公共健康产生重大影响。早发 CAD 没有通用定义。大多数研究使用了 45 或 55 岁的年龄界限，而既往研究使用的是 65 岁。最近，有人建议将男性的临界年龄定为 49 岁。所有 AMI 患者中早发冠状动脉事件的发生率取决于截止年龄。4%～10% 的 AMI 发生在 45 岁之前，如果年龄限制降低，发病率就会下降。年轻患者的非阻塞性冠状动脉心肌梗死（myocardial infarction with nonobstructive coronary arteries，MINOCA）、自发性冠状动脉夹层（spontaneous coronary artery dissection，SCAD）和血管痉挛（prinzmetal）更常见，尤其是孕妇和围产期妇女，与阻塞性 CAD 相比，其预后和治疗也不同。年轻患者早发 AMI 的 10 个危险因素（特别是阻塞性 CAD）与老年患者几乎相同，但患病率不同。

1 阻塞性动脉粥样硬化 CAD 心肌梗死

1.1 年轻人动脉粥样硬化斑块病理学

动脉粥样硬化是一种生命早期开始的进展性疾病，可以认为是一种"儿童疾病"，其"潜伏期"为数十年。心血管系统年龄相关变化加速动脉粥样硬化，因此，预计动脉粥样硬化性 CAD 在年轻个体中的范围较小。事实上，使用血管内超声虚拟组织学对冠心病患者进行的血管造影研究表明，病变血管较少、病变长度较短、斑块体积较小的年轻患者的动脉粥样硬化负担较低。另一项研究显示，与老年患者相比，14 例早发 CAD 患者（"早发"年龄定义为男性＜55 岁，女性＜65 岁）具有更多的纤维化、更少的坏死和钙化成分、更少的负性重构和更短的长度。斑块负荷 ≥ 70% 和薄型纤维粥样化被定义为高风险斑块，在早发冠心病患者的靶病变中较不常见。与斑块脆弱性相关的点状钙化和胆固醇晶体在年轻 AMI 患者的罪魁祸首斑块中被发现的频率低于老年患者。一项研究显示，较年轻的患者具有较低的斑块负荷、较不严重的钙化和较少的负性重构，但更可能出现斑块破裂和血栓，表明与上述研究相比，早发冠心病患者更常出现不稳定斑块。另一项研究则报告了小于 65 岁的急性冠状动脉综合征（acute coronary syndrome，ACS）患者的非冠状动脉病变节段中致密钙体积、坏死核心的百分比较低，纤维组织体积的百分比较高。此外，与年轻患者相比，老年患者的病变更长、斑块负荷更大。与50 岁以上的女性相比，50 岁以下的女性的动脉粥样硬化病变纤维帽更厚、脂质核心斑块比例更低、钙化负荷更少。年轻女性的纤维组织比例更高、纤维斑块数量更多，这支持了雌激素可能有助于稳定纤维帽的理论。18 例年轻男性的斑块体积更大和更容易发生斑块破裂。然而，在 65 岁以上的患者中未发现上述差异。

在 ACS 患者中发现的不稳定斑块类型（即斑块破裂、斑块侵蚀和钙化结节）的特征见"2.1 MINOCA 的动脉粥样硬化原因"部分。

1.2 危险因素

AMI 伴阻塞性 CAD 年轻患者的危险因素与老年患者相同，但患病率存在显著差异。多项研究表明，吸烟、血脂紊乱和早发 AMI 患者家族史在早发 AMI 患者中更为常见，而糖尿病和高血压的患病率较低。

吸烟是目前年轻 AMI 患者中最常见的危险因素，吸烟人士的患病率在 70%～95%，戒烟是改善长期预后的唯一最有效干预措施，可将全因和心血管死亡率降低 50% 以上。

在早发 AMI 患者中滥用药物也非常普遍。可卡因，除了有加剧高血压、血栓形成和冠状动脉痉挛的急性有害作用外，长期使用还会加速动脉粥样硬化并增加冠状动脉斑块负担。

一项报告显示，≤ 50 岁 AMI 患者中约 11% 的人使用可卡因和（或）大麻，这与全因和心血管死亡率更高有关。患者更可能使用烟草，但糖尿病和高脂血症等传统风险因素的负担较低。研究还表明，烟草和可卡因在引发早发 AMI 方面具有协同效应。因此，必须对年轻 AMI 患者进行药物使用筛查。

超过一半的早发冠心病患者有家族性脂蛋白疾病，即低密度脂蛋白胆固醇较高、高密度脂蛋白低或脂蛋白（a）水平较高。约 10%～20% 的早发冠心病患者表型诊断为杂合子家族性高胆固醇血症，而家族性合并高脂血症的患病率为 12.5%～16.0%。早发 AMI 患者的高密度脂蛋白胆固醇水平较低，高密度脂蛋白质颗粒的抗氧化能力受损。非高密度脂蛋白胆固醇是所有致动脉粥样硬化颗粒中所含胆固醇的量度，在早发 AMI 患者中较高，是年轻人 AMI 的最佳鉴别指标。脂蛋白（a）也与早发 CAD 的发生有关。脂蛋白（a）＞50 mg/dl 诱发早发 CAD 比与 ＜45 岁个体发生 ACS 的可能性约高 3 倍，而这种相关性在老年时减弱。一项登记显示，三分之一≤ 50 岁 AMI 患者的脂蛋白（a）＞50 mg/dl。

最近在美国人群中进行的一项研究强调了低社会经济地位（即低收入 / 低教育水平）在早发 AMI 发展中的重要影响。一项对 130 万名 35 岁社会经济地位较低的人进行的计算机模拟研究预测结果显示，这些人在 65 岁时患 AMI 的风险是社会经济地位较高的人预测的两倍，农村人口似乎也特别脆弱。

1.3 临床表现和心电图特征

早发 AMI 的临床表现与老年患者无差异。胸痛是≤ 50 岁男性（90%）和女性（88%）出现 AMI 的最常见症状。然而，女性更可能出现非心脏症状，包括呼吸短促、心悸和疲劳。大约 20% 非常年轻的 AMI 患者主要有非心脏性临床表现（即非心脏性胸痛伴全身无力）。在急诊科就诊的年轻人如果没有心脏症状，可能导致 AMI 诊断延迟。

在出现 ACS 的年轻患者中，以 ST 段抬高型心肌梗死（ST-elevation myocardial infarction，STEMI）为主。一项登记显示，早发 AMI 患者中，55% 的男性和 46% 的女性患有 STEMI，而来自亚洲的其他研究显示其发病率在 66%～75%。

1.4 血管造影特征

冠状动脉造影显示年轻 AMI 患者的病变范围较小。单支血管疾病的发病率在 38%～58%，与老年患者相比更为常见，老年患者往往患有多支血管疾病。患者越年轻，单支血管疾病的可能性越高，据报道，<35 岁的患者中单支血管病的比例高达 67%，三支血管疾病较为罕见（8%～14%）。大多数研究显示，左前降支冠状动脉是最常见的受累血管，也是罪犯血管，而左主干病变在早发 AMI 中并不常见。在非常年轻的 AMI 患者中，约有 3% 的患者出现而左主干病变受累。年轻女性更容易患非阻塞性单血管疾病，而年轻男性更容易患多支血管 CAD。

1.5 治疗

对于年轻 AMI 患者的治疗没有专门的指南，因此其治疗与老年患者类似。这适用于双联抗血小板治疗（dual antiplatelet therapy，DAPT）、β- 受体阻滞剂、血管紧张素转换酶抑制剂或血管紧张素受体阻滞药和他汀类药物。杂合子家族性高胆固醇血症或多支血管 CAD 的年轻患者具有"极高"风险，最近建议低密度脂蛋白胆固醇目标<40 mg/dl。

在挪威，与 45～60 岁患者相比，45 岁以下的患者进行冠状动脉造影和经皮冠状动脉介入治疗（percutaneous coronary intervention，PCI）的可能性较小（分别为 88% 比 91% 和 68% 比 73%；两者均 $P<0.001$）。此外，与 60～80 岁的患者相比，同一组患者更可能接受 DAPT（89% 对 80%；$P<0.001$）。与年轻男性相比，年轻女性接受 PCI、DAPT 和他汀类药物的可能性较小。研究均表明，年轻女性接受血运重建的频率低于男性，接受指南建议的药物治疗的可能性也较低。在另外两项研究中也报道了与 AMI 年轻男性相比，AMI 年轻女性的 PCI 发生率较低。图 12-1 总结了早发心肌梗死的解剖、危险因素和处理。

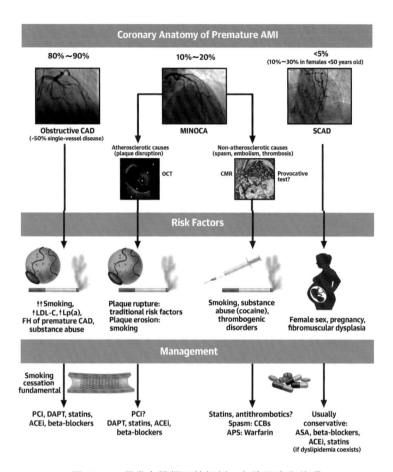

图 12-1　早发心肌梗死的解剖、危险因素和处理

1.6　血运重建方式

最新的美国指南并未就年轻 AMI 患者的心肌血运重建方式给出任何具体建议。

STEMI 患者应立即进行一期 PCI。在理想情况下，在首次医疗接触后 60～90 min 内，导丝穿过病变，然后进行完全血运重建（更多是分期进行）。冠状动脉旁路移植术（coronary artery bypass grafting，CABG）保留用于 PCI 不可行且有较大心肌面积风险的情况。对于成功进行一期 PCI 后病情稳定的 STEMI 并且仍存在非梗死相关冠状动脉复杂多支病变患者，可以实施择期 CABG。

对于非 ST 段抬高心肌梗死伴 1 或 2 血管疾病（尤其是无左前降支受累）的

患者，通常首选经皮冠状动脉介入治疗。对于累及左前降支的复杂多血管疾病患者，尤其是 LM（左主冠状动脉）疾病患者，首选冠状动脉旁路移植术，因为与经皮冠状动脉介入治疗相比，冠状动脉旁路转移术可降低主要心血管不良事件的发生率。观察数据表明，在三支血管疾病患者中，第三支动脉导管可降低死亡率，因此完全血管重建术（仅使用动脉移植物）可能是首选，尽管随机对照试验正在进行中，且有必要确保观察数据不因年龄而混淆。接受冠状动脉旁路移植手术的年轻患者的长期死亡率和主要不良心血管事件发生率低于老年患者。

在复杂多血管 CAD 的年轻患者中，有利于决定 CABG 手术而非 PCI 的因素包括与老年患者相比，年轻患者的预期寿命更长，手术发病率和死亡率更低。相比之下，PCI 能更快地恢复。此外，早期 CABG 增加了老年人需要再次进行 CABG 的可能性。早发心肌梗死的诊断流程参见图 12-2。

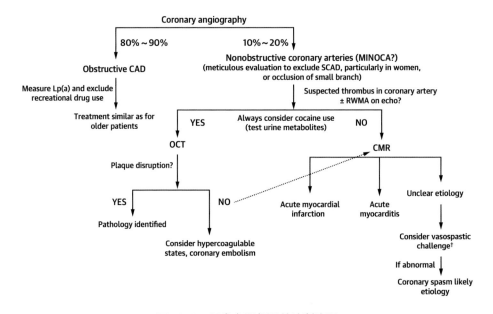

图 12-2　早发心肌梗死的诊断流程

2 非阻塞性冠状动脉心肌梗死

　　MINOCA 的诊断标准如下：① 心肌梗死的第四个通用定义定义的 AMI；② 符合血管造影指南的非阻塞性冠状动脉，无损伤 ≥ 50% 且位于心外膜大血管；③ 没有其他临床上明显的特定原因解释急性表现（如急性心肌炎、Takotsubo 综合征）。AMI 患者中 MINOCA 的患病率约为 5%～6%，在年轻患者中更高，为 10%～20%。一项研究显示，55 岁以下 AMI 患者中 MINOCA 的患病率为 8.2%。在一项纳入 18～55 岁 AMI 患者的研究中，MINOCA 的诊断率为 11.1%。一项登记报告，50 岁以下 AMI 患者中 MINOCA 的患病率为 5%。与 STEMI 相比，女性、非白人患者、传统危险因素较少的患者以及在非 ST 段抬高型心肌梗死的临床环境中，MINOCA 的发生率更高。

　　术语"MINOCA"被用作一个伞，其下包括多个具有不同病理生理机制的临床实体。因此，没有一种独特的治疗方法"适合"所有 MINOCA 患者，但相反，考虑到导致 AMI 的潜在条件，治疗应个体化。MINOCA 的病因可分为动脉粥样硬化性和非动脉粥样硬化性。

2.1 MINOCA 的动脉粥样硬化原因

　　斑块类型包括斑块破裂、斑块侵蚀和钙化结节，是 MINOCA 的常见病因。它可以触发血栓的形成，随后导致远端栓塞、痉挛甚至完全血管闭塞，并自发消失，导致 AMI。斑块破裂的特征是纤维帽的不连续性，这导致斑块腔和冠状管腔之间的连通，而在斑块侵蚀中，内皮层破裂，完整的纤维帽和血栓叠加在未破裂的粥样斑块上。光学相干体层成像（OCT）将钙化结节定义为一个信号差的区域，边界轮廓不清晰，突出到动脉腔中。与绝经前妇女中更常见的斑块侵蚀相反，在老年患者中斑块破裂和钙化结节更常见。钙化结节是诱发血栓事件最不常见的原因，因为它占冠状动脉血栓成因不足 3%。与斑块破裂相比，斑块侵蚀与潜在粥样斑块的不同组成有关：在斑块侵蚀中，粥样斑块脂质含量低，富含蛋白聚糖和糖胺聚糖。此外，炎症也不太明显，主要涉及中性粒细胞而不是巨噬细胞。他汀类药物的广泛使用可能已将粥样斑块的组成从薄帽纤维粥样斑块转变为具有上述特征的斑块。血脂紊乱、高血压、糖尿病、慢性肾脏疾病和高水平炎症标志物（即高敏

C 反应蛋白）在斑块侵蚀中不太常见，而在女性、年轻人、吸烟人群中和血红蛋白升高（＞15 g/dl）情况下更为常见。这种不同的风险因素特征表明，与斑块破裂相比，斑块侵蚀具有不同的病理生物学特征。

如果冠状动脉造影显示非阻塞性病变，如模糊、管腔不规则或小填充缺陷，则应怀疑斑块破裂。通过血管内成像，即血管内超声或 OCT 进行明确诊断。OCT 是首选，因为其分辨率更好，是唯一可以通过排除斑块破裂来识别斑块侵蚀的成像方式。OCT 可以可靠地检测斑块破裂，而由血栓叠加的"罪魁祸首"病变中存在完整的纤维帽，高度提示斑块侵蚀。

目前还没有研究表明与单一抗血小板治疗相比，DAPT 对 MINOCA 患者更有益处。然而，该领域尚未开展专门的随机对照试验。在侵蚀（无支架的有效抗血栓治疗：基于血管内光学相干体层成像的斑块侵蚀管理）研究中，替格瑞洛与阿司匹林联合治疗斑块侵蚀导致狭窄程度＜70% 的 ACS 患者，可保护大多数患者在长达 1a 的时间内不再发生重大心血管不良事件。然而，侵蚀研究仅包括少数患者，且不支持临床结果。因此，在斑块破裂的临床环境中，基于 P2Y12 抑制剂对 AMI 和梗塞性 CAD 患者的有益作用，使用阿司匹林和 P2Y12 抑制物的 DAPT 是合理的。由于缺乏数据，指南没有给出肠外抗凝的具体建议，然而，在斑块破坏的情况下使用它是合乎逻辑的。如果患者接受经皮冠状动脉介入治疗，但未抗凝或使用磺达肝素，建议围手术期给予普通肝素。

强烈建议开始使用他汀类药物，而其他心脏保护药物如血管紧张素转换酶抑制剂或血管紧张素受体阻滞剂和 β- 受体阻滞剂的使用应根据个人情况决定。一项试验将评估血管紧张素转换酶抑制剂或血管紧张素受体阻滞药和 β- 受体阻滞剂在 MINOCA 中的有效性。

美国心脏协会关于 MINOCA 患者的当代诊断和管理的科学声明，反对在侵蚀研究的基础上对斑块破裂进行常规支架置入。相反，欧洲经皮心血管介入治疗协会的一份专家共识文件支持支架置入，尤其是在冠状动脉内成像出现斑块破裂的情况下。

2.2 MINOCA 的非动脉粥样硬化原因

2.2.1 冠状动脉痉挛

心外膜冠状动脉痉挛被定义为短暂的冠状动脉全或次全闭塞（＞90% 收缩），

伴有心绞痛和缺血性心电图改变，自发或对刺激性刺激（通常为乙酰胆碱、麦角胺或做过度通气动作）作出反应。冠状动脉痉挛约占年轻患者 MINOCA 病例的20%，这在东亚人中更为普遍。心绞痛通常在休息时出现，尤其是在夜间和清晨之间，但也可能由压力、寒冷或过度通气引起。吸烟是众所周知的诱发因素，娱乐性吸毒也是如此。MINOCA 年轻患者的可卡因使用率为 5%～15%。大麻、舒马曲普坦、伪麻黄碱和肌力剂被认为是 MINOCA 的触发因素。除冠状动脉血管收缩外，非法药物还导致肾上腺素能驱动，随后血压和心率升高，导致需氧量增加。应询问和评估患有 AMI 的年轻患者是否使用消遣药物，并建议他们不要继续使用。冠状动脉痉挛通常在导管插入术前消失，需要进行激发试验。冠状动脉内注射乙酰胆碱和麦角新碱均用于诊断血管痉挛性心绞痛。对血管痉挛性心绞痛的明确诊断需要再现常见的心绞痛疼痛、缺血性心电图改变和血管造影上＞90% 的血管收缩；否则，评估被认为是模棱两可的。一个报告显示，80 例 MINOCA 和可疑冠状动脉血管运动异常患者中有 46.2% 的激发试验结果为阳性；虽然大多数阳性结果患者有心外膜痉挛，但 13 例患者（35.1%）被诊断为微血管痉挛（缺血性心电图改变和心绞痛，血管收缩率＞90%）。阳性结果患者的心律失常并发症总发生率为 5.4%，与自发性心绞痛发作时的发生率相似。目前仍缺少对年轻 AMI 患者的专门研究。避免加重刺激和使用钙通道阻滞剂是治疗选择，同时应避免 β- 受体阻滞剂，因为它们会加重冠状动脉痉挛。短效硝酸盐是二线治疗，而长效硝酸盐的有效性存在争议，可能是因为耐受性的发展。尼可地尔和西洛他唑是另外两种被建议用于治疗血管痉挛的抗痉挛药物。尽管一些研究者报告冠状动脉痉挛与血小板活化之间存在关联，但在最近的荟萃分析中，阿司匹林并未降低有血管痉挛性心绞痛但无明显 CAD 患者的主要心血管不良事件发生率。根据 VA Korea 注册中心的结果，血管痉挛性心绞痛患者联合服用阿司匹林和氯吡格雷，会导致 ACS 发生率高于无抗血小板治疗，而单独使用阿司匹林或氯吡格雷不会增加 ACS 风险。有趣的是，即使在动脉粥样硬化患者中，DAPT 也与更差的临床结果相关（≥狭窄50%）。这些发现暗示，阿司匹林可能通过抑制前列环素而导致血管痉挛。总之，抗血小板治疗在这一亚组患者中没有明显的益处，而 DAPT 可能是有害的，应仅用于支架置入患者。对于伴有显著动脉粥样硬化的患者，应考虑单一抗血小板治疗。

2.2.2　冠状动脉栓塞和血栓形成（高凝状态）

冠状动脉栓塞和原位血栓形成已在 AMI 患者中被描述。虽然冠状动脉栓塞和血栓形成可导致阻塞性 CAD，但当其影响小血管时，冠状动脉造影不可见，或当发生完全或部分自发溶栓时，也可导致 MINOCA。在 VIRGO 研究中，75 例患者中有 3 例（4%）的冠状动脉栓塞被确定为早发 AMI 的发病机制，299 例 MINOCA 患者中有 1 例（0.3%）被确定为发病机制。根据在非排他性年轻人群中进行的试验，心房颤动是诱发冠状动脉栓塞的最常见的原因，其次是心肌病、瓣膜性心脏病、恶性肿瘤、感染性心内膜炎的脓毒性栓塞、全身性自身免疫性疾病和抗磷脂综合征。

一些研究调查了遗传性血栓形成对早发 AMI 发展的影响，结果不一致，但只有少数是在 MINOCA 背景下的研究。一项研究发现，在 41 例年龄 <50 岁的 MINOCA 患者中，因子 V Leiden(V 莱顿)和凝血酶原 G20210A 多态性频率增加。另一项研究报告称，在 84 例连续的 MINOCA 患者（中位年龄 45.5 岁）中，23% 的患者有遗传性血栓形成症，而 5.7% 的患者（≤ 50 岁）患有抗磷脂综合征。所研究的遗传性血栓形成障碍包括因子 V Leiden、凝血酶原 G20210A 多态性以及蛋白 C、蛋白 S 和抗凝血酶 III 的缺陷。然而，另一项研究没有重复这些发现，并显示 255 例非常年轻的 AMI 患者中，蛋白 C、蛋白质 S 和抗凝血酶 III 以及抗磷脂综合征的缺陷是罕见的，其中 17.6% 有 MINOCA。另一种亲血栓多态性，亚甲基四氢叶酸还原酶 677C>T 的纯合形式，与高同型半胱氨酸水平相关，据报道其是早期 MINOCA 发生的独立危险因素。由于这些发现大多基于小型研究，因此需要进行更大的多中心前瞻性研究，以确认遗传性或获得性血栓形成对早产儿 MINOCA 病理生理学的影响。

关于冠状动脉血栓形成和栓塞的最佳药物治疗的数据很少。在确诊抗磷脂综合征的情况下，当维生素 K 拮抗剂与抗血小板药物合用时，应以 3.0~4.0 或 2.0~3.0 的目标国际标准化比值终身服用。

总之，MINOCA 在 AMI 年轻患者中很常见。MINOCA 的病因各不相同，目前仅少数人确定了发病机制，但它至关重要，因为它可以指导治疗和确定预后。当其他非侵入性成像模式和冠状动脉造影没有显示 AMI 的潜在病理生理学证据时，心脏磁共振成像可以检测心肌的小梗死区域。在最近一项针对女性 MINOCA 的研究中，OCT 和心脏磁共振成像的结合揭示了 84.5% 患者的潜在发病机制，这表明在大多数 MINOCA 病例中，病因识别是可行的。

有研究者提出了一种基于冠状动脉造影结果的简化诊断算法。当冠状动脉造影显示非阻塞性冠状动脉时，诊断更具挑战性。排除自发性冠状动脉夹层（SCAD）

和小分支闭塞后，光学相干体层成像（OCT）、心脏磁共振成像（CMR）或血管痉挛激发的进一步应用主要取决于冠状动脉内血栓的存在、超声心动图发现和患者的临床特征，如可卡因使用史。一些专家建议在梗死相关动脉中进行 OCT 评估。

3 自发性冠状动脉夹层

SCAD 是冠状动脉壁的自发分离，非医源性，与创伤或动脉粥样硬化无关。随后的冠状动脉阻塞是由壁内血肿或内膜破裂形成引起的。目前已经描述了多种诱发原因，如纤维肌肉发育不良、妊娠、多产、激素治疗、结缔组织疾病（如 Marfan 综合征、Loeys-Dietz 综合征、血管 Ehlers-Danlos 综合征）、系统性炎症疾病（如系统性红斑狼疮、克罗恩病、溃疡性结肠炎）。超过 50% 的患者能够回忆起诱发因素：剧烈运动、剧烈的 Valsalva 型活动、强烈的情绪压力、分娩、使用娱乐药物或外源激素。

大约 90% 的 SCAD 患者为女性，平均发病年龄在 44～62 岁。约 96% 的患者出现胸痛。SCAD 占女性的 35%，不到 50 岁就可能出现 ACS。SCAD 可使妊娠复杂化，这与 14.5%～43.0% 的妊娠相关 AMI 发生率有关，大多数病例（>70%）发生在产后，最常见的发生在第一周内。大多数 SCAD 患者存在 STEMI。

冠状动脉造影仍然是诊断 SCAD 的金标准。诊断时需要高度怀疑，因为在少数病例中发现具有多个透光管腔的管腔外对比染色的典型血管造影描述。目前已经提出了三种不同的血管造影类型。1 型包括动脉壁对比染色和多个透光管腔，是唯一被认为是病理诊断的类型。2 型是最常见的类型，描述了不同严重程度的弥漫性狭窄，长度通常 >20 mm。它又进一步分为 2 个亚型：2A 型以弥漫性狭窄为特征，以壁内血肿近端和远端的正常动脉段为边界；2B 型则有弥漫性狭窄延伸至动脉顶端。3 型包括模拟动脉粥样硬化的局灶性或管状狭窄，长度通常 <20 mm。对于非 1 型 SCAD，尤其是 3 型 SCAD 的明确诊断，通常需要使用血管内超声或 OCT 进行血管内成像。

大约一半的 SCAD 患者累及左前降支，其次是回旋支和右冠状动脉，左主干累及率高达 13%。通常，中、远端节段受到影响，而在一项研究中，近端血管节段仅受到 8.4% 的影响。在 5%～10% 的病例中，超过一条冠状动脉受到影响。

OCT 是疑似 SCAD 患者的首选成像方法，因为它具有较高的空间分辨率，可以更好地显示壁内血肿、内膜破裂和双腔。然而，OCT 所需的造影剂注射可导致解剖的液压延伸。尽管血管内成像提供了 SCAD 的明确诊断，并证实支架贴壁充分且完全覆盖了解剖段，但它也有缺点：成本高，需要程序性抗凝，以及可能带来血管闭塞的延长解剖的风险。

在 SCAD 中，PCI 受到几个因素的限制。首先，解剖的动脉容易发生医源性解剖，可能导致血管闭塞。其次，与动脉粥样硬化相关的 AMI 病例相比，PCI 成功率和 TIMI 血流 3 级恢复率明显较低。此外，随后血肿的吸收可导致晚期架丝贴壁不良。最后，95% 的患者发生自发血管造影愈合，因此保守治疗是首选，尤其是在病情稳定且无高危解剖结构的患者中。当存在持续缺血或血流动力学不稳定时，保留侵入策略。SCAD 的 CABG 手术存在特殊问题，解剖的冠状动脉组织很脆弱，不可能缝合，因此外科医生应避免直接在其上吻合旁路移植物。此外，随后的冠状动脉自发愈合可能导致竞争性血流，危及旁路导管的通畅性。医疗管理侧重于症状控制和 SCAD 复发。诊断后应停止全身抗凝。在一项观察性研究中，β- 受体阻滞剂与较低的 SCAD 复发率相关。高血压治疗可能减少复发性 SCAD。尽管尚未进行随机对照试验，但专家建议 DAPT 治疗 2～4 个月，然后使用低剂量阿司匹林作为单药治疗 12 个月。对于出血风险高的患者，单独使用阿司匹林或根本不使用抗血小板治疗是一种合理的选择。一项研究表明，与 DAPT 相比，单一抗血小板治疗与 12 个月时较少的主要心血管不良事件相关。他汀类药物的使用受到质疑，因为潜在的病理学不是由动脉粥样硬化引起的，因此与胆固醇无关。在获得随机对照试验的数据之前，大多数专家建议仅对血脂异常患者使用他汀类药物。一项随机对照试验评估了 SCAD 患者的药物治疗效果。研究人员将使用 2∶2 析因设计（1∶1 / 1∶1）至 1∶1 β- 受体阻滞剂（是或否）将 600 例 18～90 岁的患者随机分组；短期（仅使用阿司匹林 1 个月）与长期（复合使用阿司匹林和氯吡格雷 12 个月）抗血小板治疗。其主要疗效终点是死亡、心肌梗死、中风、冠状动脉血运重建、复发性 SCAD 和 ACS 或心衰 1 年后的非计划住院；主要安全终点是出血。

孕妇的管理与一般人群类似。如果另有指示，不应仅因为辐射问题而阻止侵入策略。应使用适当的腹部屏蔽，以减少胎儿暴露于辐射下。低剂量阿司匹林和

β- 受体阻滞剂在妊娠期间被认为是安全的，在绝对必要时应给予氯吡格雷，而由于缺乏数据，应避免使用替格瑞洛和普拉格雷。

4 预后

早发 AMI，特别是在阻塞性 CAD 和（或）女性患者中，是一种侵袭性疾病，复发率和死亡率较高，主要归因于可修改风险因素的次优控制。

三分之一的患者患早发（≤45 岁）CAD，其中大多数经历 AMI，在 20a 的随访期内至少有一次复发事件。持续吸烟、糖尿病、慢性炎症性疾病以及亚裔和撒哈拉以南族裔是复发事件的独立预测因素。到目前为止，持续吸烟对预后的影响最大，多发性复发的风险几乎高出 3 倍。类似的，另一项中位随访 9.1a 的研究表明，与不吸烟者相比，极早发 AMI 后持续吸烟者复发事件的风险高 2 倍。

一项登记数据强调了戒烟对预后的显著影响。与 AMI 后 1a 继续吸烟相比，过早 AMI 后戒烟与全因死亡率和心血管死亡率降低 70%～80%。

关于年轻的 MINOCA 后患者的预后，几乎没有数据，而且存在争议。一项报告显示，MINOCA 患者在 1a 时与阻塞性 CAD 患者的预后相当。然而，其他入组早期 AMI 患者（≤35 岁）的研究显示，MINOCA 患者的长期预后相对较好，与严重 CAD 患者相比更好，尽管年轻可能是一个混杂因素。

与男性相比，女性在 ST 段抬高型心肌梗死和非 ST 段抬高性心肌梗死的临床情况下的住院死亡率较高，出院后死亡率也较高。

5 小结

早发 AMI，特别是在阻塞性 CAD 的情况下，是一种快速发展的疾病，长期预后不良。典型的动脉粥样硬化性 CAD 在 AMI 年轻患者中不太常见。诊断时应怀疑不同的原因，特别是 MINOCA，并及时确定，因为治疗和预后可能与 AMI 患者因动脉粥样硬化斑块破裂而显著不同。在阻塞性 CAD 中，药物治疗和血运重建策略遵循与老年患者相同的规则。戒烟是迄今为止最有效的二级预防措施。血管内成像和心脏磁共振成像的广泛使用允许识别大多数 MINOCA 病例的发病机制。患有 AMI 的年轻女性应怀疑 SCAD，尤其是在围产期，尽管它也可能发生在其他人群中。

第 13 章

左室血栓患者的治疗

尽管心血管医学取得了许多进展，但关于左心室血栓的诊断、预防和治疗决策仍面临着挑战。当前临床实践的复杂性表现为：①双联抗血小板治疗加用口服抗凝治疗的安全性如何？②直接口服抗凝替代传统维生素 K 拮抗剂（主要是华法林）是否可行？③如何应用心脏磁共振成像诊断左室血栓？

美国每年就有大约 100 万例心肌梗死。前壁 ST 段抬高型心肌梗死（ST-elevation myocardial infarction，STEMI）后左室血栓的发生率为 4%～39%。由于再灌注治疗的推广，心肌梗死后左室血栓发生率降低，但此类心肌梗死后患者的左室血栓风险仍然很大。美国扩张型心肌病（dilated cardiomyopathy，DCM）左室血栓的发生率为 2%～36%，因此大量 DCM 患者有发生左室血栓的风险。此外，根据血栓形态和随访时间，左室血栓栓塞风险高达 22%，主要心血管不良事件风险为 37%。

1 病理生理学

根据 Virchow 血栓形成的三联理论，左室血栓的发病机制是三个因素相互作用的结果：①心室功能降低导致的血流停滞；②心内膜损伤；③炎症 / 高凝状态（图 13-1）。这些因素对左室血栓形成的影响程度取决于心肌功能障碍的原因及其持续时间。局部心内膜损伤和炎症可能是急性心肌梗死后的主导因素，而左室功能全面降低而导致的血流停滞可能是 DCM 的关键因素。

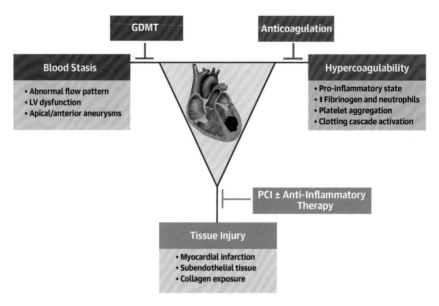

图 13-1　左心室血栓的病理生理学机制与处理目标

左室血栓是在左室射血分数（left ventricular ejection fraction，LVEF）较低的严重心肌功能障碍环境中形成的。前壁心肌梗死后，LVEF 降低是血栓形成的一个重要危险因素，大多数血栓发生在心尖壁运动异常区域，即运动不足、运动无力或运动障碍（室壁瘤）节段。即使是在轻度至中度左室收缩功能障碍的情况下，节段性左室功能障碍以及左室内血流减少、异常也可能导致左室血栓。

急性心肌梗死（acute myocardial infarction，AMI）时心脏损伤严重会增加发生左室血栓的风险。与非 ST 段抬高型心肌梗死（non- ST- elevation myocardial infarction，NSTEMI）相比，STEMI 患者发生左室血栓更常见。其他危险因素包括损伤面积大、再灌注治疗延迟和再灌注后冠状动脉前向血流差。单核细胞和巨噬细胞在 AMI 后的愈合中起着重要作用，初步研究表明，单核细胞表达的改变引起细胞外重构受损（如 I 型胶原异常生成）和心内膜完整性的长期丧失，易导致左室血栓形成。前壁心肌梗死后，较高的平均血小板体积、C 反应蛋白和纤维蛋白原水平也与左室血栓形成有关。

低 LVEF 和存在瘢痕（表现为心脏磁共振延迟钆增强）是 DCM 左室血栓形成的危险因素。炎症、高凝和特定疾病过程（如淀粉样变、嗜酸性心肌炎）引起的心内膜受累也是 DCM 的重要病理生理介质，可能增加左室血栓形成的风险。然而，在左室血栓风险和对临床相关血栓 / 血栓栓塞的影响方面，关于特定 DCM 病因的数据很少。

2 左室血栓的影像检查

准确评估左室血栓直接影响治疗和临床结果。经胸超声心动是评估左室血栓的标准成像技术。超声心动中使用超声对比剂可使左室血栓检测灵敏度提高一倍，因此，宜使用超声心动对比剂提高诊断左室血栓患者的敏感性，例如 AMI 伴心尖部运动障碍的患者和拟诊心原性栓塞的患者。经食管超声心动通常不能更好地显示左室心尖部状况。

使用心脏 CT 检测左室血栓的数据仅限于病例报告和小样本试验系列。没有研究证实心脏 CT 通过病理或临床结果检测到左室血栓。然而，人们认识到，心脏 CT 无论是作为心脏研究还是心外适应证检测方式，都可能偶然发现左室血栓。

心脏磁共振成像（cardiac magnetic resonance，CMR）晚期钆增强成像是一种通过病理学证实的评估左室血栓的技术，而 CMR 检测到的左室血栓与短期（6 个月）和长期（中位数 3.3a）栓塞事件的增加有关。以 CMR 晚期钆增强成像作为参考标准的研究表明，超声心动对评估左室血栓的敏感性较低。荟萃分析 431 例 STEMI 患者的 3 项研究发现，以 CMR 晚期钆增强成像作为参考标准的超声心动敏感性为 29%。尽管超声心动对比剂的使用提高了检测的敏感性，但与 CMR 晚期钆增强成像相比，它仍然低得多。通过 CMR 晚期钆增强成像而非超声心动检测到的左室血栓体积较小，形态呈壁状。

CMR 晚期钆增强成像检测左室血栓的优越性不仅与高分辨力解剖成像有关，还与其能够显示左室血栓的组织特征有关。由于左室血栓缺乏血管，因此缺乏晚期钆增强，因此很容易将其与周围心肌区分（左室血栓的预防与处理策略如图 13-2 所示）。

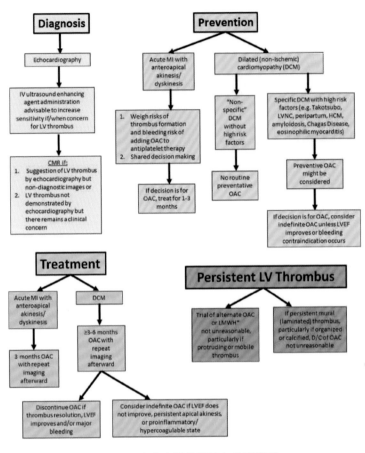

图 13-2　左室血栓的预防与处理策略

与左室血栓风险增加相关的 CMR 因素包括严重左室收缩功能障碍、大量心肌瘢痕、发生 AMI 之后的心尖部室壁运动障碍、急性心原性栓塞事件史和左室室壁瘤。

目前有关 CMR 评估未经超声心动诊断的左室血栓是否能改善预后的数据有限。对 110 例行 CMR 检查的患者（89% 的患者开始或继续服用抗凝剂）进行非随机分析，结果显示，在那些通过 CMR 而非超声心动检测到左室血栓的患者中，其复合栓塞终点发生率与那些同时通过超声心动和 CMR 检测到左室血栓的患者相比，在统计学上没有显著差异。尚不清楚通过 CMR 而非超声心动检测到左室血栓的患者是否接受了抗凝治疗，如果没有，那么这些患者发生栓塞的风险是否会比通过 CMR 和超声心动确诊的患者更高。

CMR 可能最合适：①当超声心动提示可能存在左室血栓但无法诊断时；②当超声检查未显示左室血栓但仍存在临床问题（如心原性栓塞）时。

3   AMI 后左室血栓的预防

左室血栓是公认的心肌梗死并发症，尤其是涉及心尖前壁并伴有相关室壁运动异常的 STEMI，是栓塞事件的潜在前兆。在 STEMI 的标准治疗流程中，结合早期溶栓治疗和随后经皮冠状动脉介入治疗（percutaneous coronary intervention，PCI）的即时再灌注策略，可能降低但并不消除左室血栓形成的风险。

目前抗凝策略预防左室血栓的证据有限和陈旧。荟萃分析再灌注前时代（20世纪 80 年代）的 4 项小样本试验共 307 例前壁心肌梗死患者的结果显示，静脉注射肝素、维生素 K 拮抗剂或两者联合抗凝治疗可降低左室血栓的发生率，但没有报道安全事件的数据。这些试验确定主要心血管不良事件或体循环栓塞的效力不足。值得注意的是，这些试验是在没有接受再灌注（PCI 或溶栓）、P2Y12 抑制剂和很少接受阿司匹林的患者中进行的。此外，这些试验中的抗凝持续时间很短（主要是住院治疗）。一项于 1997 年在 776 例接受溶栓治疗的前壁心肌梗死患者中进行达肝素治疗的随机试验显示，左室血栓形成或全身栓塞复合终点的发生率降低，但严重出血率增加，单独动脉栓塞或死亡的发生率没有降低。该试验的参与者服用了阿司匹林（但不是 P2Y12 抑制剂），达肝素治疗的持续时间再次缩短（平均随访 9 天）。

目前没有专门针对 PCI 时代心肌梗死患者的全剂量抗凝预防左室血栓的随机试验。几项当代观察性研究表明，在前壁心肌梗死患者中，为预防左室血栓而在双联抗血小板治疗中加用抗凝药物与主要心血管不良事件发生率的降低无关，事实上可能会增加严重出血事件。然而，这些观察性研究受到重大偏倚的限制，包括适应证偏倚。尽管如此，对有其他口服抗凝适应证（最常见的是心房颤动）的患者进行抗血小板和抗凝联合治疗的研究，已明确表明出血风险增加了几倍。

总之，历史临床试验表明，短期预防性抗凝可降低前壁心肌梗死患者左室血栓形成的风险，但是这些试验无法确定这种预防性抗凝剂是否导致体循环栓塞或主要心血管不良事件的临床相关事件发生率降低。2013 年美国指南建议，对有左室血栓风险的前壁心尖无运动或运动障碍患者，可考虑抗凝 3 个月。然而，在目前再灌注 / 冠状动脉支架置入 / 双联抗血小板治疗时代，很少有数据明确支持常规抗凝治疗，也没有数据支持抗凝持续时间为 3 个月。因此，在决定是否开始预防性抗凝时，应考虑血栓形成的风险、抗血小板和抗凝联合治疗的出血风险以及患者的偏好等因素。

新近，一项对 279 例患者进行单中心开放标记的随机试验专门评估了与双联抗血小板治疗相比，双联抗血小板治疗联合低剂量抗凝（利伐沙班 2.5 mg，每日两次，共 30 天）是否可以降低左室血栓的风险。结果显示，低剂量利伐沙班组左室血栓形成和净不良临床事件风险降低，出血无增加。然而，该研究中患者退出率（16.5%）高，并且超过75%的患者 LVEF＞45%。

虽然没有数据支持对所有患者进行常规的预防性抗凝，但在这种情况下，应考虑预防性抗凝治疗的利弊并以患者为中心预防左室血栓。如果心肌梗死后开始预防性抗凝，建议持续 1～3 个月，因为左室血栓形成的风险在心肌梗死后的第一个月内最高，然后下降。

左室血栓形成的风险在心肌梗死后前两周最高。研究发现，与心肌梗死后两周进行心脏磁共振成像相比，心肌梗死后 1～2 周进行经胸超声心动评估，左室血栓的发生率增加。

4 AMI 后左室血栓的治疗

与无血栓相比，AMI 后左室血栓形成与血栓事件风险增加 5.5 倍。未经治疗，每年卒中或全身栓塞率为 10%～15%。突出的和活动的血栓比不活动的、钙化的和分层的血栓更容易发生栓塞。

有限的证据表明，与不抗凝或抗凝治疗相比，抗凝治疗更有可能溶解左室血栓，降低栓塞风险。一项小型双盲随机对照试验发现，与未接受华法林或抗血小板治疗的患者相比，接受华法林治疗的患者血栓完全溶解的发生率更高（60% 比10%；$P＜0.01$）。与未使用华法林或抗血小板治疗的患者相比，服用阿司匹林剂量更高（每天 600 mg）的患者，左室血栓消退也更常见（45% 比 10%；$P＜0.01$）。荟萃分析 7 项观察性研究（270 例左室前壁心肌梗死和左室血栓患者）的结果显示，全身抗凝与栓塞事件风险降低相关。新近的一项研究显示，接受华法林治疗的患者治疗达标时间越长，体循环血栓栓塞的发生率越低。即使有抗血小板治疗，良好抗凝控制获益大小（通常在治疗达标时间中使用华法林时定义 ≥ 70%）可能超过左室血栓患者出血的潜在增加风险。

迄今为止，尚不确定心肌梗死后左室血栓抗凝治疗的最佳持续时间，也没有任何随机对照试验评估替代治疗持续时间。2013 年美国指南建议抗凝治疗持续时间可以为 3 个月。相反，2021 美国卒中预防指南建议对患者进行抗凝治疗 ≥ 3 个月。

最好在第 3 个月时再次进行影像评估。如果血栓消退，则可以停止口服抗凝。由于心肌梗死后前 3 个月复发左室血栓的风险相当高，如果左室功能仍然明显受损或室壁运动障碍持续存在，就不能仅根据初始血栓的成像分辨率提前停止抗凝。然而，如果在第 3 个月时血栓已经溶解，左室功能和室壁运动障碍已经改善（即不再运动障碍或运动障碍），则可以提前停止抗凝。

非复发性（如>3 个月）心肌梗死（或缺血性心肌病）患者也可能发生左室血栓。这种情况下若没有临床试验数据则可以建议使用抗凝的持续时间，但是一般左室血栓患者应开始抗凝（维生素 K 拮抗剂或直接口服抗凝）至少 3～6 个月。对于是否应无限期持续抗凝，要考虑形成血栓、左室收缩功能改善或缺乏改善、出血风险、口服抗凝耐受性和患者对可能卒中或出血并发症的风险耐受性，采用共同决策方法。

总之，治疗性抗凝通常应用于 AMI 后左室血栓的治疗，一般持续 3 个月，并在此时间点进行影像随访评估。对于心肌梗死（或缺血性心肌病）病史较长且发展为左室血栓的患者，建议口服抗凝至少 3～6 个月，并通过共同决策治疗。

5 DCM 左室血栓的预防

DCM 是指那些左室收缩功能低下的心肌病，这些心肌病不是由心肌缺血或心肌梗死引起的。据报道，与缺血性心肌病相比，DCM 的左室血栓较少见，可能是因为检测的效力不足，因为两者的血栓栓塞事件发生率相似。目前没有任何随机对照试验涉及 DCM 患者左室血栓本身的一级预防。已经进行了几项随机对照试验，评估窦性心律心力衰竭患者预防主要不良事件的最佳抗血栓方案。

一项研究将 197 例 LVEF 降低的心力衰竭患者随机分为华法林组、阿司匹林组或安慰剂组。研究结果表明，各组间血栓栓塞的发生率无显著差异。另一项试验将279例LVEF降低的心力衰竭患者（55%为非缺血性心肌病原因）随机分为华法林组、阿司匹林组或安慰剂组，并发现2组在死亡、卒中和心肌梗死等复合终点无显著差异。一项试验将1587例LVEF降低的心力衰竭患者（DCM患者占27%）随机分为华法林组、阿司匹林组或氯吡格雷组，但因病例数未能达到登记目标而提前终止。在已登记的患者中，各组之间没有观察到死亡、非致命性心肌梗死或非致命性卒中的复合终点有显著差异。另一项研究随机入组2860例LVEF降低的心力衰竭患者（DCM患者占57%）服用华法林或阿司匹林。研究结果表明，华法林降低缺血性卒中获益。然而，与阿司匹林组相比，华法林组严重出血增加。

分析3项随机试验显示，现有证据不支持对窦性心律心力衰竭患者常规使用抗凝药物。2012年美国指南建议，对于没有确诊冠状动脉疾病且没有左室血栓收缩功能障碍的患者，不要使用抗血小板治疗或服用华法林。

Takotsubo综合征（应激性心肌病）与左室血栓发生相关。荟萃分析29项410例Takotsubo综合征患者，合并左室血栓发生率估计为1.8%。同样，541例患者的多中心国际登记数据显示，2.2%的患者出现左室血栓，心尖气球样变，肌钙蛋白I水平>10 ng/ml，与左室血栓形成风险增加相关。欧洲专家一致认为，尽管缺乏证据，但静脉/皮下肝素抗凝可能适合左室功能不全和心尖气球形成的患者。

左室致密化不全的特征是小梁多和小梁间凹深。研究表明，左室致密化不全患者的血栓栓塞风险增加，这与左室小梁间深凹血栓形成有关。专家一致建议，对于左室致密化不全和左室功能障碍的患者，可以使用抗凝治疗。然而，2021美国卒中预防指南建议，即在左室不紧密的缺血性卒中或短暂性脑缺血性发作患者中，使用华法林治疗有助于降低复发卒中或短暂性脑缺血性发作的风险，但是这完全基于专家意见。然而，请注意，这并不是对左室血栓的一级预防的真正建议，也不是基于对左室血栓的系统评估的结果。

观察性研究报告，围产期心肌病患者的左室血栓和血栓栓塞发生率较高。妊娠相关的高凝状态可能增加左室血栓形成的风险。2016年美国科学声明指出，鉴于妊娠期高凝状态的风险，对围产期心肌病和严重左室功能障碍患者可以进行抗凝治疗以防止血栓形成。欧洲指南建议，对伴有LVEF降低的急性围产期心肌病患者进行肝素抗凝治疗，以降低血栓栓塞的风险。由于有致畸和胎儿出血的风险，通常避免使用维生素K拮抗剂，产前首选低分子量肝素。产后可以选择低分子量肝素和维生素K拮抗剂。

其他形式 DCM 患者中有少数病例报告和左室血栓病例系列，包括肥厚型心肌病、化疗相关心肌病、心脏淀粉样变、可归因于 Chagas 病的心肌病和嗜酸性心肌炎。目前没有前瞻性的观察性研究或随机临床试验评估抗凝对这些患者一级预防左室血栓的影响。

总之，没有前瞻性试验支持对窦性心律的 DCM 患者常规使用口服抗凝一级预防左室血栓。在个案基础上，口服抗凝可增加特定类型 DCM 患者左室血栓形成的风险，如 Takotsubo 综合征、左室致密化不全、嗜酸性心肌炎、围产期心肌病和心脏淀粉样变患者。在此类情况下实施口服抗凝时，不确定预防性口服抗凝持续时间；除非左室射血分数改善或出现出血禁忌证，否则可考虑长期口服抗凝。

6 DCM 左室血栓的治疗

如前所述，与缺血性心肌病相比，DCM 左室血栓较少。因此，几乎没有数据显示 DCM 患者的左室血栓和随后的血栓栓塞事件的发生率。

回顾性分析 159 例左室血栓患者，只有 21.5% 的患者有非缺血性原因。LVEF 平均为 32%，大多数左室血栓发生在左室心尖部。大多数患者接受了口服抗凝治疗，包括维生素 K 拮抗剂或直接口服抗凝，67% 的患者还接受了抗血小板药物治疗。共有 62.3% 的患者在中位数为 103d 的时间内左室血栓完全消退。血栓复发或左室血栓增大多发于药物依从性差的患者和血栓前病变患者，如活动性癌症、炎症或血液病或慢性肾衰竭。值得注意的是，成功治疗左室血栓与提高生存率和减少主要心血管不良事件相关。抗凝时间长于 3 个月并且 LVEF ≥ 35% 患者的主要心血管不良事件更少。

临床指南很少讨论在 DCM 治疗中使用抗凝治疗左室血栓的方法和治疗持续时间，并且这方面的研究数据很少。新近美国声明表明，维生素 K 拮抗剂可能适用于治疗心脏淀粉样变患者的心内血栓，但是治疗持续时间未明确。2012 年美国指南建议，DCM 患者的左室血栓至少需要口服抗凝治疗 3 个月。

根据回顾性登记数据和小型前瞻性观察研究，建议在 DCM 患者中抗凝（维生素 K 拮抗剂或直接口服抗凝）时间范围为 3～6 个月，如果 LVEF 提高到 >35%（假设左室血栓溶解）或发生严重出血，则停止抗凝。鉴于已证实的环境或血栓形成的倾向，即使后续影像学显示左室血栓已消退，但仍无法确定是否应无限期持续抗凝。但对于那些左室收缩功能未改善的患者、持续性心尖运动障碍或运动障碍的患者，以及高炎症或高凝状态（如恶性肿瘤或肾衰竭）的患者，如果能够耐受口服抗凝，需要共同决策治疗。

7 附壁血栓

如果左室血栓边界大部分与相邻心内膜相邻，则将其归类为附壁血栓。如果其边界与相邻心内膜不相邻并且突入左室腔，则为突起血栓。普通超声心动通常无法识别左室附壁血栓。尽管超声对比剂增加了灵敏度，但邻近运动细胞壁上的小血栓（也缺乏增强剂的吸收）可能影响检测。延迟增强 CMR 识别这种血栓的敏感性和特异性最高。

超声心动研究已经证实，与隆起型或活动性左室血栓相比，附壁左室血栓的栓塞风险较低。尽管缺乏相关的病理影像研究，但通过影像检测到的附壁血栓通常有组织成分（因此，其血栓栓塞可能性低于隆起型血栓或活动性血栓）。然而，附壁血栓的血栓栓塞风险不容忽视。左室血栓患者中高达 40% 的血栓栓塞事件发生于附壁血栓患者。一项使用 CMR 的研究显示，附壁型和隆起型左室血栓患者的长期栓塞事件(卒中、短暂性脑缺血发作或颅外全身动脉栓塞)风险没有显著差异。

隆起型左室血栓可能较早溶解。数月或数年反复进行的超声心动图评估一直显示有微小的残余壁血栓的情况并不罕见，但血栓栓塞的风险较低。

口服抗凝后依然存在附壁血栓（尤其钙化血栓）并发生栓塞的风险可能很低，因此要共同决策是否继续抗凝治疗。

8 直接口服抗凝替代华法林治疗左室血栓

维生素 K 拮抗剂（主要是华法林）传统上用于预防和治疗左室血栓。然而，口服抗凝与华法林需要饮食的一致性、频繁的国际标准化比值监测以及对药物—食物（和药物—药物）相互作用的警惕，这对许多患者来说都是一个挑战。未能维持治疗性国际标准化比值（治疗达标时间＜50%）会增加左室血栓患者卒中的风险。这些挑战导致直接口服抗凝在心房颤动和静脉血栓栓塞症的口服抗凝治疗中的应用增加。在目前的实践中，一些医生推断了直接口服抗凝治疗心房颤动和静脉血栓栓塞甚至左室血栓的研究结果，并正在使用直接口服抗凝进行此类治疗。

2013 年美国指南关于左室血栓抗凝的建议提出了使用维生素 K 拮抗剂，而未提及直接口服抗凝，但是该指南是十年前制定的。2017 年欧洲指南建议左室血栓"应进行抗凝"，但未提及华法林或直接口服抗凝。2021 年美国指南指出，在卒中或短暂性脑缺血发作和新的左室血栓患者中，使用直接口服抗凝抗凝以降低复发血栓风险的安全性尚不确定。因此，目前对于直接口服抗凝是否替代华法林治疗，还没有建议。

几项回顾性研究、随机试验和荟萃分析比较了直接口服抗凝和华法林治疗左室血栓的疗效，但是结果并不一致。3 个小型随机对照试验发现直接口服抗凝不劣于维生素 K 拮抗剂。这些试验的样本量小，只有 139 例患者。荟萃分析显示，直接口服抗凝降低死亡率和卒中或左室血栓消退效用不劣于维生素 K 拮抗剂。汇总分析还表明，直接口服抗凝组的严重出血率显著降低（直接口服抗凝组为 2.86%，华法林组为 13.2%）。二次荟萃分析 8 项随机和非随机研究共有 1200 例患者后也发现，直接口服抗凝不劣于维生素 K 拮抗剂，出血率也较低。另一项荟萃分析 2 项随机试验和 16 项队列研究共 2666 例患者后发现，直接口服抗凝患者卒中发生率与维生素 K 拮抗剂患者相比有统计学意义的降低。然而，死亡率、出血、全身栓塞或卒中与左室血栓消退的联合终点没有显著差异。荟萃分析 8 项回顾性研究1955 例患者发现，直接口服抗凝治疗左室血栓不劣于或至少与维生素 K 拮抗剂一样有效，但没有发现其他获益，包括出血并发症。荟萃分析 12 项研究 2322 例患者发现，直接口服抗凝和维生素 K 拮抗剂在消退左室血栓或出血并发症方面没有差异。总之，这些研究和荟萃分析似乎表明，直接口服抗凝的缺血性和出血事件发生率至少与维生素 K 拮抗剂一样好。

为了进一步评估所有现有数据，一项荟萃分析对直接口服抗凝和维生素 K 拮抗剂治疗左室血栓的有效性和安全性进行了更新和更全面的研究。该分析结合了从开始到 2022 年 1 月 19 日的随机临床试验、前瞻性研究和回顾性研究的数据。这 21 项研究的汇总数据包括 3057 例左室血栓患者，其中 824 例接受直接口服抗凝治疗，2233 例接受维生素 K 拮抗剂治疗。中位随访时间（根据 19 项研究的数据）为 12 个月（四分位间距，6～24 个月）。直接口服抗凝组抗凝的中位持续时间（仅在 4 项研究中提供）为 222d（四分位间距，125.2～417d），维生素 K 拮抗剂为 345.5d（四分位间距，253～575d）。该项荟萃分析发现，直接口服抗凝和维生素 K 拮抗剂治疗左室血栓在卒中或全身栓塞、全因死亡率、血栓消退、出血并发症等方面没有明显差异。仅使用随机对照试验和随机对照试验、前瞻性研究进行的单独荟萃分析未发现两种治疗策略在疗效上的统计显著性差异，而在出血结果方面倾向于直接口服抗凝。

因此，根据目前所有可用的数据，建议直接口服抗凝是左室血栓患者使用维生素 K 拮抗剂的合理替代方案，对于难以持续达到治疗性国际标准化比值范围或无法进行频繁国际标准化比值检查（如缺乏交通工具）的患者，直接口服抗凝作为治疗方法可能特别有吸引力。目前，没有关于使用直接口服抗凝预防或治疗终末期肾病患者左室血栓的数据。因此，在此类患者中选择口服抗凝必须基于最佳临床判断和共同决策。

9 抗血小板治疗患者的口服抗凝

口服抗凝和抗血小板联合治疗显著增加出血风险。过去十年，多项研究探索了接受 PCI 并且有抗血小板治疗指征和有口服抗凝指征的患者的最佳治疗策略。尽管在这些研究中左室血栓很少是口服抗凝的适应证，但是可以将这些研究的结果外推到有口服抗凝适应证的患者以预防或治疗左室血栓。根据这些研究，在接受 PCI 的患者的抗血小板治疗中联合口服抗凝药物时，使用口服抗凝（最好是直接口服抗凝）和 P2Y12 抑制剂（最好是氯吡格雷）进行双联治疗，在进行 1～4 周的三联疗法后，较之由口服抗凝加双联抗血小板治疗组成的长期三联疗法，优选三联疗法。

10 双联抗血小板治疗预防左室血栓

血栓形成的病理生理学为使用抗凝剂而非抗血小板药物预防或治疗左室血栓提供了理论基础。没有随机临床试验评估单用双联抗血小板治疗（不含口服抗凝）预防 AMI 后左室血栓的影响。分析患有心尖无运动或运动障碍的前壁心肌梗死患者的数据库资料（住院 7d 内进行的超声心动图）显示，接受华法林联合氯吡格雷双联抗血小板治疗的患者发生缺血性和出血性心脏不良事件的概率高于仅接受氯吡格雷双联抗血小板治疗者；每个治疗组仅 1 例缺血性卒中。一项观察性研究发现，与基于氯吡格雷的双联抗血小板治疗相比，基于替格瑞洛的双联抗血小板治疗的左室血栓发生率更低。一项研究比较了一家医院基于替格瑞洛的双联抗血小板治疗策略与另一家医院的三联抗栓治疗策略，该研究针对患有心尖功能障碍的前 STEMI 患者进行了一次 PCI。结果发现，尽管研究中只有 1 例患者患有卒中或短暂性脑缺血发作，但在缺血性和出血事件的复合终点上没有差异。总之，目前没有足够的高质量研究数据来评估单独使用双联抗血小板治疗是否对左室血栓的形成有任何保护作用，或者如果单独使用双联抗血小板治疗治疗有左室血栓形成风险的患者，是否可以使用更有效的 P2Y12 抑制剂，如替格瑞洛。

11 左室血栓的纤溶治疗

关于纤溶治疗左室血栓的有效性和安全性的数据非常有限。一个小样本系列包括 16 例 3～12 周前患有心肌梗死并发现有较大左室血栓的患者接受了 2～8d 疗程的尿激酶治疗。10 例患者（主要是近期心肌梗死患者）的血栓溶解成功，没有任何患者出现栓塞事件的证据。所有患者随后接受 6 个月的口服抗凝治疗。一些样本研究报告了对同时患有左室血栓的患者使用纤维蛋白溶解进行急性卒中治疗。尽管在大多数此类病例中没有出现临床血栓，但至少有 1 例此类病例明确记录了导致左室血栓栓塞并在初始卒中对侧半球出现严重卒中的情况。2019 年美国指南建议，对于可能导致严重残疾和已知左室血栓的严重缺血性卒中患者，可以静脉注射阿替普酶治疗。根据共识，鉴于安全性数据非常有限，栓塞风险很小但不可能为零，通常不建议将纤溶治疗用于治疗左室血栓。

12 左室血栓外科切除术

目前只有少数回顾性小病例系列手术切除左室血栓的报告。大多数此类病例都有心脏手术的另一适应证，如多支冠状动脉疾病或主动脉狭窄。目前，没有足够的数据建议手术切除（无其他手术指征）治疗左室血栓。由于手术具有风险和缺乏支持性数据，这种方法应限于极少数情况，例如患者在接受抗凝治疗后栓塞或心原性栓塞卒中的风险仍然较高，而无法耐受抗凝治疗时（手术期间短暂使用的抗凝治疗除外）。

13 左室血栓大小、左室血栓消退和栓塞风险

多项研究发现，左室血栓栓塞最重要的危险因素是活动性血栓或隆起型血栓。左室血栓大小在研究中很少作为栓塞的风险因素出现，当它出现时，仅是一个较小的风险因素。因此，对于大多数血栓来说，大小本身不应成为决定口服抗凝的重要因素。一项研究显示，基线血栓体积越小，左室血栓消退的可能性越大，而左室血栓总消退的风险越低。另一项研究显示，初始血栓溶解失败和血栓复发是卒中的独立预测因素。

14 大量左室血栓的处理

巨大或闭塞性血栓的治疗包括直接口服抗凝剂治疗、纤溶治疗和手术切除，仅有少数病例报道。在异常情况下，血栓大小可能影响舒张室容积、阻碍二尖瓣流入或主动脉流出。目前没有足够的数据显示可以优先使用任何一种方法来治疗大量左室血栓，这些罕见的情况最好通过多学科的治疗干预方法来解决。

15 抗凝治疗左室血栓仍持续存在

目前对抗凝治疗情况下左室血栓持续存在或抗凝后血栓复发的研究不足。观察研究表明，左室血栓持续存在的情况并不罕见。一份报告显示，159 例左室血栓患者中有 157 例（其中 79% 患有冠状动脉疾病）接受口服抗凝治疗的平均时间为 1.4a，其中 67.9% 的患者接受了联合抗血小板治疗。连续超声心动随访平均 103d，血栓完全消退率达到 62.3%（99 例）；14.5%（23 例）患者的血栓复发或左室血栓面积增加，这与依从性差、血栓前状态和死亡率高有关。

另一份报告包括 35 例 STEMI 合并左室血栓患者，根据评估方案，连续超声心动随访显示，第 2 个月时血栓完全消退率为 65%，第 4 个月时为 87%，第 12 个月时 81%，第 18 个月时 100%。所有参与者接受华法林抗凝治疗（46% 同时服用氯吡格雷）至少持续 4 个月或直到血栓消退。同样，口服抗凝停用后复发率为 14%。

尽管缺乏关于持续性或复发性左室血栓治疗的研究数据，但通常建议延长抗凝时间，重复进行成像评估及治疗依从性评估。抗凝治疗通常持续到痊愈，尽管没有关于改变抗凝方法的良好研究数据，但建议对一些持续性左室血栓患者，尤其是突出型或活动性血栓患者，考虑替代口服抗凝。例如，符合直接口服抗凝但有持续左室血栓的患者可以接受维生素 K 拮抗剂试验；那些不能用维生素 K 拮抗剂维持治疗性国际标准化比值，并有持续性左室血栓的患者可以接受直接口服抗凝试验；对于能用维生素 K 拮抗剂维持治疗性国际标准化比值的患者，尽管存在持续的左室血栓，也可以使用低分子量肝素进行治疗。另一方面，对于持续性附壁血栓患者，尤其是血栓钙化而栓塞风险较低的患者，可以在与患者讨论风险和效益后考虑停止口服抗凝。然而，鉴于缺乏高质量的数据来证实这一观点，应根据具体情况决定抗凝的方式和持续时间。最后，目前还没有证据表明手术治疗持续性左室血栓具有净疗效。

16 小结

尽管 AMI 再灌注治疗以及 LVEF 降低的心肌病患者的药物和器械治疗研究取得了进展，但左室血栓仍然是一种常见并且具有挑战性的疾病。此外，尽管进行了几十年的研究，但治疗建议还是通常基于有限的研究。因此，需要进行当代临床试验来评估预防性抗凝在降低左室血栓形成发生率方面的获益。未来的研究应评估：①附壁左室血栓的自然病史，以及抗凝时间是否应根据左室血栓形态进行调整；②在接受初次 PCI 的 STEMI 患者中，除抗血小板治疗外，口服抗凝的获益；③ DCM 患者或发生左室血栓的既往（非急性或近期）心肌梗死患者是否需要无限期抗凝；④特定临床环境下的最佳抗凝剂（如维生素 K 拮抗剂、直接口服抗凝和低分子量肝素）。正在进行的几项试验（NCT03764241、NCT04970381、NCT05028777、NCT0.4970576、NCT03786757、NCT005077683）正在评估上述问题。

第 14 章

光学相干体层成像评价动脉粥样硬化斑块

1991 年，光学相干体层成像（optical coherence tomography，OCT）由麻省理工学院的 James Fujimoto（詹姆斯·藤本）等发明，他们于 1998 年在麻省总医院建立了心脏 OCT 小组。经过两年细致的基础和临床前研究工作，研究小组制造出了一个临床可用的基于导管的 OCT 系统。2000 年 Jang 等人开展了第一个在体试验；2002 年 Jang 等人首次发表了在体试验的经验；2005 年其首次发表了罪犯病变在体特征和临床特点的相关性研究。

2006 年，高速频域 OCT 面世，革新了腔内影像领域。不同于第一代时域 OCT，高速频域 OCT 对使用者来说更为友好，免除了第一代时域 OCT 需要的多个步骤，并且图像质量有了显著提升。最终，2010 年美国食品与药物管理局批准了这一新的影像学技术在临床的使用。同年，一项注册研究启动，目前已经采集了约 2700 例患者的数据。注册数据来自 6 个国家的 21 个中心，是教学和研究的重要资源。

1 OCT 评估斑块破裂

1.1 OCT 能够检测 TCFA 易损性和破裂

病理学研究首先提出了易损斑块的概念，意指倾向于急性破裂的薄纤维帽和破裂后释放入管腔的坏死性脂质核，这些成分激活凝血和血栓，导致管腔急剧狭窄或闭塞。病理、腔内影像学和无创影像学证实，斑块破裂是急性冠状动脉综合征（acute coronary syndrome，ACS）最常见的病因，而薄纤维帽粥样硬化斑块（thin-cap fibroatheroma，TCFA）是最为主要的破裂前体。普遍认为，动脉粥样硬化是累及整个冠状动脉系统的高度动态变化过程，并受到多种系统性危险因素调控，而在不同患者中每个独立冠状动脉斑块可能以不同的速率产生进展或消退。斑块破裂的发生比以往预计的更为常见，但大部分并不会导致 ACS。腔内光学相干体层成像技术具有高分辨力，可以清楚显示冠状动脉微血管。

2002 年一项基于 357 例尸检标本的 OCT 影像特征与组织学特点的关联研究发表，其涉及三种主要斑块类型：纤维斑块、纤维钙化斑块和富脂斑块。研究结果显示了 OCT 识别斑块类型的高敏感性（0.87～0.95）和高特异性（0.94～1.0）。富脂斑块具有与纤维斑块同质高信号相反的弥漫性边界。随后的研究进一步细化了基于 OCT 的斑块易损性特征标准。既往的尸检研究将易损斑块定义为：①薄纤维帽<65 μm；②大脂质池；③纤维帽附近有活化的巨噬细胞。研究显示，在纤维帽区域出现的 OCT 高信号与巨噬细胞密度相关，这使得巨噬细胞定量成为可能。其他的斑块特征包括钙化结节和血栓的存在及类型（白色血栓与红色血栓）。采用这些基于 OCT 的特征，在 57 例患者中识别罪犯病变，结果显示 ST 段抬高型心肌梗死（ST-segment elevation myocardial infarction，STEMI）的患者比非 ST 段抬高型心肌梗死（non-ST-segment elevation myocardial infarction，NSTEMI）或不稳定型心绞痛和稳定型心绞痛的患者中 TCFA 的检出率更高。现今基于 OCT 的脂质斑块标准特征包括了脂质核心角度的测量，脂质长度，以及纤维帽完整性与厚度，此外还有是否存在巨噬细胞、钙化、血栓、微血管和胆固醇结晶的判定（图14-1）。

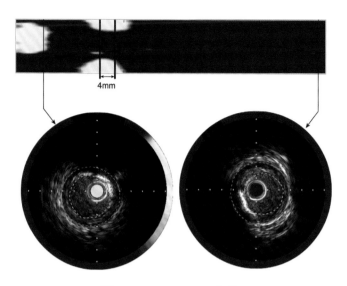

图 14-1　NIRS-IVUS 图像

1.2　TCFA 和斑块破裂的特征

早期研究确立了 OCT 识别 TCFA 和斑块破裂的能力。与血管内超声（intravascular ultrasound，IVUS）和其他技术手段相比，OCT 有更优的分辨率，这极大地推动了斑块破裂生物学研究。炎症在斑块稳定性中的作用已有广泛的研究。研究显示，在冠状动脉疾病患者体内，相比非破裂局部，斑块破裂局部的巨噬细胞密度显著增加。另一项研究显示了 ACS 或稳定冠心病患者基线白细胞计数和巨噬细胞密度的相关性。白细胞计数与纤维帽巨噬细胞密度显著相关，并且白细胞计数和巨噬细胞密度与斑块纤维帽厚度呈负相关。斑块内新生血管（即斑块微通道）与其他的斑块易损性特征和 TCFA 相关。在不稳定性心绞痛患者中，与没有新生血管存在的罪犯病变相比，有新生血管存在的罪犯病变出现 TCFA、薄纤维帽和长脂质病变的情况更多。

两项使用 OCT 和 IVUS 联合成像的在体研究显示了斑块易损性和斑块重构的相关性。斑块的正性重构更多地与富脂斑块、薄纤维帽、TCFA 和纤维帽区巨噬细胞高密度相关。一项基于 OCT、IVUS 和冠状动脉造影的三支血管大型研究评价了不同狭窄程度部位的斑块特征，并且发现严重狭窄组存在更多的 TCFA。

尸检显示，斑块破裂是心原性死亡患者中最常见的检出结果，但长久以来都被认为并不是 ACS 的唯一病因。2013 年，一项研究确定了 ACS 患者基于 OCT 的斑块破裂、斑块侵蚀和钙化结节的相对发生率，分别为 43.7%、31.0% 和 7.9%。斑块破裂患者有更多的 STEMI、更严重的狭窄病变、更多的 TCFA 和更多的白色血栓。一项随访研究采用 OCT 和 IVUS 联合深入探究其中机制，显示斑块破裂见于 64.8% 的患者。与斑块侵蚀或钙化结节相比，斑块破裂的病变有更多的 TCFA、更重的斑块负荷和更高的重构指数。两项研究随后进一步比较了斑块破裂与斑块侵蚀的预后，结果提示与斑块侵蚀相比，斑块破裂组的主要不良心血管事件发生率更高。

1.3 TCFA 和斑块破裂的检出率和分布

尸检研究显示，TCFA 和斑块破裂主要发生在三支大的心外膜血管近段，其中最常见于冠状动脉左前降支近段。使用三支血管 OCT 对易损斑块频率和分布进行全面检测的结果显示，斑块分为纤维斑块、纤维钙化斑块、TCFA 和厚纤维帽粥样斑块。分析 534 个斑块显示，27% 为纤维斑块，13.3% 为纤维钙化斑块，40.8% 为厚纤维帽粥样斑块，18.9% 为 TCFA。TCFA 分别占右冠状动脉斑块、左回旋支斑块和左前降支斑块的 20.6%、19.2% 和 16.8%。根据分析的空间节段，TCFA 的检出率在右冠状动脉、左前降支、左回旋支中分别为 6.7%、7.0% 和 5.3%。TCFA 在动脉近段呈聚集性分布，尤以左前降支为甚。值得注意的是，与无 ACS 患者相比，ACS 患者的 TCFA 在左前降支表现出更强的近段聚集，在右冠状动脉表现出 2 个不同的聚集峰，在左回旋支近至中段表现出 1 个聚集峰。近段左前降支的斑块破裂发生率也明显更高。最后，比较狭窄程度和斑块易损性特征后发现，TCFA 以及巨噬细胞、微血管、胆固醇结晶和斑块破裂的检出率在狭窄程度最大的三分位数病变中（＞ 70.6%）均为最高。

1.4 非罪犯病变和泛血管易损性

过去 20 年，业内对全身或冠状动脉动脉粥样硬化的风险评估的重视程度已超过对单个易损斑块的评估。早期研究表明，体内多发易损斑块和斑块破裂加重了广泛的冠状动脉炎症。几项 OCT 研究进一步明确了泛血管易损性的概念。研究表明，同一患者的罪犯和非罪犯病变与斑块纤维帽中的巨噬细胞密度显著相关。此外，比较 STEMI、NSTEMI / 不稳定性心绞痛或稳定性心绞痛，远端和罪犯部位之间的巨噬细胞含量没有显著差异，但急性期巨噬细胞密度高于稳定期。应用三支血管 OCT 进一步研究 ACS 中的非罪犯斑块的结果显示，248 个非罪犯斑块中，与非 ACS 表现相比，ACS 中非罪犯病变具有更宽的脂质弧、更长的脂质长度和更薄的纤维帽。此外，TCFA、巨噬细胞和血栓在 ACS 的非罪犯斑块中更为常见，这些都与 ACS 表现中远段斑块易损性增加一致。应用三支血管 OCT 和 IVUS 比较 ACS 患者罪犯斑块破裂伴非罪犯斑块破裂和 TCFA 病变的特征，与破裂的非罪犯斑块和 TCFA 相比，破裂的罪犯斑块具有更重的斑块负荷和更小的管腔面积，纤维帽厚度＜52 mm 可区分破裂斑块和 TCFA（曲线下面积为 0.857；$P<0.001$）。

一项研究明确了多发性冠状动脉斑块破裂的患病率和预测因素。使用三支血管 OCT 发现 20% 的患者存在非罪犯斑块破裂，包括症状稳定的患者，其中 20% 的患者存在多发性斑块破裂。TCFA 在非罪犯斑块破裂患者中更为常见，TCFA、内膜血管和巨噬细胞的存在是多发性斑块破裂的独立形态学预测因素。与罪犯斑块破裂相比，非罪犯斑块破裂表现为较小的脂质弧度、较短的脂质长度和较大的最小纤维帽厚度。此外，非罪犯斑块破裂的破裂腔面积明显更小，黏附血栓的发生率更低，白色血栓的发生率更低。值得注意的是，大多数急性心肌梗死患者的非罪犯斑块破裂覆盖血栓，然而，仅有少数不稳定性心绞痛或稳定性心绞痛患者有血栓，并提示处于高凝状态。此外，非罪犯斑块破裂患者的纤维粥样硬化和 TCFA 的总体发生率显著高于无非罪犯斑块破裂患者。

1.5 TCFA 和斑块破裂的演变和进展

病理学、IVUS 和 OCT 数据表明，许多斑块破裂不会导致临床事件。一项研究试图使用连续血管造影和 IVUS 明确 ACS 患者冠状动脉病变的自然史，发现 3a 主要不良心血管事件累积发生率为 20.4%，其中 11.6% 由非罪犯病变引起。然而，该队列中非罪犯病变导致心肌梗死或猝死的总体风险较低，因此将易损斑块作为检测和干预的目标不切实际。相反，应将重点放在减轻风险因素和评价动脉粥样硬化负荷上。使用虚拟组织学 IVUS 进行的连续显像研究进一步强调了单个非罪犯 TCFA 的复杂性和动态演变，大多数 TCFA 在 12 个月内愈合，并出现新的 TCFA。

一项研究使用 OCT 对有富脂斑块自然史的患者进行了长达 4a 的随访，包括来自 20 个医疗中心近 1500 例接受靶血管 OCT 的患者的主要不良心脏事件。结果显示，33.6% 患者的靶血管中存在非罪犯富含脂质斑块，与非罪犯部位的主要不良心脏事件独立相关，但后者主要由复发性缺血的血运重建驱动。

最近 OCT 对斑块进展和愈合的观测展示了斑块破裂的自然史。使用 1 次 OCT 和连续使用 IVUS 长达 12 个月的研究显示，77% 的病变未进展，其中 2/3 病变进展快速并呈阶段性，而其余 1/3 病变则表现为渐进模式。观察 376 例 ACS 患者的罪犯血管 OCT 后发现，28.7% 患者的罪犯病变可见愈合斑块（OCT 上定义为分层斑块）。高脂血症、糖尿病和既往心肌梗死病史在斑块愈合患者中更常见，明显斑块破裂、TCFA、巨噬细胞聚集和更大面积狭窄也是如此。这些结果为过去的亚临床事件提供了一个窗口，并再次提示斑块不稳定和愈合发生的动态环境。最近的一项研究观察了稳定型心绞痛和 ACS 患者的愈合斑块，进一步支持亚临床破裂和愈合导致斑块易损性的情况。研究显示分层斑块及富脂斑块和 TCFA 是随后斑块快速进展的预测因素。与稳定型心绞痛相关的缓慢线性进展相反，阶梯式快速进展是导致 ACS 和猝死的原因。

1.6　心脏 OCT 的局限性

高速频域 OCT 的出现，消除了冠状动脉药物涂层球囊闭塞或长时间盐水冲洗的需要。尽管如此，OCT 仍然存在需要短暂造影剂或右旋糖酐冲洗动脉的局限性。此外，从管腔中清除血液的需求限制了检查开口病变的能力，导管直径（新系统中为 2.7-F）限制了对动脉最远端显像的能力。尽管如此，OCT 仍能对三支血管近端 8～10 cm 的斑块特征进行评估，覆盖大多数罪犯病变的部位。与 IVUS 相比，显像深度限制了 OCT 对血栓负荷较重动脉潜在斑块特征进行显像的能力。已有研究利用血栓抽吸切除术成功地在 PCI 前对闭塞性血栓病变的潜在斑块特征进行显像。未来，OCT 的技术进步可能会规避其中的一些限制，但使用多模态方法对冠状动脉进行显像和利用其他显像方法也有自己的优势。

1.7　小结和未来方向

OCT 能够在体内以前所未有的分辨率体现斑块特征，为了解人类冠状动脉粥样硬化的复杂及其动态生物学提供了一个独特的窗口。以下关于斑块破裂和斑块易损性的一般性小结得到了已发表 OCT 研究的支持，并代表了关键要点：①斑块破裂是 ACS 最常见的原因，包括 STEMI 和 NSTEMI / 不稳定性心绞痛；②斑块易损性的特征，包括大的脂质池、薄的纤维帽、纤维帽巨噬细胞密度和斑块新生血管形成，并且与罪犯病变有关；③易损斑块和 TCFA 的 OCT 特征更常见于斑块负荷较大、狭窄程度较高的病变；④ TCFA 聚集在冠状动脉近段，尤其是表现为 ACS 的患者；⑤冠状动脉粥样硬化是一个泛血管过程，斑块破裂与泛血管炎症有关；⑥非罪犯斑块破裂常见于 ACS 患者，即使症状稳定者也是如此；⑦愈合斑块破裂常存在于 ACS 罪犯部位，并且为动脉粥样硬化快速进展的危险因素。

未来几年，血管内 OCT 显像将继续成为体内斑块特征研究的有力工具。随着对斑块破裂生物学和临床新见解的出现，研究者可以转向 OCT 对新假设进行微观验证。识别高度活跃的进展性动脉粥样硬化患者与相对稳定患者，仍将是一个非常活跃的研究领域。OCT 对于研究斑块水平的新药将大有可为。

2　斑块侵蚀的光学相干体层成像

"易损斑块"和"斑块破裂"的概念一直主导了人们对 ACS 发病机制的理解。然而，20 世纪 90 年代早期的尸检研究发现，由于冠状动脉血栓的形成，仅有 45%～65% 的心原性猝死患者发生斑块破裂，而其他 30%～50% 的血栓与斑块侵蚀有关。随着冠状动脉内成像技术的发展，特别是 OCT 出现后人们可以详细评估体内动脉粥样硬化斑块的形态，现如今多项研究证实了"斑块侵蚀"在 ACS 发病机制中的作用。

2.1　斑块侵蚀的组织病理学

斑块破裂通常包括纤维帽破裂区域，其上覆盖的血栓与坏死核心保持连续性（多模态成像技术见图 14-2）。相反，完整的内皮细胞层或纤维帽是斑块侵蚀的组织病理学特点。尸检研究表明，由于斑块破裂和侵蚀，心原性猝死和冠状动脉血栓患者的动脉粥样硬化斑块以及上覆血栓的组成存在重要差异。斑块破裂后有丰富的 HLA-D 阳性巨噬细胞，并且破裂部位的血栓 T 细胞更多。相比之下，侵蚀斑块富含蛋白聚糖、透明质酸和平滑肌细胞，支架表面的相邻血栓只有稀疏分布的巨噬细胞和 T 细胞。与主要由血小板组成的侵蚀斑块上的血栓相比，破裂斑块上的血栓富含纤维蛋白，组织因子和 C 反应蛋白的表达明显更高。

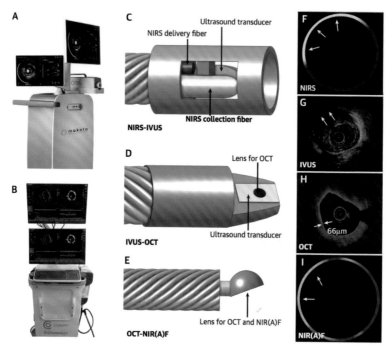

图 14-2　多模态成像技术

2.2　斑块侵蚀的细胞和分子机制

斑块侵蚀的发病机制可能涉及两次打击。第一次打击包括局部血流扰动、内皮剪切应力紊乱、内皮细胞的低水平固有免疫激活（通过 Toll 样受体 2 激活）和内皮细胞脱落或凋亡（部分由 Toll 样受体 2、基质金属蛋白酶 2、CD8+T 淋巴细胞和髓过氧化物酶途径介导）。在第二次打击中，由活化的内皮细胞介导的白细胞介素 -8 等趋化因子募集白细胞，并促进中性粒细胞外诱捕网的形成，加剧内皮损伤并促进局部血栓形成。既往的研究表明，内皮剪切应力能够促进血管内皮剥脱、血小板聚集和血栓形成，这一过程在斑块侵蚀的进展中发挥作用。一项基于 OCT 计算的流体力学研究显示，78% 患者的斑块侵蚀血栓部位局限于高内皮剪切应力区和远端高震荡区之间的区域剪切指数区。然而，最近的一项研究表明，高内皮剪切应力梯度（代表受影响区域内皮表面剪切应力差的大小）可能在斑块侵蚀中起重要作用，而不是内皮剪切应力。

2.3 斑块侵蚀的 OCT 诊断和患病率

血管内 OCT 的空间分辨率比 IVUS 高 10 倍，通过提供斑块的"光学活检"，可以详细评估体内动脉粥样硬化斑块的形态。OCT 显示的动脉粥样硬化斑块特征，如纤维帽厚度、血栓类型和钙化已得到组织学验证。然而，尽管 OCT 分辨率较高（10～15 μm），但它不能直接显示单层内皮细胞（1～5 μm）。内皮细胞完整性的缺失是斑块侵蚀的病理特征，这一局限性使得 OCT 识别斑块侵蚀不能以内皮细胞完整性的缺失作为标准，从而推动了 OCT 斑块分类法的开发（图 14-3）。根据该分类法，在 ACS 患者中，OCT 检查发现的罪犯病变处没有纤维帽破裂，表明该病变为斑块侵蚀。斑块侵蚀的明确诊断需要确定血栓下方是否具有完整的斑块结构（新一代腔内成像技术可见图 14-4）。可疑斑块侵蚀的诊断是指管腔表面不规则并且未合并血栓，或者存在血栓使得下方斑块无法清晰成像，但斑块近远端没有脂质沉积或钙化。使用这些 OCT 诊断标准所估计的斑块侵蚀的患病率为 25%～44%。然而，由于这些研究仅纳入了能够接受 OCT 检查的 ACS 患者，因此可能存在选择偏倚，ACS 斑块侵蚀的真实患病率可能被高估或低估。

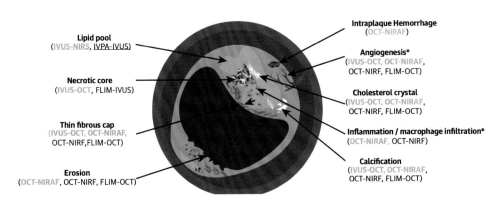

图 14-3 多模态成像技术识别易损斑块特征

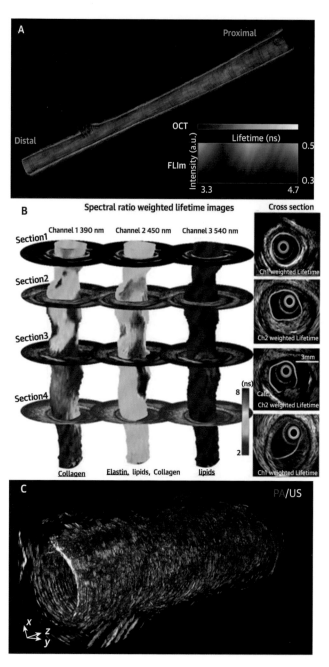

图 14-4 新一代腔内成像技术

2.4　侵蚀性急性冠状动脉综合征患者的临床特征

2.4.1　临床表现

与 STEMI 相比，斑块侵蚀患者更多见于非 ST 段抬高型 ACS（non-ST-segment elevation ACS，NSTE-ACS）。一项入组 126 例 ACS 患者的 OCT 研究（48.4% 的 STEMI 患者和 52.6% 的 NSTE-ACS 患者）显示，相比斑块破裂人数，斑块侵蚀患者中 NSTE-ACS 更常见（61.5% 比 29.1%；$P = 0.008$）。同样，在一项纳入 318 例 ACS 患者（36.8% 的 STEMI 患者和 63.2% 的 NSTE-ACS 患者）的研究显示，84% 的斑块侵蚀患者患有 NSTE-ACS，而斑块破裂患者占 43%（$P < 0.001$）。一项连续纳入 1241 例 ACS 患者（52.2% 的 STEMI 患者和 47.8% 的 NSTE-ACS 患者）的大型多中心注册研究（NCT03479723）显示，与斑块破裂患者相比，斑块侵蚀患者更有可能出现 NSTE-ACS（59.5% 比 36.6%；$P < 0.0001$）。

2.4.2　人口学特征及并发症

斑块侵蚀的 ACS 患者往往比斑块破裂的 ACS 患者更年轻。一项 OCT 研究显示，斑块侵蚀和斑块破裂患者的平均年龄分别为 53.8 ± 13.1 岁和 60.6 ± 11.5 岁。入组 1241 例 ACS 患者的多中心注册研究显示，年龄 <68 岁是斑块侵蚀独立预测因素。尸检研究表明，斑块侵蚀更好发于女性。然而，体内 OCT 研究表明，ACS 患者中斑块侵蚀与斑块破裂在男性和女性中的分布情况相似。关于种族和种族与斑块侵蚀之间关系的数据是有限的，有人发现亚裔和白人患者在调整后的斑块侵蚀风险没有显著差异。

与斑块破裂的 ACS 患者相比，斑块侵蚀的 ACS 患者具有较少的传统心血管危险因素，高血压、血脂异常、糖尿病和慢性肾脏疾病的患病率较低。多因素分析显示，无糖尿病和肾功能正常与 ACS 患者发生斑块侵蚀的可能性增加独立相关。

2.4.3　血管造影特征

血管造影和 OCT 分析一致显示，与斑块破裂患者相比，合并斑块侵蚀的 ACS 患者动脉粥样硬化负荷更低，复杂病变更少。分析 494 例 NSTE-ACS 患者数据后证实，与无侵蚀患者相比，斑块侵蚀患者出现多支病变的比例较低（28.5% 比

49.6%；$P<0.001$），Jeopardy 评分较低（4.2 比 5.0；$P<0.001$），Gensini 评分较低（21.3 比 25.6；$P=0.014$），SYNTAX 评分更低（8.9 比 11.5；$P<0.001$）。

在罪犯病变形态上，斑块侵蚀组的参考血管直径更小（2.8 mm 比 3.0 mm；$P=0.032$），美国心脏病学会 / 美国心脏协会 B2 / C 型病变发生率较低（51.2% 比 71.8%；$P<0.001$），钙化（4.1% 比 13.9%；$P<0.001$）和血栓（16.5% 比 28.2%；$P=0.002$）发生率较低。一项针对 51 例 ACS 患者共计 51 处罪犯和 216 处非罪犯病变的三支血管 OCT 斑块分析显示，与罪犯斑块破裂组相比，罪犯斑块侵蚀组在非罪犯病变血管中的斑块破裂（0% 比 8%；$P<0.001$）、巨噬细胞聚集（29% 比 53%；$P=0.01$）、微血管（21% 比 42%；$P=0.003$）和钙化斑（5% 比 22%；$P=0.006$）的发生率均较低，提示全血管易损程度较低。

与斑块破裂相比，前降支斑块侵蚀的发生率比右冠状动脉或回旋支更高。大约 60% 的斑块侵蚀集中在分叉附近，特别是在左前降支（70.3%），附近的分叉是预测斑块侵蚀最有力的解剖学指标。计算流体动力学的研究表明，侧分支和系列分支病变的存在影响了内皮剪切应力的局部流动动力学状态和分布，这可能是侵蚀的发病机制。与血管造影结果一致的是，前壁缺血与斑块侵蚀独立相关。

2.4.4 实验室检查特征

与病理结果一致的是，与斑块破裂患者比较，斑块侵蚀 ACS 患者炎症标志物（高敏 C 反应蛋白和白细胞计数）水平较低，脂质谱更正常，总胆固醇、甘油三酯和低密度脂蛋白胆固醇水平较低。值得注意的是，斑块侵蚀患者的血红蛋白水平高于斑块破裂患者，而血红蛋白水平 >15 g/dl 与斑块侵蚀独立相关。对这一发现的潜在解释是，血液浓缩可以增加血液黏度，导致内皮剪切应力增高，激活了血小板和凝血因子，并与斑块侵蚀中的血栓形成有关。

2.4.5 斑块侵蚀的临床预测模型

一项纳入 1241 例接受 OCT 检查 ACS 患者的多中心国际注册研究确定了 5 个与斑块侵蚀相关的独立临床和实验室参数：年龄 <68 岁、前壁缺血、无糖尿病、血红蛋白水平 >15 g/dl 以及肾功能正常。当 NSTE-ACS 患者同时具有以上 5 个因素，其斑块侵蚀的可能性为 73.1%。

2.5 治疗意义

组织病理学观察发现，与侵蚀斑块相关的血栓富含血小板，同时，临床研究显示 ACS 患者中斑块侵蚀的预后优于破裂，这促使研究人员研究这些患者接受无创治疗的可行性和安全性。一项研究纳入了 60 例经 OCT 诊断为斑块侵蚀的 ACS 患者（96.7% 为 STEMI 患者），有残余直径狭窄 <70% 和 TIMI 血流 3 级的患者只接受抗血栓治疗而不置入支架。糖蛋白 IIb/IIIa 抑制剂（替罗非班）使用率和手动抽吸取栓率分别为 63% 和 85%。所有患者均于 1 个月后再次行冠状动脉造影及 OCT 检查。在这些患者中，47 例（78%）在 1 个月时达到了血栓体积减小 50% 的主要终点。1a 的随访研究显示，92.5% 患者 1 个月至 1a 的中位血栓体积显著减少，并且无重大心血管不良事件发生。这些数据表明，在特定的斑块侵蚀性 ACS 患者中，无须支架的抗血栓治疗可能是一种选择，但仍需要大规模的随机对照试验来验证这些发现。

2.6 未来展望

未来的研究需要开发和验证结合临床特征、即时生物标志物和无创成像模式的预测模型，以更准确地诊断斑块侵蚀（图 14-5），这有可能通过使用新的人工智能算法来实现。此外，还需要更多、更大规模的观察性研究，以证实单独抗血栓治疗对斑块侵蚀的 ACS 患者的安全性，并确定短期和长期的临床结果。这将有助于为斑块侵蚀的 ACS 患者确定最佳的抗血栓治疗策略，并为具有足够效能的比较抗血栓治疗合并支架置入与单独抗血栓治疗的随机对照试验提供样本量计算依据。这些随机试验可以采用非劣效设计，复合主要终点是在 1a 随访中发生心原性死亡、靶血管再梗死、临床驱动的靶病变血运重建、卒中和严重出血。

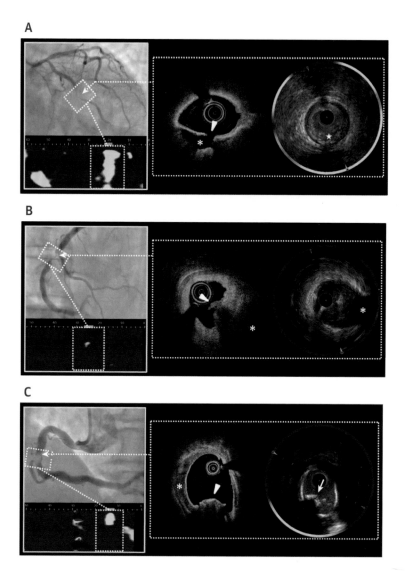

图 14-5　斑块破裂、斑块侵蚀和钙化结节

最后，需要在临床研究中评估与斑块侵蚀有关的分子途径的新疗法（例如抗白细胞介素-8、髓过氧化物酶抑制剂、用于干扰中性粒细胞外诱捕网的脱氧核糖核酸酶或肽基精氨酸脱亚胺酶-4抑制剂）。最近的动物研究数据显示，通过纳米颗粒靶向递送的肽基精氨酸脱亚胺酶-4抑制剂减少了中性粒细胞外诱捕网在内膜损伤部位的积累，保护内皮连续性，这为肽基精氨酸脱亚胺酶-4抑制剂作为一种潜在的斑块侵蚀新疗法提供了支持。

2.7 小结

斑块侵蚀占 ACS 病例的 30%～40%。斑块侵蚀独特的组织病理学、分子学和临床特征的不断增加，促使研究人员重新评估 ACS 的诊断和治疗方法。早期证据表明，在由斑块侵蚀所致 ACS 的患者中，无支架置入的抗血栓治疗是一种安全有效的治疗策略。这一命题值得在未来的随机对照试验中加以验证。对斑块侵蚀理解的不断深入，促进了诊断斑块侵蚀的即时生物标志物和非侵入性成像评估，以及分子通路新疗法的发展。

3 斑块进展的光学相干体层成像

过去 20 年，学界对冠状动脉粥样硬化的发病机制和在体血管生物学的认识有了长足的进步。OCT 在微观水平提供的形态数据，也使得计算流体动力学在斑块发展、斑块表型和斑块去稳定方面的研究成为可能。OCT 与 IVUS 可以用于研究钙化斑块，这是一种更严重的动脉粥样硬化类型。

3.1 冠状动脉斑块进展与失稳的局部血流动力学

斑块发生的特征部位往往与血流紊乱的位置相吻合。这些血流紊乱不仅影响内皮功能和局部炎症，还影响血管稳态与动脉粥样硬化进展之间的平衡。

若要将血流的物理法则用于分析特定患者的冠状动脉，必须准确地捕捉和重建管腔几何结构。利用计算能力，通过重建动脉计算出精确的血流速度和血压模型。还可以通过这种方法获得其他的局部血流动力学指标，例如内皮剪切应力。

内皮剪切应力是血流对血管壁施加的切向摩擦力，它与流体黏度和流速成正比。由于复杂的血管几何结构和搏动性血流，血流速度在大小和方向上发生变化，除了血流逆转和再循环外，还可能出现内皮剪切应力异常增高或降低的区域。在内皮剪切应力之外还存在许多指标，包括振荡剪切指数、空间内皮剪切应力梯度、相对停留时间和横向内皮剪切应力。尽管其与基础物理学相关，但上述每个指标都反映了流动现象的独特方面，这些现象可能协同影响内皮功能。

3.2 斑块发生和进展

3.2.1 体外实验

未受干扰的层流区域通常暴露于小范围的中高内皮剪切应力（1～7 Pa）、低空间空间内皮剪切应力梯度和低振荡剪切指数。在这些条件下，内皮细胞结构完整，更新减少，抗氧化剂、血管扩张剂和纤维蛋白溶解剂的表达升高，炎症介质、血管收缩剂和生长因子的产生减少，血管处于稳态。低内皮剪切应力（<1 Pa）、高空间内皮剪切应力梯度和高振荡剪切指数区域表现为内皮脂质通透性上升，炎症介质、生长因子、血管收缩剂、氧化剂和蛋白水解酶含量增加。在炎症和血栓形成的系统性血管环境中，持续的异常可能导致内皮细胞更新、脂质氧化、新生血管形成、斑块内出血及血栓形成的自我维持周期缩短，这将导致斑块生长和扩张性动脉重构。

3.2.2 临床 OCT 研究

虽然 IVUS 可以评估斑块负荷和血管重构，但 OCT 可提供更佳的血管壁微结构成像，特别是对表面斑块结构。一项基于 OCT 的计算流体动力学研究纳入了 21 例 ACS 患者的非罪犯斑块，结果表明，与相对内皮剪切应力较高（＞1 Pa）的区域相比，低内皮剪切应力（<1 Pa）区域的纤维帽更薄（115 μm 比 170 μm；$P = 0.004$），脂质弓弧度（101° 比 85°；$P = 0.03$）和巨噬细胞密度（8.4% 比 6.2%；$P = 0.02$）更高，同时富脂斑块（37.5% 比 20.0%；$P = 0.02$）和 TCFA（12.5% 比 2.0%；$P = 0.04$）的出现率也更高。

通过 OCT 对血管造影中的阻塞性病变进行成像，尽管两者血管造影显示的平均直径狭窄程度相似， OCT 测得的最小管腔面积相近，但合并 TCFA 形态病变的近端内皮剪切应力高于非 TCFA 形态病变（10.2 Pa 比 5.84 Pa；$P = 0.02$），表明高近端内皮剪切应力预示着斑块更具易损性。然而，该研究没有具体说明是否是 TCFA（富含脂质斑块或纤维帽厚度）或其哪个方面可能导致这一结果。

由于斑块生长和进行性梗阻导致局部血流动力学改变，因此需要了解内皮剪切应力分布随时间的变化。一项纳入所有临床表现并且有连续 OCT 成像的患者研究显示，基线时暴露于低内皮剪切应力（<1 Pa）的区域显示管腔面积减小（$10.9 \sim$ 10.4 mm^2；$P = 0.04$）和脂质弧度增加（$126.4 \sim 141.1$ μm；$P = 0.01$）。低内皮剪切应力（<1 Pa）区域的纤维帽显著薄于高内皮剪切应力（>1 Pa）区域（128.2 μm 比 165.0 μm；$P = 0.03$），并且不随时间变化。相反，高内皮剪切应力区域的纤维帽随着时间的推移持续增厚（$165 \sim 182.2$ μm；$P = 0.04$）。与在任一时间点或两个时间点上内皮剪切应力都较高的区域相比，在两个时间点内皮剪切应力持续偏低的节段 TCFA 出现率较高（14.3% 比 1.5%；$P = 0.007$），纤维帽也较薄（112.3 μm 比 164.4 μm；$P = 0.001$）。

3.3 急性斑块去稳定：破裂和侵蚀

3.3.1 体外实验

当斑块负荷约为 40% 时，动脉向外重构受限，持续的斑块生长会侵入管腔，导致局部血流动力学紊乱加剧。局部血流动力学紊乱进一步恶化可能打破斑块稳态，并转向稳定斑块成分的降解，增加易损性和斑块破裂的可能。高内皮剪切应力抑制平滑肌细胞合成细胞外基质，激活巨噬细胞的基质金属蛋白酶。高空间内皮剪切应力梯度与内皮剪切应力相互作用且独立于内皮剪切应力，随着细胞外基质降解和局部炎症浸润的增加，对内皮细胞的取向、结构和通透性产生有害影响。高振荡剪切指数可调节血管扩张、脂质浸润，激活内皮 Toll 样受体 2，导致内皮细胞产生毒性和脱落。上述过程是斑块侵蚀发病机制中的关键步骤。

3.3.2 临床 OCT 研究

随着斑块内机械应力、局部炎症和凝血过程的平衡日渐削弱，长期不稳定的血流可介导诱发急性斑块破裂或侵蚀。

考虑到在体内诊断斑块侵蚀的固有局限性，研究显示，伴有罪犯斑块血栓形成和完整纤维帽的 ACS 患者的体内诊断与斑块侵蚀一致。血栓附着和潜在的斑块侵蚀区域似乎局限于高内皮剪切应力和高内皮剪切应力梯度延伸到高振荡剪切指数的区域。研究证明了高内皮剪切应力、高空间内皮剪切应力梯度和高振荡剪切指数与侵蚀部位独立相关。这些早期的体内研究证据为振荡剪切指数升高在细胞侵蚀机制中的作用提供了支持。

3.4　冠状动脉分层斑块

传统上认为，动脉粥样硬化斑块生长缓慢且呈线性变化，主要继发于平滑肌增殖。相反，ACS 发病突然，是冠状动脉粥样硬化斑块去稳定（通常通过纤维帽破裂或表面侵蚀）合并闭塞性血栓形成的结果。然而，病理学和影像学研究表明，大多数斑块损伤在临床上静默，并不引发临床症状，随后其表面的血栓发生机化，细胞外基质逐渐浸润，最终导致愈合和斑块逐步生长，这是动脉粥样硬化斑块发展的主要模式。这些"愈合斑块"是介导不稳定和稳定型冠状动脉疾病之间的重要联系，可能在动脉粥样硬化过程中发挥重要作用。冠状动脉内高分辨率 OCT 成像技术的发展使得体内血管壁微结构的可视化成为可能。愈合斑块在 OCT 上具有典型的分层表现，因此常被称为"分层斑块"。

3.5　愈合斑块的病理特征

愈合斑块的组织学特征是纤维帽内部的断裂，或者存在多层不同类型的组织结构等提示周围修复机制的证据。根据修复阶段的不同，这些修复结构常表现为糖蛋白或含有丰富胶原纤维基质的沉积物。当斑块发生破裂或侵蚀时，断裂或受损的纤维帽表面会形成新鲜血栓，其成分主要包括血小板、纤维蛋白、红细胞和颗粒细胞。数日至数周之内，平滑肌细胞、富含糖蛋白和Ⅲ型胶原的结缔组织逐渐进入血栓内部，导致血栓机化。其后，Ⅲ型胶原逐渐被Ⅰ型胶原取代，促使血栓事件的管腔也重新内皮化。

对于不同阶段斑块愈合现象的描述极大地丰富了对于 ACS 病理机制的认识。一项纳入 211 例 STEMI 并且接受血栓抽吸治疗患者的研究显示，仅有一半患者存在完全新鲜的血栓，而其他患者的血栓均存在不同程度的慢性化特征。这些数据表明，尽管心肌梗死和猝死均为急性发病，但斑块损伤和血栓的形成可能早于临床症状的出现，以致患者在就诊时斑块内已经出现不同程度的愈合。血栓形成的机制也会影响其机化程度。在心原性猝死患者中，斑块侵蚀患者出现血栓愈合的比例远高于斑块破裂患者（88% 比 54%；$P < 0.001$）。

3.6 OCT 评价愈合斑块

通过 OCT 检查也能观察到与尸检研究相似的斑块愈合现象。通过对罪犯病变局部的序贯评估，OCT 随访影像证实原斑块表面形成多层结构，可以用于表示破裂和侵蚀斑块通过形成新生内皮包裹残余血栓成分逐步愈合。组织学相关研究显示，愈合斑块在 OCT 图像上表现为靠近管腔表面且光密度不均的高信号层状结构，并且与其下方的组织之间存在清晰的分界线。

3.7 冠状动脉疾病的进展

未诱发 ACS 的冠状动脉粥样硬化斑块进展与未来的不良心血管事件密切相关。然而，尸检对于冠状动脉的组织病理学分析显示，大多数的斑块破裂和侵蚀为静默发生，随后出现斑块愈合。

一项入组 248 例接受 PCI 治疗患者非罪犯病变的研究平均随访 7.1 个月，纳入分析的 517 处斑块中有 50 例出现快速进展。OCT 检查显示，快速进展病变合并愈合斑块的比例远高于一般病变（60% 比 34%），并且 61% 的斑块在随访期间出现新的分层。这些数据表明，斑块快速进展可能与临床上的无症状斑块损伤及其愈合相关，在影像检查中表现为随访期间的斑块分层。

3.8 缺血性心脏病与愈合斑块

既往研究显示稳定型和不稳定型缺血性心脏病患者的斑块生物学特征和微结构存在显著差异。OCT 评估显示，薄纤维帽、高脂质负荷和巨噬细胞密度增高等斑块结构特征在 ACS 患者中较稳定型心绞痛患者更为常见。

愈合斑块在两类患者群体中的分布也有所不同。最近一项结合罪犯病变造影和 OCT 图像的研究显示，稳定型心绞痛患者中半数以上可以观察到愈合斑块的特征。分层的罪犯斑块中出现富脂斑块、巨噬细胞浸润、钙化和血栓的比例更高。此外，分层斑块还与多支病变和复杂病变相关。

也有研究针对 ACS 患者的愈合斑块进行体内评估。一个前瞻性队列研究中有超过四分之一的患者在罪犯病变处存在愈合斑块表型，并且这类患者出现高危斑块特征、多支病变和复杂病变的比例更高，再次住院率也更高。

3.9 愈合斑块：概念验证与未来研究

从病理学的观点出发，愈合斑块的概念极具吸引力，而且直观上与临床观察到的疾病进展和冠心病患者中数量可观的亚临床事件相一致。然而，验证这些假说的真实性仍需大量研究工作，需要通过设计精良的大型人群研究，整合在体OCT 的序贯评估和组织学研究进行验证。

3.10 ACS 与钙化斑块

斑块破裂（45%～65%）和侵蚀（30%～50%）是 ACS 患者的主要发病机制。钙化罪犯斑块较为少见，约占所有病理类型和临床病例的 2%～7%。钙化斑块与患者的临床特征高度相关，好发于老年人群与合并慢性肾脏病的患者。

这些病变亚群的形态已在前述病理学系列研究中有所描述。然而，只有基于更广泛和更大规模的体内 OCT 研究的数据，才有可能更深入地了解钙化罪犯病变的病理生物学。

3.11 钙化斑块的病理学

早期微钙化（≥ 0.5 μm，通常直径 ＜15 μm）是由平滑肌细胞凋亡和脂质池中存在的基质囊泡所致。巨噬细胞浸润坏死核心，随后发生细胞凋亡和钙化，可观察到较大的点状（15 μm～1 mm）钙化区域。钙化过程可扩散到周围的胶原基质中，从而形成更大（＞1 mm）和更宽（＞3 mm）的钙化板。这些钙化板的断裂通常是由冠状动脉周期性运动所致，夹杂着纤维蛋白沉积的结节性钙化可引起钙化结节的发展。随着病变体积和压力逐渐增加，这些结节最终突入管腔，随后可能形成血栓。

根据病理学定义，钙化结节的特征为管腔表面破坏（通常是薄的纤维层），表现为致密钙化结节伴表面血栓覆盖，并且其下方存在极少或几乎没有坏死核心。钙化结节主要发生于严重钙化的动脉，动脉常迂曲，有大片钙化基质，周围有纤维化区。爆发样钙化结节通常呈偏心性，突入管腔内，钙化结节管腔侧无内皮和胶原。在前述病理学描述中，相对于斑块，钙化结节是区域钙化程度最高的病变。此外，钙化针状体之间有典型的纤维蛋白沉积，形成网状结构，松散的细胞外基质内有炎性细胞聚集和新生血管形成，这是斑块内出血（毛细血管网渗漏）和愈合的潜在指标。

3.12 ACS 患者钙化斑块的腔内影像学研究

钙化罪犯斑块是血管钙化过程终末阶段的这一概念，得到了一系列冠状动脉影像研究的支持。在 OCT 检查中，钙化结节被定义为在钙化斑块上检测到纤维帽破坏，其特征为突出的小圆形钙化碎片伴附着血栓，以及病变近端和远端存在大量钙化。IVUS 和 OCT 联合研究显示，钙化结节的特征是更大的钙化角度和更表浅的钙化。另一项研究观察到所有钙化结节均发生在最大钙化角度 >180° 的病变中。在最严重的钙化病变（最大钙弧 >180°）中，30% 的 ACS 罪犯病变合并钙化结节。大多数钙化结节包含浅表大面积钙化（病理学上称为"钙化板"），这一发现非常重要，并且与组织病理学和血管内超声观察结果一致。

一项纳入 1241 例接受介入前 OCT 检查的 ACS 患者的研究显示，12.7% 患者的病变部位有钙化斑块。141 例钙化斑块患者中，爆发样钙化结节、浅表钙化板和钙化性突起的发生率分别为 25.5%、67.4% 和 7.1%。钙化结节最常见于右冠状动脉，因其更常暴露于连续周期性的机械力，这一事实支持钙化结节起源于钙化板断裂、转变为结节并突破表层覆盖组织进入管腔导致血栓形成的假说。

一个包括 95 例浅表钙化板病例的研究中，有 81 例纤维组织为轻度破坏，14 例纤维组织完整。浅表钙化板在 OCT 上表现为片状浅表钙化板，无突出结节或肿块突入管腔。覆盖的纤维组织几乎没有明显的破坏，仅有微小的钙化内容物向管腔内隆起。这 3 组病变中浅表钙化板病变的最小管腔面积最小，介入前冠状动脉血流量最差，直径狭窄百分比最大。这种类型的钙化罪犯病变的血栓形成是由于管腔变窄，钙化区域的生物力学应力升高，以及邻近的组织较软，甚至纤维组织的轻微破坏而导致的高内皮剪切应力，进而形成富含血小板的白色血栓。与该假设一致的是，一个系列研究显示，浅表钙化板组中主要为白色血栓（66.3%）。这与以红色血栓为主的爆发性钙化结节形成鲜明对比（83.3%）。

一项研究描述了，作为极少数钙化罪犯病变（0.8%）的钙化性突起也是 ACS 的病因，其通常被视为"良性旁观者"。"钙化性突起"（或"突出的结节性钙化"）这一术语代表突出的钙化肿块，不伴有小的爆发性钙化结节。OCT 可能是唯一能够区分钙化性突起和爆发性钙化结节的影像检查方式。OCT 图像中爆发性钙化结节的前缘常不规则，表现为成簇的小钙化结节以及覆有腔内血栓的破坏表面。钙化性突起往往前缘光滑，因其通常没有血栓附着。然而，极少数钙化性突起可与血栓的形成和ACS的发生相关，在这种情况下，隆起的偏心性肿块突入管腔，可诱发局部血流障碍和使内皮剪切应力增高，导致血小板聚集和血栓形成。

3.13　ACS罪犯病变新分类法

基于之前描述的钙化罪犯斑块病理生物学和成像特征的新认识，学界提出了一种更全面的基于OCT的ACS诊断新分类法。没有脂质斑块伴纤维帽破裂证据的病变不能被归类为"斑块破裂"，其核心问题为罪犯部位是否观察到有实质性钙化；若不存在实质性钙化，则将病变归类为"斑块侵蚀"；若存在实质性钙化，观察到有钙化结节突出（纤维内衬断裂的证据）即可确定病变的性质；若仅有钙化肿块突入管腔（无纤维帽断裂的证据），则建议称之为"钙化性突起"，其余病变称为"浅表钙化板"。

3.14　进一步研究

一些研究报道了钙化罪犯斑块对ACS患者预后的影响。罪犯病变部位合并钙化结节的患者发生靶病变血运重建和ACS复发的风险较高。与基于OCT特征对斑块侵蚀患者采取无创治疗的策略相似，应进一步探索ACS钙化病变的个体化治疗方法（例如将OCT和血管内碎石术相结合）以优化冠状动脉介入方案。

4　小结

冠状动脉内OCT技术的应用彻底改变了对冠状动脉斑块进展和失稳潜在机制的认识，尤其是对这些现象背后复杂病理生理过程的多方面认识。与血流紊乱相关的内皮及血管功能障碍可导致动脉粥样硬化斑块进展，而借助管腔几何评估的超高分辨率，OCT技术易化了对血流紊乱的精细研究。对冠状动脉斑块进展和去稳定的计算流体动力学研究表明，低内皮剪切应力通常与脂质浸润、斑块进展及其向以薄纤维帽为特征的不稳定表型转化有关，而高内皮剪切应力倾向于与稳定斑块成分的消退和易损特征的持续发展相关。最新的证据表明，急性斑块破裂与高内皮剪切应力梯度相关，而斑块侵蚀与高内皮剪切应力、高内皮剪切应力梯度和高振荡剪切指数相关。通过联合使用高分辨率成像技术和计算模拟，进一步研究局部血流动力学提高冠状动脉疾病的诊断和治疗水平成为可能。

OCT 技术的发展同样使动脉粥样硬化斑块的精细可视化和特定高危特征的识别得以实现。愈合斑块的组织学特征是以细胞外基质为主的分层结构，提示既往斑块破裂或侵蚀及其随后的愈合过程。OCT 显示斑块内的不同光密度层是愈合斑块的成像表型，并且已经被组织学研究证实。利用 OCT 评估愈合斑块的最新数据揭示了这种表型患者的临床和血管造影特征。稳定型和不稳定型冠状动脉疾病患者中合并愈合斑块的比例均较大，并且与多支病变、更重的管腔狭窄和血管造影下更复杂的病变相关。未来，愈合斑块可能在缺血性心脏病患者的风险分层和治疗决策中发挥重要作用。在冠状动脉临床疾病谱中，斑块分层患者与不分层患者的长期结局需要进一步研究。

OCT 也为研究 ACS 患者的潜在发病机制提供了绝佳的机遇，使临床医生可以在体内区分斑块破裂和侵蚀这两种 ACS 患者罪犯病变下最常见的病理形态。尽管 OCT 提高了人们对钙化罪犯病变的认识和理解，但它却常常被忽视。虽然钙化罪犯病变只占 ACS 病例的一小部分，但随着人口老龄化，其发病率将会上升。识别 ACS 钙化病变的 3 种亚型（爆发性钙化结节、浅表钙化板和钙化突起）具有重要临床意义。由于置入支架失败的发生率较高，手术计划的制订和病变预处理需要非常谨慎，以降低靶病变再次血运重建的发生率。进一步研究钙化罪犯斑块的自然史及其潜在的治疗意义对于认识这一类少见但重要的患者亚群是至关重要的。

第 15 章

冠状动脉支架内再狭窄

过去 40 年，经皮冠状动脉介入治疗（percutaneous coronary intervention, PCI）取得了显著进展。金属裸支架（bare mental stent，BMS）通过降低血管突然闭合、冠状动脉夹层、血管弹性回缩和收缩性重塑的高发生率，克服了普通球囊血管成形术的局限性。然而，在冠状动脉置入金属支架会导致血管损伤，并引发成纤维细胞增殖和新生内膜增生的发展，这是支架内再狭窄（in-stent restenosis，ISR）的主要基础。药物洗脱支架（drug-eluting stent，DES）是冠状动脉疾病经皮治疗的技术突破。与 BMS 相比，通过将金属支架平台与释放抗增殖药物的聚合物结合，DES 抑制了新生内膜增生的形成和降低了 ISR 的风险，显著提高了 PCI 的疗效。早期代 DES 平台 1 年后发生晚期支架相关血栓事件的风险增加，抵消了 PCI 疗效的提高。随着 DES 技术的迭代，现已经开发出现代 DES，其具有良好的长期血栓安全性，无须长期双联抗血小板治疗（dual antiplatelet therapy，DAPT），并进一步降低了 ISR 的发生率。然而，尽管 DES 技术有了实质性的改进，ISR 发生并需要靶病变血运重建仍以每年 1%～2% 的概率发生。鉴于全球每年置入数百万个 DES，ISR 具有公共卫生学意义。事实上，在过去 10 年，针对 ISR 的 PCI 约占美国所有 PCI 的 10%，也已证明与新发病变的经皮介入治疗相比，其发生重大心脏不良事件的风险更高。

对 ISR 机制和特征的认识随着时间的推移而加深。自从对最初的 ISR 血管造影分类以来，先进的冠状动脉内成像技术的出现进一步阐明了 ISR 的机制和基础。治疗 ISR 的现有治疗设备也随着时间的推移而发展和完善。目前，应根据潜在的 ISR 机制和每例患者的临床风险状况，对 ISR 进行个性化治疗。

1 ISR 的发生率和临床表现

随着冠状动脉支架技术、置入技术和药物治疗的进步，ISR 的发病率在过去20 年中显著下降。BMS 的 ISR 在置入后第一年内趋于峰值。相反，当前一代 DES 与每年约 2% 的持续缺血驱动靶病变血运重建风险相关。随机对照试验的患者水平荟萃分析显示，BMS、早期 DES 和新一代 DES 的 1a 缺血驱动靶病变血运重建发生率分别为 14.7%、4.9% 和 2.5%。相反，从 1a 到 5a，缺血驱动靶病变血运重建的累积率分别为 6.1%、5.9% 和 4.4%。目前，接受 BMS-ISR PCI 的患者比例正在下降，这与 DES 使用的增加一致。美国报告，2009—2017 年，约 50% 的 ISR PCI 在首次支架置入后 2a 内完成。与 BMS-ISR 患者相比，DES-ISR 的患者更可能在第一年后出现。

ISR 的病理生理后果是阻塞性冠状动脉疾病的发展、心肌灌注减少和缺血性症状的发展。虽然最初认为这是一种良性临床结果，表现为心绞痛症状，但 ISR 通常表现为急性冠状动脉综合征（acute coronary syndrome，ACS）。美国一项大型研究显示，542 112 例接受 ISR-PCI 的患者中大多数患者表现为不稳定症状，约25% 的患者表现为急性心肌梗死。值得注意的是，ACS 是主要不良心脏事件和随访时复发 ISR 的独立预测因素。

尽管治疗 ISR 的治疗策略取得了进展，但复发性 ISR 的发生率仍然很高。例如，一个大型多中心注册中心的相关数据显示，在 15 年期间（2002—2006 年）治疗的 >48 000 个新发病灶中，第一次、第二次和第三次再治疗后 ISR 的复发率分别为8.3%、17.1% 和 22.8%。值得注意的是，在使用 DES 或药物涂层球囊（drug-coated balloon，DCB）治疗后，尤其是在存在 3 层 ISR 的情况下，多层金属支架层与复发 ISR 的风险逐渐增加相关。

2 ISR 的病理学机制

不同的机制解释了 ISR 的发展、严重程度和模式（图 15-1），包括生物或患者相关因素、解剖因素、手术因素和支架因素。

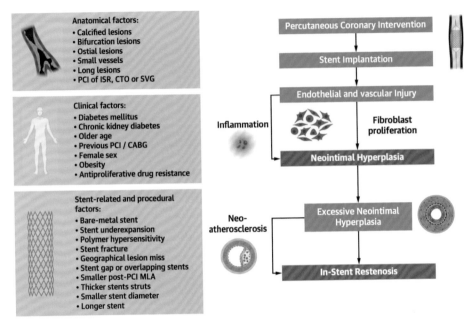

图 15-1　支架内再狭窄的病理生理学和危险因素

2.1　患者相关或生物学因素

　　ISR 的临床预测因素包括糖尿病、慢性肾病、高龄、女性和较高的体重指数等。特别是在糖尿病患者中，高血糖或高胰岛素血症导致的代谢改变可加速新生内膜增生的形成。ISR 的生物学因素包括耐药性和超敏反应。耐药性可以是原发性的（在遗传易感个体中）或继发性的，暴露于抗增殖药物后。超敏反应和炎症反应促进新生内膜增生的形成，并可由金属支架平台和 DES 聚合物触发。在冠状动脉内置入支架会导致局部气压伤，并伴有内皮剥脱和随后的炎性异物反应激活。90 天后局部炎症的持续性与随后的延迟内皮化、ISR 和晚期或极晚期支架血栓形成的高风险相关。BMS 时代的早期研究表明，与 BMS 内膜损伤程度、炎症和白细胞浸润相比，第一代 DES 的尸检研究报告动脉愈合延迟，其特征是持续的纤维蛋白沉积、更大的持续炎症反应和延迟的再内皮化。与第一代 DES 相比，第二代 DES 与更少的纤维蛋白沉积、更少的血管炎症以及更快、更均匀的支架架丝内皮化有关。

2.2 手术因素

优化支架置入是降低 PCI 术后再狭窄和血栓形成风险的关键。影响 ISR 风险的手术因素包括支架扩张不足、支架贴壁不良和支架间隙等。支架扩张不足是由置入期间膨胀不良造成的。支架扩张不足和术后最小支架横截面积较小与长期 DES 通畅和 ISR 和支架血栓的风险密切相关，尤其是在支架置入后 1a 内。尽管支架置入过程中尺寸过小或病变准备不良是支架膨胀不足的最常见原因，但也可能发生支架弹性回缩，并与 ISR 相关。与扩张不足不同，支架贴壁不良是指支架架丝未贴壁，架丝和动脉内膜之间留有血液占据的空间。贴壁不良可以通过冠状动脉内成像来检测，通常发生在尺寸过小的支架或管腔直径有明显扭曲和搏动的动脉中。事实上，贴壁不良和扩张不足可同时发生在同一置入支架内。尽管急性贴壁不良并未显示与支架相关不良事件的高风险相关，但晚期贴壁不良与 DES 失败（包括再狭窄和血栓形成）的风险增加相关。值得注意的是，多项研究表明，晚期贴壁不良在 DES 中发生的频率高于 BMS，可能是因为患者对聚合物或抗增殖药物过敏，导致血管正性重构。

支架间隙可以定义为两个支架之间冠状动脉病变的不连续覆盖，与 ISR 风险较高以及需要重复血运重建有关。2 个 DES 之间的间隙使冠状动脉病变区域不暴露于释放的药物和金属架丝的机械支撑的抗增殖作用。与非分叉病变相比，冠状动脉分叉的 PCI 也与较高的再狭窄率和靶病变血运重建相关，实施的支架技术可显著影响临床结果。大多数非复杂性分叉病变可采用单支架临时入路治疗。相反，在真性左主干分叉病变（Medina 1，1，1 或 0，1，1）中，与临时入路相比，采用双吻合挤压技术的 2 个支架 PCI 导致侧支管腔直径更大，靶病变血运重建发生率更低。当使用双支架技术进行分叉支架置入时，置入支架后实施优化策略，如近端优化技术或最终吻合球囊扩张，对于改善最终支架几何形状和血管壁贴壁以及长期支架通畅至关重要。

2.3 解剖因素

决定 ISR 的解剖学因素包括血管大小、病变特征和局部剪切应力。血管大小是 BMS 和 DES 置入后 ISR 的强预测因素。与小血管支架相关的不良结果的潜在机制包括术后最小管腔面积更小、血管损伤和回缩程度更高以及金属密度更高。

然而，由较高的球囊与动脉比率引起的较高程度的动脉损伤是否会导致较高程度的新生内膜增生形成，仍存在争议。高血栓负荷降低了抗增殖药物的渗透和分布，血栓消退较晚易导致支架贴壁不完全。严重冠状动脉钙化与较高的靶病变血运重建和支架血栓发生率密切相关。严重钙化病变可能导致支架扩张和贴壁不理想。因此，使用动脉粥样硬化清除装置进行最佳病变准备，对于确保最佳支架贴壁和长期通畅至关重要。

2.4　支架因素

影响 ISR 的支架相关因素包括支架类型、药物分布、药物类型、支架架丝厚度和支架断裂。BMS 和 DES 在 ISR 的时间进程、表型外观和潜在机制方面存在显著差异。对于 BMS，管腔晚期损失往往在置入后 6~8 个月达到峰值，然后随着时间的推移而减少。相反，对于 DES，在置入后 5a 内，新生内膜的积累较慢，但仍在持续。BMS-ISR 更常与弥漫性或增殖性模式相关，而 DES-ISR 则更常与局灶性或边缘相关新生内膜增生相关。与 BMS 相比，支架断裂被定义为在原始支架置入后连续的支架完全或部分分离。DES 断裂导致局部药物输送受损和金属平台支撑丧失。支架断裂的风险因素包括右冠状动脉支架置入、血管过度弯曲或成角、支架较长或重叠。相反，直径较大或开孔设计的支架断裂的风险较低。据报道，DES 断裂的发生率为 1%~8%。最后，在冠状动脉内成像研究中，较薄的支架架丝与局部血液流变学改善和新生内膜增生减少有关。在比较较薄架丝 DES 和较厚架丝 DES 的更大随机对照试验中，也证明了这些益处。然而，在所有亚型病变中，它们可能不是一致有益的。例如，在慢性完全闭塞的情况下，与薄架丝（81 mm）依维莫司洗脱支架相比，超薄架丝（60 μm）DES 在血管造影随访中导致晚期管腔损失的程度更高。

3　ISR 的组织病理学

嵌入富含胶原的细胞外基质中的平滑肌细胞增殖是导致冠状动脉支架置入后

再狭窄的主要病理过程之一（图 15-2）。BMS 和 DES 之间的 ISR 有几个组织病理学差异。BMS-ISR 以平滑肌细胞密度更高的均质组织为特征，而 DES-ISR 更常见的是低细胞和富含蛋白聚糖。此外，平滑肌细胞表型在 BMS-ISR 中是更频繁地合成的，而在 DES-ISR 中则是收缩型或中间型。

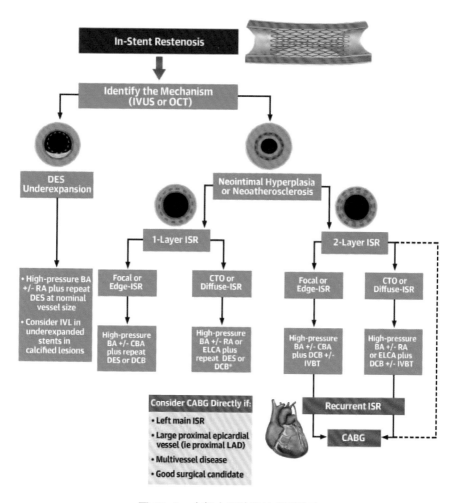

图 15-2　支架内再狭窄的处理策略

新动脉粥样硬化是晚期（＞1a）DES 失败的潜在原因，会导致 DES 再狭窄和血栓形成。组织学上，支架内新动脉粥样硬化的特征是新生内膜内富含脂质的泡沫巨噬细胞的积聚，有或无坏死核心形成和钙化。与自体血管的动脉粥样硬化不同的是，新动脉粥样硬化在数月至数年内发展，代表了继发于支架血管段内皮覆盖不良的加速动脉粥样硬化。新生内膜内泡沫巨噬细胞的积聚导致支架内新动脉粥样硬化的形成，支架内新粥样斑块可进一步发展形成一个薄帽，从而导致支架内斑块破裂和急性心肌梗死。

4　ISR 的类型和影像特征

4.1　血管造影

血管造影上，ISR 表现为先前支架血管段内的狭窄管腔。冠状动脉造影仍然是诊断 ISR 病变严重性和功能重要性的标准。根据不同的血管造影表现，ISR 的形态模式不同，这反过来与预后和治疗意义有关。被广泛接受的 ISR 血管造影分类之一是 Mehran 等人提出的分类方法。在引入这一分类之前，ISR 的模式大致分为局灶性（支架内病变长度＜10 mm）或弥漫性（支架病变长度＞10 mm）。BMS 时代描述的 Mehran 分类通过描述新生内膜增生和置入支架之间的地形关系，进一步增强了这一简单特征。目前，最广泛使用的 ISR 报告定义是由学术研究联合会提出的定义。该定义要求管腔狭窄至少为血管直径的 50%，与功能显著性证据（缺血症状或异常血流储备分数）相关，或在置入支架近端或远端 5 mm 范围内无缺血症状时管腔狭窄最少为 70%。再狭窄的初始形态血管造影模式可以预测 ISR 的 PCI 结果。在 Mehran 等人的研究中，I 级（局灶性）至 IV 级（闭塞性）的 44 例靶病变血运重建率分别为 19%、35%、50% 和 83%，ISR 类型是随访时靶病变血运重建的独立预测因素。在 Latib 等人的研究中，与局灶性 ISR 患者相比，46 例弥漫性 ISR 患者在 3a 随访时的靶病变血运重建发生率更高。值得注意的是，ISR 的初始模式预测了复发性 ISR 的模式，66.7% 的闭塞性 ISR 再次闭塞，57.9% 的弥漫性 ISR 复发为弥漫性或闭塞性，67.2% 的局灶性复发为局灶性。ISR 的形态模式也与临床表现的时间和类型相关。例如，在 BMS 时代，弥漫性 ISR 患者更可能出现 ACS，且在指数支架置入后更早出现（即 PCI 后 6～8 个月）。

4.2　血管内超声

血管内超声（intravascular ultrasound，IVUS）有助于医生进一步深入了解支架置入后的血管重塑、支架扩张不足的作用以及新生内膜增生在 ISR 中的分布。在临床实践中，IVUS 在评估 ISR 的潜在机制以指导治疗和准确确定血管大小方面发挥着重要作用。事实上，IVUS 可以描绘支架架丝后面的外部弹性层，提供关于实际血管尺寸和支架优化扩张的信息。

早期一代 DES 时代有研究提出了根据 IVUS 发现的 DES-ISR 分类系统。该项研究还报告，21% 的病例中，支架扩张不足是 ISR 的潜在病因，88% 的病例的潜在病因是新生内膜增生。局灶性 ISR 是最常见的 ISR 模式（47%）。值得注意的是，与局灶性（6%）和多灶性（22%）ISR 相比，IVUS 上弥漫性 ISR 患者的支架总长度更长，最小管腔部位的支架扩张不足率（39%）更高。

4.3　光学相干体层成像

光学相干体层成像（optical computed tomography，OCT）可以更清楚地显示组织表征、内腔—内膜界面的描绘和支架架丝的分布。BMS 的 ISR 通常在 OCT 上显示出均匀的高信号组织带，反映了富含平滑肌细胞的新生内膜增生。相反，DES-ISR 的特征是在 OCT 上显示出异质或分层外观，反映了蛋白多糖或纤维蛋白含量高的低细胞新生内膜。一项研究根据定量和定性 OCT 参数描述了 BMS-ISR 和 DES-ISR 的形态学和结构特征，并评估了 ISR 的血管造影外观与 OCT 特征之间的关系。

OCT 有助于将新动脉粥样硬化定性为 DES 再狭窄和血栓形成的共同途径。事实上，一项登记研究显示，新动脉粥样硬化是晚期（>1a）ST 患者中最常见的发现（33.3%）。一项 OCT 研究报告了 50 例晚期 DES-ISR 患者（PCI 后 >20 个月）的新动脉粥样硬化患病率高。在这项研究中，52% 的病变有至少 1 个部位含有薄壁纤维粥样瘤，58% 的病变有至少 1 个支架内新生内膜破裂，58% 有血栓迹象。使用 OCT 和近红外光谱对 BMS-ISR 和 DES-ISR 的连续患者进一步表征了新动脉粥样硬化的类型。与 BMS 相比，DES 中的新动脉粥样硬化明显更常见。DES-ISR 具有更多的薄帽新动脉粥样硬化，并且近红外光谱评估显示，DES-ISR 具有更大的总脂质负担和密度。

再狭窄病变（如新生内膜或支架周围钙质）的 OCT 特征是 DES 扩张不足和复发 ISR 的新预测因素。最近，一种新的分类方案被提出，即通过 OCT 来表征 ISR 的机制，以指导治疗。该分类模式区分了机械性［I 型，包括扩张不足（1a 型）和支架断裂（1b 型）］、生物性［II 型，包括新生内膜增生（2a 型）、无钙化的新动脉粥样硬化（2b）和有钙化的动脉粥样硬化（2b）］、混合原因（III 型，结合机械和生物机制）、慢性完全闭塞（IV 型）和两层（V 型）ISR。

5　治疗策略

ISR 的管理具有挑战性，因为其机制不同，复发率相对较高。大多数 ISR 患者表现为稳定型心绞痛，因此应仔细计划干预的类型和时间。当不清楚 ISR 的血管造影严重程度时，应使用血流储备分数或非血管扩张指数的生理指导来确定血流动力学的严重程度。应仔细审查最初手术时的细节，包括病变复杂性、使用的支架类型和置入技术，以确定可能导致 ISR 的潜在技术问题，并规划最佳治疗策略。冠状动脉内成像模式，如 IVUS 或 OCT，是了解 ISR 机制的重要工具，应常规使用。

当前欧洲指南建议使用 DES 或 DCB 治疗 ISR，但美国未批准将 DCB 用于 PCI。最新美国指南建议，DES 是 PCI 治疗 ISR 的 1A 级适应证。欧洲和美国指南均建议，使用 IVUS 或 OCT 冠状动脉内成像来阐明 ISR 的机制。

病变准备对于 ISR 治疗的最佳效果至关重要。应优先使用切割或划痕球囊血管成形术，以减少球囊在支架外的滑动。应使用高压球囊预扩张下层支架，尤其是当扩张不足是 ISR 的主要机制时。根据多个随机对照试验和荟萃分析的临床证据，在充分的病变准备和扩张后，应使用第二个 DES 或 DCB 进行 PCI。如果出现支架扩张不足，应考虑行超高压球囊成形术、血管内震波治疗碎石术、准分子激光粥样斑块切除术或粥样斑块旋切术。在多层 ISR（多于两层）患者中，考虑到 ISR 复发率过高，应考虑行冠状动脉旁路移植术。然而，如果尝试多层 ISR 的 PCI，应避免置入 DES，相反，进行 DCB 和高压切割或刻痕球囊以及血管内放射治疗有可能改善长期通畅性。

5.1　球囊血管成形术

普通囊成形术历来是 BMS-ISR 和 DES-ISR 治疗的主要方法。然而，由于 ISR 的高复发率，其治疗效果不如其他治疗方式。但又由于膨胀不足，高压囊成形术在治疗 DES-ISR 中仍有重要作用。高压囊成形术通常使用不符合要求的短气囊进行。较长的球囊可用于减少球囊滑动，特别是在长病变中，可以接着置入第二个 DES（如果是一层 ISR）或 DCB（特别是在两层 ISR 中）。

5.2　切割或刻痕球囊

20 世纪 90 年代引入了切割或刻痕球囊成形术，目的是提高普通球囊成形术的疗效，尤其是在复杂的冠状动脉病变中。切割球囊是具有 3～4 个纵向连接的切片的血管成形球囊，设计用于在动脉粥样硬化斑块或纤维化 / 钙化组织中形成离散的纵向切口。由此，切割球囊成形术可以在较低的充气压力下获得更大的管腔直径，并减少自然损伤中的弹性回缩。刻痕球囊，如 AngioSculpt 装置（Philips Healthcare），由一个双腔导管和一个由外部镍钛合金螺旋平分边缘包围的半兼容尼龙球囊组成。一项研究将 56 428 例 BMS-ISR 患者随机分为切割球囊成形术或常规球囊成形术。随访 7 个月发现，切割球囊成形术并没有降低血管造影 ISR 的复发率，但它与使用较少的球囊和球囊滑脱的发生率有关。另一项研究将 61 252 例 DES-ISR 患者在 DCB 治疗前随机分为普通球囊成形术组和刻痕球囊成形术组。血管造影随访 6～8 个月发现，与球囊成形术加 DCB 组相比，接受刻痕球囊成形术加 DCB 的患者节段内直径百分比狭窄和二元血管造影再狭窄的发生率明显更低。在治疗 ISR 的过程中，还开发了紫杉醇涂层的评分球囊，并且与未涂层的评分球相比表现良好。

5.3　再次置入 DES

再次置入 DES 是治疗非支架扩张不足的 ISR 的最有效方法，这并非是支架扩张不足。一项研究显示，置入依维莫司洗脱支架是改善血管造影随访时直径百分比狭窄的最有效的治疗方法，其次是 DCB。此外，与所有其他治疗策略相比，使用依维莫司洗脱支架的 ISR-PCI 与靶病变血运重建风险显著降低相关，相对风险降低 64%（与 DCB 相比）至 99%（与标准球囊成形术相比）。

　　抗增殖药物耐药性是 DES-ISR 的潜在机制。然而，没有明确的证据或共识表明在治疗 DES-ISR 时应使用不同类型的 DES。一项研究将西罗莫司 DES-ISR 患者随机分为重复使用西罗莫斯洗脱支架组和改用紫杉醇洗脱支架组，两种类型的 DES 之间的抗狭窄效果相似。

5.4　药物涂层球囊

　　DCB 是 ISR 的重要治疗方式。DCB 使用的是一个涂有抗增殖剂的半相容性球囊，该球囊被包封在亲脂性基质中，球囊膨胀后释放到壁中。几种类型的 DCB 大多使用紫杉醇作为抗增殖药物，因为与基于 limus 的药物相比，紫杉醇更亲脂性、细胞吸收得更快。目前已经开发了新一代西罗莫司洗脱 DCB，其使用不同的递送技术来增强组织吸收，并在注册数据和最近的随机对照试验中证明了有希望的结果。然而，目前缺乏对不同类型的 DCB 进行比较的头对头随机对照试验，并且还不能假设所有 DCB 都存在类别效应。多个随机对照试验显示 DCB 治疗 ISR 有效且安全。对于 BMS-ISR，DCB 优于普通球囊成形术，并且至少与第一代 DES 相似。此外，对于 DES-ISR，DCB 优于普通球囊成形术，至少与第一代 DES 相似。然而，几项研究显示，与 DES-ISR 中的新一代 DES 相比，DCB 的晚期血管造影结果较差。一项研究将 75 309 例 DES-ISR 患者随机分为 DCB 组和 EES 组。血管造影随访中位数 247d 中，与 DCB 相比，依维莫司洗脱支架导致更大的最小管腔直径、更低的管腔直径百分比狭窄和二元再狭窄率。此外，在随访 1a 时，依维莫司洗脱支架导致的心脏病死亡率、心肌梗死和靶病变血运重建明显低于 DCB，主要是由于靶病变血运重建的降低。这些发现在对 ISR 患者中 DCB 与重复 DES 进行比较的所有随机对照试验的大患者水平荟萃分析中得到证实：与 BMS-ISR 患者的重复 DES 相比，DCB 与 3a 的靶病变血运重建发生率相似，而在 DES-ISR 中，它们明显不如重复 DES 有效。最后，在 2 项大型研究水平的随机对照试验网络荟萃分析中，DCB 是继 PCI（依维莫司洗脱支架）后最有效的 ISR 治疗方法。

5.5　何时再置入 DES 和何时使用 DCB

　　DCB 具有在释放抗增殖药物的同时避免置入额外金属层的优点。DCB 可优先用于不太复杂的再狭窄病变（如局灶性或边缘相关）、多层 ISR，以避免置入额外一层 DES、BMS-ISR 以及不能耐受长时间 DAPT 的高出血风险患者。在治疗 ISR 时，与重复 DES 相比，DCB 与较小的最终最小管腔直径相关，而重复 DES 又与随访时的靶病变血运重建风险较高相关。因此，在使用 DCB 时，使用冠状动脉内成像对于确保足够的管腔扩张非常重要。如果管腔扩张的结果不理想，应考虑重复 DES。

5.6 动脉粥样斑块消融治疗

ISR 中动脉粥样硬化机械性治疗的基本原理是去除阻塞性再狭窄组织，并允许更大的最终管腔增益。动脉粥样硬化旋切术和准分子激光粥样斑块切除术是 ISR 中最常用的两种动脉粥样硬化消融技术。动脉粥样硬化旋切术和准分子激光粥样斑块切除术的作用是去除冠状动脉斑块和钙化组织，通常用于补充或辅助球囊成形术和支架置入。动脉粥样硬化旋切术已经在临床实践中使用了 30 多年。动脉粥样硬化旋切术通过使用可在导丝上高速旋转（140 000～180 000 rpm）的金刚石涂层椭圆形毛刺，物理去除动脉粥样硬化斑块，从而使管腔扩大。毛刺会优先消融硬的非弹性组织，同时避开健康的动脉壁组织（差异切割）。在弥漫性 ISR 的情况下，动脉粥样硬化旋切术消融新生内膜增生组织，以便于行高压球囊成形术进一步扩张支架。然而，由于随机对照试验的结果相互矛盾，尚不确定与单独使用球囊成形术相比，常规新生内膜增生消融联合动脉粥样硬化旋切术是否能改善临床结果。尽管动脉粥样硬化旋切术毛刺能够产生金属支架消融，但在扩张不足的支架中应小心使用，以防止毛刺夹持。因此，在 ISR 中使用动脉粥样硬化旋切术之前，通过 IVUS 或 OCT 来识别 ISR 的潜在机制非常重要。

临床实践中使用准分子激光粥样斑块切除术已超过 20 年。准分子激光产生单色光能，该光能被斑块吸收，并通过产生热和冲击波，使斑块破裂。在早期阶段，由于再狭窄和重大心脏不良事件的发生率较高，与单独使用球囊成形术相比，准分子激光粥样斑块切除术治疗新发病变的结果并不理想。目前，准分子激光粥样斑块切除术可以作为某些具有挑战性的病变亚群的一种有吸引力的治疗方案，例如严重钙化的不可切除病变或弥漫性 ISR。由于准分子激光粥样斑块切除术可以在 ISR 支架内消融新生内膜增生，观察研究表明，与球囊成形术相比，准分子激光粥样斑块切除术的手术成功率高和围手术期并发症率低。另一项研究显示，与球囊成形术加动脉粥样硬化旋切术相比，准分子激光粥样斑块切除术加球囊成形术会导致 IVUS 介入后管腔大小相似。然而，IVUS 分析显示动脉粥样硬化旋切术后新生内膜增生体积的减少明显多于准分子激光粥样斑块切除术后。支架扩张不良时，应谨慎使用准分子激光粥样斑块切除术，因为可能存在血管穿孔和严重无复流现象的风险。

5.7　血管内放射治疗

血管内放射治疗通过释放局部放射性锶-90 / 钇-90β 射线抑制成纤维细胞增殖，从而抑制支架内新生内膜的形成。血管内放射治疗在大约 20 年前获准使用，作为 BMS 的 ISR 治疗。最初研究显示，与安慰剂相比，铱-192 局部冠状动脉内照射导致临床和血管造影再狭窄的发生率较低，但晚期血栓形成的发生率较高，特别是在接受第二次支架的患者和停止 DAPT 的患者中。随后的两项研究显示，西罗莫司洗脱支架和紫杉醇洗脱支架治疗 BMS-ISR 优于血管内放射治疗。目前，血管内放射治疗是治疗 DES 复发性或两层 ISR 的一种有吸引力的治疗方案。新近的一项研究评估了复发性 DES-ISR 中血管内放射治疗的结果，病变部位至少有两层支架。该研究共纳入了 328 例患者，其中近 79% 的患者有两层支架，21% 的患者有三层或更多。与未接受血管内放射治疗的患者相比，接受血管内放射治疗的患者在 1a 时死亡、心肌梗死或靶病变血运重建的风险较低。血管内放射治疗可与动脉粥样硬化旋切术或准分子激光粥样斑块切除术共同处理 ISR。尽管支持数据有限并且无随机数据可用，但该策略可通过提高血管内放射治疗的疗效进一步改善临床结果。

5.8　血管内震波治疗

血管内震波治疗是一种新技术，其中安装在传统导管平台上的多个震波发射器可传递局部脉动声压波，释放能量，改变钙化的冠状动脉斑块。其在新发钙化冠状动脉病变中可行、安全和有效，可以使钙化斑块破裂和动脉粥样硬化消融。其在有限的 ISR 病例系列中也可行和有效，尤其在可能是治疗钙化导致支架扩张不全或钙化新生内膜增生的情况下，是一种有吸引力的治疗策略，其中动脉粥样硬化旋切术或高压切割球囊成形术可能与较高的血管穿孔或破裂风险以及结果不良相关。对于严重钙化的病变，使用高压非顺应性球囊成形术或切割球囊成形术进行一些病变修饰可能有助于提高治疗效果，避免球囊损伤。

5.9 药物治疗

目前已经对几种预防 ISR 的药物疗法进行了评估，结果均为阴性。进行 ISR 治疗后，抗血小板治疗可根据使用的治疗类型进行调整，但缺乏评估 ISR 治疗之后 DAPT 最佳持续时间的随机对照试验。一项研究的二次分析中，224 例 ISR 患者中有 93 例患者接受 PCI 治疗，24 个月的 DAPT 方案导致死亡、非致命性心肌梗死和脑血管意外的发生率低于 6 个月 DAPT 方案，而在接受新病变 PCI 的患者中没有观察到显著差异。这项研究中所有患者都接受了重复的 DES 置入治疗，大多数患者表现为 ACS。对于接受 DCB-ISR 治疗的患者，建议 DAPT 持续时间为 3～12 个月。根据最新的欧美指南，ACS 患者接受 PCI 后，应考虑接受每日 75～100 mg 阿司匹林加 P2Y12 受体抑制剂的 DAPT 治疗至少 1a。出现稳定冠状动脉疾病症状的 ISR 患者接受 DES 治疗时，也应接受至少 1a 的 DAPT 治疗。如果患者接受 DCB 或切割球囊成形术，尤其是在出血风险较高的情况下，可以考虑缩短 DAPT 的持续时间。接受血管内放射治疗的患者如果没有出血的高风险，则应延长 DAPT 的持续时间。尽管没有强有力的证据表明，更强烈的降脂治疗可降低 DES-ISR 的风险，但 PCI 前低密度脂蛋白胆固醇控制不良与早期新动脉粥样硬化的风险较高相关。此外，新近一项试验的事后分析显示，使用 PCSK9 抑制剂依洛尤单抗的强化降脂治疗显著降低了有 PCI 病史的患者因 ISR 或支架血栓而重复血运重建的风险。

5.10 冠状动脉旁路移植术

与 PCI 相比，冠状动脉旁路移植术的重复血运重建率较低，这是因为手术移植物对吻合冠状动脉段近端发展的进行性动脉粥样硬化具有保护作用。对接受 PCI 后复发 ISR 的患者或多支血管冠状动脉疾病患者，应在与心脏团队讨论后考虑冠状动脉旁路移植术，而不是尝试重复 PCI，尤其是在两层 ISR 的情况下。尽管先前的 PCI 可能影响和（或）损害外科吻合血管，但一项大型登记注册显示，既往 PCI 的病史与冠状动脉旁路移植术后中长期结果更差无关。

6 ISR 特殊类型

6.1 ISR 慢性完全性闭塞

CTO-ISR 的治疗具有挑战性，与自体冠状动脉 CTO 相比，其随访时血运重建失败风险更高。对于 CTO-ISR，实施先进的经皮 CTO 血运重建技术提高了 CTO-PCI 的手术成功率。在患者水平荟萃分析 4 项多中心注册（包括 11 961 个 CTO-PCI）显示，ISR 占所有 CTO 的 15%。ISR-CTO PCI 与 CTO-PCI 技术和手术成功率相似（均为 85%）。顺行导丝技术是 CTO-ISR 最常见的成功策略（70%），其次是逆行穿越和顺行解剖再进入技术。随访 12 个月发现，CTO-ISR PCI 患者的重大心脏不良事件发生率高于新发病变的 CTO-PCI。

6.2 静脉桥 ISR

大隐静脉桥 PCI 与新发病变 PCI 相比，缺血性不良事件风险较高。一项研究显示，21% 接受 BMS 或 DES 治疗的患者在中位随访 2.7a 时出现 ISR。考虑到与大隐静脉桥 ISR 治疗相关的不良事件的高风险，应优先治疗自体冠状动脉病变。

6.3 左主干 ISR

由于面临大面积心肌梗死风险，左主干 PCI 后需要重复手术与预后不良有关。一项研究显示，与 PCI 和冠状动脉旁路移植术后不需要重复血运重建的患者相比，需要对目标左主干病变进行重复血运重建与全因和心血管死亡的风险更高有关。尽管左主干-ISR PCI 的早期结果与新发左主干病变的 PCI 相似，但随着时间的推移，左主干-ISR 与较高的靶病变血运重建发生率有关。对于左主干-ISR 适合外科手术的患者，应强烈考虑与心脏团队讨论后决定是否实施冠状动脉旁路移植术。

7 小结

即使使用当代的 DES 平台，ISR 的全球负担仍然是一个重大的临床问题。事实上，DES 置入术后对靶病变血运重建的需求仍以每年 1%～2% 的绝对速度增加，而首次发生 ISR 的患者中有 10%～20% 会复发 ISR。ISR 的机制是多样的，其处理仍然具有挑战性。应使用冠状动脉内成像显示 ISR 的潜在机制，以指导临床处理。重复 DES 置入是对单层 ISR 最有效的治疗方法，可减少重复靶病变血运重建的需要，特别是在 ISR 更严重的亚型中。DCB 是多层 ISR 和小血管内再狭窄的一种有吸引力的治疗方案。最后，建议对反复发作的 ISR 患者采用心脏团队方法，这些患者是手术候选者，尤其是存在多血管冠状动脉疾病的患者。尽管未来 DES 技术的迭代可能会随着时间的推移继续降低 ISR 的风险，并需要重复血运重建，但仍需要进一步研究以升级治疗 ISR 的介入治疗设备。

第 16 章

晚期心力衰竭

广义上，晚期心力衰竭是一种临床综合征，其特征为尽管接受了指南指导的药物治疗，但症状仍持续或进展并伴有心室功能障碍。

心力衰竭影响 620 万美国成年人，65 岁后发病率接近 2.1%。预计到 2030 年，超过 800 万 18 岁以上的成年人将罹患心力衰竭。由于晚期心力衰竭的发病率相对较低且其定义随着不断发展的治疗方法而变化，因此估计晚期心力衰竭的患病率对于流行病学家来说仍然是一项挑战。10 多年前，一项基于人群的横断面分析表明，0.2% 的人群（约 13 000 例）患有晚期心力衰竭，而一项国家登记研究的数据表明，住院患者中的患病率接近 5%（23 000 例）。然而，随着全球心力衰竭患病率提高，晚期患者无疑将随之增加。仅 2021 年一年，美国就有超过 3000 例患者接受了左心室辅助装置治疗，超过 3000 例患者接受了心脏移植，另外还有 3500 例患者等待移植。

1 晚期心力衰竭的定义

目前已有多种分类系统描述心力衰竭患者的特征并定义晚期心力衰竭患者（图 16-1）。例如，纽约心脏协会（New York Heart Association，NYHA）将心功能 IV 级，静息或进行任何体力活动时会诱发症状的患者定义为晚期心力衰竭患者。2001 年，美国提出了一种新的心力衰竭分期，并将心功能 D 期描述为尽管接受了最大限度的药物治疗但仍因难治性症状需要特殊干预的患者。一个评估系统则对晚期心力衰竭患者进行风险分层，以更好地明确预后和识别需紧急干预的患者。这3 个分类系统可以综合使用，以便更精确地定位患者在疾病进程的位置。其他专业协会也定义了晚期心力衰竭，并发表了相关专家共识，以提高以患者症状、客观指标和治疗干预的组合为依据的早期识别和治疗的准确性。

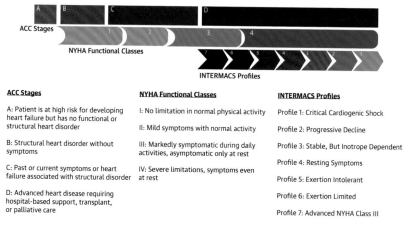

ACC Stages

NYHA Functional Classes

INTERMACS Profiles

ACC Stages	**NYHA Functional Classes**	**INTERMACS Profiles**
A: Patient is at high risk for developing heart failure but has no functional or structural heart disorder	I: No limitation in normal physical activity	Profile 1: Critical Cardiogenic Shock
B: Structural heart disorder without symptoms	II: Mild symptoms with normal activity	Profile 2: Progressive Decline
C: Past or current symptoms or heart failure associated with structural disorder	III: Markedly symptomatic during daily activities, asymptomatic only at rest	Profile 3: Stable, But Inotrope Dependent
D: Advanced heart disease requiring hospital-based support, transplant, or palliative care	IV: Severe limitations, symptoms even at rest	Profile 4: Resting Symptoms
		Profile 5: Exertion Intolerant
		Profile 6: Exertion Limited
		Profile 7: Advanced NYHA Class III

图 16-1 晚期心力衰竭的分期与症状

心力衰竭临床病程的高度不可预测性，甚至会使最有经验的临床医生也不能准确判断患者转诊至心力衰竭专家的最佳时机。尽管一些心力衰竭起病突然和凶猛，但其他患者的病情通常会随着时间逐渐进展。客观评价运动能力、评估生活质量、心脏结构和功能、生物标志物和实验室指标，以及客观评估心律失常负荷，有助于持续评价慢性心力衰竭患者，并可作为排除临床稳定状态的重要辅助手段。一个特别有用的助记词是"INEEDHELP"，它囊括了症状、病史、住院次数、（改善预后）药物不耐受和靶器官功能障碍等信息。学界一致支持早期转诊，以避免长期晚期心力衰竭导致的衰弱和靶器官功能障碍，以及尽早做进一步治疗。

2 晚期慢性心力衰竭患者的临床方案

应全面评估患者，排除心力衰竭的可逆性原因，并确保在指南指导下进行最大耐受量的药物治疗。必要时进行缺血性检查、瓣膜疾病的手术或经皮介入治疗、房性和室性心律失常（包括高负荷室性早搏）治疗、其他全身性疾病（如甲状腺疾病和结节病）评价以及药品滥用戒断试验，以识别可以充分改善心功能的患者。除肾素－血管紧张素系统抑制剂、β-受体阻滞剂和醛固酮受体拮抗剂外，血管紧张素受体脑啡肽酶抑制剂目前常规用于慢性 NYHA 心功能 Ⅱ / Ⅲ 级血压稳定的患者，但尚未在晚期心力衰竭患者中评价其疗效和安全性。心脏再同步治疗还可以改善特定患者的症状、运动耐量，逆转心室重构和提高射血分数。对于中度至重度继发性二尖瓣反流患者，经导管二尖瓣修复术可改善其生存率和降低心力衰竭住院率。尽管在药物、电子器械等方面进行了积极尝试，但仍有部分心功能障碍和生活受限症状的患者需要考虑进一步的治疗。在无明显进一步治疗禁忌证的情况下，应进行临床和血流动力学稳定性、全身灌注和靶器官功能的评估，若有休克或快速进展性肾 / 肝功能障碍的证据，则须紧急转至心力衰竭中心（图 16-2）。

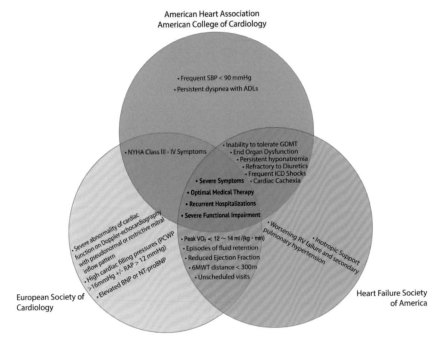

图 16-2　晚期心力衰竭的定义

　　心肺运动试验是晚期心力衰竭患者最重要的独立风险分层试验。指南支持 VO_2 峰值小于12 ml/（kg·min）［如果 β-受体阻滞剂不耐受时 VO_2 峰值小于14

ml/（kg·min）］或小于50%预测值患者的移植评价。除峰值 VO_2 外，二氧化碳通气当量（VE/VCO_2）大于 35 的患者预后较差，应考虑进一步治疗。另一个常用的指标是 6 min 步行试验，是反映患者运动能力和日常生活能力的检查。6 min 步行距离与 VO_2 峰值及其对存活率的影响高度相关。

右心导管检查是心原性休克和评价接受进一步治疗患者的关键。有创血流动力学监测对指导临床医生使用特定药物治疗和后续对长期晚期心力衰竭患者治疗的临床决策特别有用，因为其能提供左、右心脏充盈压，肺动脉高压，心输出量，右心室功能指标。是否能优化充盈压是预后的有力预测因素，甚至比单一的心输出量更佳。一项随机对照试验显示，接受血流动力学监测的患者因失代偿性心力衰竭住院率显著降低。另一项研究发现，与对照组相比，置入式动态肺动脉压监测器指导治疗组的肺动脉压显著更低，院外时间更长，生活质量改善也更为明显。

右室衰竭在晚期心力衰竭中很常见，并且死亡率增加。尤其是肺动脉高压右室功能障碍预后较差。对于需长期左室辅助装置的患者，置入前右室功能障碍可能代表相对或绝对禁忌证，因为术后早期右室衰竭与发病率和死亡率过高相关。右心充盈压和右室功能的优化对于成功的左室辅助装置治疗至关重要。肺动脉高压也是心脏移植的可能障碍，当肺血管阻力＞3Woods 时与移植后死亡风险增加相关。左室辅助装置治疗作为心脏移植的过渡，如果能联合肺血管扩张剂降低肺动脉高压，则可使药物难治性肺动脉高压正常，并有可接受的移植的预后。

3　心原性休克和失代偿性心力衰竭的短期治疗

尽管药物治疗须根据疾病进程调节，但其仍然是心力衰竭治疗的基石。但终末期患者和心原性休克患者可能需要静脉或机械辅助装置治疗，以稳定临床状况和靶器官功能。这些病例中采用的进一步治疗方案包括血管活性药物的使用，如正性肌力药、血管扩张剂、血管收缩剂和临时机械循环支持。围绕这些治疗的选择和做出决策的时间通常取决于所在医疗机构的可用资源、患者的情况、医疗机构的经验和患者的意愿。最近心原性休克患者的护理模式发生了转变，重点放在早期、积极的治疗。为了简化这些患者所需的复杂药物和手术护理的快速部署，许多医疗机构创建了多学科"休克团队"，以标准化该人群的护理方法。最近发布的一份共识概述了心原性休克的 5 个阶段，即从 A 期（"风险期"）到 E 期（"终末期"），可以作为帮助及时诊断和管理重症患者的工具，并促进内科医生和外科医生一同管理（图 16-3）。

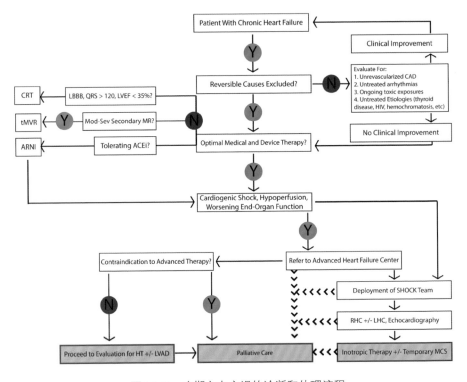

图 16-3　晚期心力衰竭的诊断和处理流程

正性肌力药和静脉血管扩张剂是改善失代偿性心力衰竭血流动力学的主要手段，已在临床试验中进行了广泛研究。尽管不建议常规使用正性肌力药物，但专家一致认为正性肌力药对于有靶器官功能障碍的特定患者是合适和有益的，并可作为进一步治疗的过渡。然而，许多患者接受的单纯药物治疗不足以优化血流动力学并改善靶器官功能。"休克团队"的关键作用在于确定合适的患者和支持治疗的时间（图 16-4）。在这些情况下，临时机械循环支持可以作为器官恢复、治疗决策或心脏替代治疗的过渡。选择哪个器械很大程度上取决于心原性休克的病因、患者独特的生理情况和所需的心输出量（图 16-5）。

Absolute Contraindications	Relative Contraindications	Relative Contraindications	Absolute Contraindications
• Systemic Illness with a life expectancy < 2 years • Fixed Pulmonary Hypertension	• Age > 72 years old • Any active infection (with the exception of device related infections in VAD) • Severe diabetes with end-organ damage • Severe peripheral vascular disease or cerebrovascular disease • Active peptic ulcer disease • Morbid obesity or cachexia • Creatinine > 2.5 or creatinine clearance < 25 • FEV1 < 40% expected • Difficult to control hypertension • Irreversible neurologic or neuromuscular disorder • Active mental illness or psychosocial instability • Medical nonadherence • Drug, tobacco, alcohol use within 6 mos. • Liver dysfunction with total bilirubin > 2.5, serum transaminases > 3x normal, and/or INR >1.5 off warfarin • Heparin induced thrombocytopenia within 100 days	• Age > 80 • Morbid obesity or cachexia • Musculoskeletal disease that impairs rehabilitation • Active systemic infection or prolonged intubation • Untreated malignancy • Severe peripheral vascular disease or cerebrovascular disease • Drug, tobacco, alcohol use within 6 mos. • Impaired cognitive function • Psychosocial instability	• Irreversible hepatic disease • Irreversible renal disease • Irreversible neurologic or neuromuscular disorder • Medical nonadherence • Active mental illness or psychosocial instability
Heart Transplantation		**Left Ventricular Assist Device**	

图 16-4 晚期心力衰竭特殊治疗的禁忌证

Evaluation of the Heart Transplant Candidate:

• Clinical History and Physical Examination
• Laboratory Evaluation: Complete Blood Count, Basic Metabolic Panel, Liver Function Tests, Urinalysis, Coagulation Studies, Thyroid Evaluation, Urine Drug Screen, Alcohol Level, HIV Testing, Hepatitis Testing, Tuberculosis Screening, CMV IgG and IgM, RPR/VDRL, Panel Reactive Antibodies, ABO and Rh Blood Type, Lipids, Hemoglobin A1c
• Chest X-Ray, Pulmonary Function Testing
• EKG
• Right and left heart catheterization
• Cardiopulmonary exercise testing
• Age appropriate malignancy screening
• Psychosocial evaluation (including substance abuse history, mental health, and social support)
• Financial Screening

图 16-5 评估晚期心力衰竭心脏移植

　　主动脉内球囊反搏泵是一种在舒张期充气、收缩期放气的经皮带导管的球囊，能增加冠状动脉灌注和心肌供氧，同时降低左心室后负荷。尽管对心输出量的整体效果呈中性，但病例报道和队列研究表明其对广泛的临床疾病有益，包括心肌梗死、心脏术后休克和失代偿性慢性心力衰竭。因此，它仍然是心原性休克的主要治疗方式。新技术和新手术促进了对住院患者和门诊患者行腋动脉主动脉内球囊置入技术的发展，以作为心脏移植的过渡。

　　导管心室辅助装置已在难治性心原性休克中迅速开展应用。Impella 微轴血流装置可通过跨主动脉瓣的动脉入路经皮置入，将左心室的血抽出射入升主动脉，这样做能降低左室前负荷和心肌壁张力，减少心肌需氧，并增加心输出量和冠状动脉灌注。比较 Impella 2.5 与主动脉内球囊反搏的小型随机对照试验表明，尽管

Impella 2.5 有更好的血流动力学特征，但未能证明生存获益。因此，大多数临床医生将 Impella CP 或 Impella 5.0 用于需要更强血流动力学支持的患者，例如心原性休克患者。与 Impella 相关的并发症包括溶血和插管移位，而后者将导致二尖瓣或主动脉瓣损伤。

TandemHeart（经皮跨房间隔左室辅助装置）由置于股静脉并经房间隔穿刺进入左心房的流入道导管、体外离心泵和置于股动脉的动脉流出道导管组成。TandemHeart 能直接减轻左室负荷，并提供高达 4 l/min 的心输出量。由于需要专业知识和技术置入导管，因此该技术无法在床旁轻松开展，导管移位相关并发症的风险也会增加。与其他经皮器械相似，随机对照试验尚未证明其生存获益。

静脉-动脉体外膜肺氧合（VA-ECMO）能够提供完整的心肺支持，现已作为心脏替代、临床决策或器官恢复的过渡治疗而越来越多地用于难治性心原性休克。VA-ECMO 的一般概念是静脉血从右心引流，通过氧合器，最后返回体循环，由此，循环和呼吸系统均得到支持。两种最常用的插管策略为：①外周插管，将股静脉插管延伸至右心房进行引流，并将第二根插管置于股动脉；②中心插管，将静脉和动脉插管分别直接置入右心房和升主动脉。与 VA-ECMO 相关的血流动力学改善通常可恢复靶器官灌注。然而，反向输送至主动脉的 VA-ECMO 流量增加了左室后负荷。由于静脉血不能充分回流，左室前负荷也可能增加。临床上，这可能导致左室扩大，表现为肺水肿和氧合水平下降。由于左室射血停滞，增加了左室血栓形成的风险，并与较低的心肌恢复率相关，因此，一些医疗中心尝试使用"分流"VA-ECMO，从而使流量最小化，以维持血压和靶器官灌注，同时使用血管活性药以确保左室射血。如果出现左室扩张，可经皮放置 Impella 或手术开放窗口来给左室减负。VA-ECMO 的其他常见并发症包括急性肢体缺血（外周插管）、卒中、出血和感染。

一旦置入了临时机械循环支持，应通过超声心动图和有创血流动力学检测来反复评估双心室功能，以确定哪些设备可以安全地撤出，哪些患者应考虑循环支持的升级。

4　晚期心力衰竭的长期治疗：心脏移植

对于已接受指南建议的药物和器械治疗但仍未达到足够的血流动力学改善以缓解症状或保留靶器官功能的患者，应考虑进行长期高级心力衰竭治疗。对于没有更持久治疗选择的患者，可长期接受正性肌力药物治疗以改善生活质量和症状负担。尽管长期接受正性肌力药物治疗的生存率仍然很低，但在当前的时代，生存率似乎正在改善，1 年的估计生存率现已接近 40%。

心脏移植仍然是适应证内患者的金标准治疗。与传统治疗相比，其生活质量、功能状态和寿命均有明显改善。目前，心脏移植后 1 年生存率大于 90%，中位生存率为 12.2 年，尽管患者的筛选仍然是获得满意移植效果的关键因素。现已经对心脏分配政策进行了重大修订，旨在降低等待名单上的死亡率，特别是病情最重的候选者的死亡率，并通过引入更精细的患者分层、更广泛的地域共享，改善供者心脏的公平分配，强制重新评估高优先级患者，并标准化定义。新的分配系统的重要特点包括将临时机械循环支持的患者设定为更高优先级，而将使用持续性左室辅助装置的稳定门诊患者设定为非优先化。新的分配系统没有将更高的优先权分配给非扩张性心肌病患者，如限制型心肌病和肥厚型心肌病患者，但是该群体中的等待名单死亡率有所增加。

器官短缺继续限制着每年移植的数量。在美国，阿片类药物流行推动了最近供体供应量的增加。多因素分析显示，这些高风险供体的心脏移植效果似乎与其他死亡原因的供体的相当。随着直接作用、治愈性的抗病毒药物出现，许多移植项目也采纳了使用丙型肝炎病毒阳性供体心脏的方案，并报告了良好的移植效果，以及相当于"治愈"的丙型肝炎病毒血症。尽管早期对这种方案充满热情，但关于花费－获益比和长期结果（包括同种异体移植物血管病变）的质疑仍然存在。增加心脏供体数量的另一项努力是扩大循环性死亡后的器官捐赠。循环性死亡捐赠的原则为根据捐赠者所在国的法律和道德规定等待时间，通常为 2～5 min，若仍没有循环恢复，即宣布为循环死亡。国际经验表明，自 2014 年首次循环性死亡供体心脏移植成功以来，死亡供体的心脏移植后效果与传统供体相当。供体心脏的离体灌注可在运输过程中保持供体心脏处于温暖和收缩状态，对于扩大循环性死亡捐赠至关重要，并且可提高运输时间更长的器官移植安全性。

尽管移植后存活率很高，但复杂的缺血环境、移植器官的宿主免疫识别、全身感染、药物和冠心病的传统风险因素限制了心脏移植的真正潜力。原发性移植物功能障碍是指在没有排斥反应或其他可识别原因的情况下，同种异体移植物发生急性衰竭，继而导致移植后早期死亡率升高。原发性移植物功能障碍的管理包括术中及时识别、早期实施 VA-ECMO 支持和术后免疫抑制剂剂量滴定，包括在无致敏、肾功能衰竭或其他高危因素情况下避免诱导治疗。大多数接受 VA-ECMO 治疗的原发性移植物功能障碍患者均可撤机恢复。

改善移植后效果的其他靶点包括细胞和体液排斥反应的管理、个性化的免疫抑制，并在两者之间实现最佳平衡。虽然心肌内膜活检仍是移植后早期检测排斥反应的标准，但 Allomap 基因表达谱和供者来源的细胞游离 DNA 测量正越来越多地用于无创排斥反应筛查。最近的指南支持，对心脏移植术后 6 个月至 5 年的低风险患者使用基因表达谱检测以对排斥反应进行无创监测。

移植物的长期存活也受到同种异体心脏血管病变发展的限制，这是一种内膜纤维增生的冠状动脉疾病，75% 的患者在移植后 3 年受到该病的影响。使用血管内超声作为常规冠状动脉造影的一部分提高了筛查的敏感性，可以发现几乎一半的患者在 1 年内出现了心脏血管病变。而在仅使用标准冠状动脉造影的患者中，发现心脏血管病变的比例为 10%～20%。移植后，应采取积极的降脂治疗，特别是使用普伐他汀，可改善低密度脂蛋白胆固醇和甘油三酯水平，增加高密度脂蛋白胆固醇，减少动脉内膜厚度和心脏血管病变，并提高生存率。使用新的抗增殖药物霉酚酸酯、西罗莫司和依维莫司预防心脏血管病变比硫唑嘌呤更有效。

5 晚期心力衰竭的长期治疗：机械辅助循环

截至 2017 年，接受心脏移植患者中超过一半的人接受了机械辅助循环。美国每年置入 3000 多个左室辅助装置，其中近一半用于终末治疗。

HeartMate 3 最近获准应用于心脏移植和终末治疗过渡治疗。这种完全磁悬浮离心泵的设计，可以改善血液相容性，减少停滞，延长耐久性。通过编程，该泵可以产生一个人工"脉冲"，达到每 2 秒 2000 转的转速，以产生流量和压力的变化，从而降低泵血栓形成的风险。将 HeartMate 3 与老一代 HeartMate II 轴流泵进行比较，当评估无致残性卒中水、需要移除或更换设备的主要生存终点时，HeartMate 3 显示出不劣于 HeartMate II 的结果，且因泵血栓形成导致的设备更换率显著降低。当对置入装置 2a 后的患者进行比较时，使用 HeartMate 3 的患者达到主要终点的比例为 76.9%，而使用老一代轴流泵的患者达到主要终点的比例为 64.8%。与 HeartMate II 相比，HeartMate 3 无血液相容性相关事件发生，包括非手术出血、血栓栓塞事件、泵血栓和神经事件，这一结果在置入时年龄 <65 岁的患者中尤为突出。

不良事件仍然是左室辅助装置技术的致命弱点。一项试验中 10% 置入 HeartMate 3 的患者发生了卒中（7% 致残），43% 发生了非手术出血，24% 发生了导线感染，32% 出现了右室衰竭的临床症状。这些器械并发症造成了器械的发病率和死亡率，可能需要重新评估患者的移植指征。

在不适合心脏移植的患者中，将左室辅助装置作为终末期治疗的选择持续增加。然而，需要注意的是，目前没有通用的指南指导左室辅助装置治疗的选择。其他必须考虑的因素包括靶器官功能、年龄、性别、衰弱和需要同时进行的治疗。此外，全面和标准化的社会心理评估有助于确保患者对左室辅助装置治疗的满意度，并减少设备相关并发症。

早期数据表明，一些患者在左室辅助装置支持治疗期间能够实现部分或完全的左室功能恢复。心肌肥厚、β- 受体敏感性、胶原代谢和细胞骨架结构均在装置卸载后得到改善。尽管出现了这些令人鼓舞的分子层面的变化，但当代研究表明 <5% 的左室辅助装置患者是为了促进心肌恢复而置入装置的。多个中心已经制订了个体化的康复方案，以确定患者最可能受益于积极的左心室减负术和神经激素阻断，以促进器械移植的成功。加权 I-CARS 评分包括年龄 <50 岁、非缺血性病因、心脏病史 <2a、无 ICD 置入史、血肌酐 <1.2 mg/dl，联同左室舒张末期内径 <6.5 cm 均可以有效地对患者的心肌恢复概率进行风险分层。目前正在进行的临床转化研究聚焦在逆转心室重构的生化和分子途径，以求开发更有针对性的治疗药物，以促进左室功能的持续改善。

未来，左室辅助装置的置入可能会采用微创置入策略（即通过侧开胸入路），并采用完全置入的设备配合远程监测系统，这可能会改善患者预后，特别是高危个体。

6 与晚期心力衰竭共存

尽管上述的短期和长期治疗策略旨在延长寿命，但它们在改善因心力衰竭死亡的患者的症状负担和心理社会压力方面作用甚微。患者通常对其疾病进程的严重性和预期死亡率了解有限，特别是那些不适合高级治疗的患者。尽管大多数临床试验关注的是死亡率和再住院率，但许多患者更看重生活质量改善和症状缓解，而不是寿命。因此，姑息治疗正逐渐被纳入标准医疗护理，以改善以患者为中心的结果。最近的一项随机试验表明，与常规治疗相比，姑息治疗在生活质量指标、焦虑和抑郁方面有显著改善。因此，姑息治疗与传统医学治疗相结合是多个专业协会建议的晚期心力衰竭患者的治疗方法。重要的是，姑息治疗和高级治疗并不是相互排斥的，而应该是协同使用的，以确保患者及其家属尽可能获得最好的结果。当患者可能无法接受其健康状况，以及需要明确其目标时，左室辅助装置置入或心脏移植前的姑息治疗干预是至关重要的。通过这种方式，患者和其家属可以在临终前，感觉自己有能力做出艰难的决定，以实现自己的愿望。尽管在这一领域取得了一些进展，但仍有许多工作要做，因为只有 34% 的心力衰竭患者在生命的最后一个月接受了姑息治疗，从转诊到死亡的平均时间小于 2 周。

7 未来方向及小结

对于患者、医生和政策制定者来说，晚期心力衰竭综合征仍然是一个流行病学、临床和经济方面的挑战。最近高级疗法的改进帮助更多的患者活得更久，但也大大增加了临床复杂性和护理成本。虽然暂时的机械支持已经彻底改变了心原性休克的管理，但目前缺乏前瞻性的随机对照试验数据限制了我们对该技术对于特定患者的风险和获益的理解。随着持续支持治疗使用的增加，患者选择的标准和指南必须标准化，以降低护理成本和改善置入后的效果。在移植方面，扩大供体库的工作必须继续，同时继续进行基础和临床转化研究，以了解如何提高同种异体移植器官的寿命。为了最大限度地提高移植物耐受性和降低感染风险，还需要制订个性化的免疫抑制治疗方案。目前迫切需要对心肌恢复进行持续的研究，即使不能预防心力衰竭，通过生化途径也能逆转心力衰竭，这将从根本上改变现有的治疗方法。最后，必须继续将以患者为中心、以症状为基础的姑息治疗纳入高级心力衰竭治疗，努力帮助晚期心力衰竭患者活得更久，而且活得更好。

第 17 章

心力衰竭与钾

钾是人体中最丰富的阳离子，98% 的钾位于细胞内（≈140 mEq/l），2% 位于细胞外（3.8～5.0 mEq/l）。钾对维持细胞的正常功能至关重要，血钾浓度异常会导致神经肌肉、胃肠道或心脏的功能紊乱。钾离子在机体各部位的含量和分布取决于多种因素的复杂相互作用，包括肾脏和胃肠功能、饮食、药物、神经激素状态及酸碱平衡。其中任何一种因素的紊乱都可能导致血钾浓度异常。在正常情况下，90%～95% 的钾由肾脏排出，剩余部分由结肠排出。在慢性肾功能损害的情况下，结肠钾排出量可能会增加 3 倍。此外，钠 - 钾 - 腺苷三磷酸酶泵（由醛固酮、儿茶酚胺和胰岛素刺激）出现逆浓度梯度时能保持较高的细胞内钾浓度。静息跨膜电位差取决于细胞内和细胞外的钾浓度。低钾血症提高了细胞的去极化、自主性和兴奋性。由于心脏复极化依赖于钾内流，低钾血症会延长动作电位并使 QT 间期（QRS 波的起点至 T 波的终点所占时间）延长。高钾血症使得心脏复极时间缩短，可能导致 QT 间期缩短。低钾血症和高钾血症均可增加室性心律失常和心原性猝死的风险，从而危及生命。

由于心力衰竭本身、相关合并症、药物治疗等原因，血钾紊乱常见于心力衰竭患者。心力衰竭患者的血钾浓度异常具有重要的预后意义。相关并发症包括慢性肾脏疾病、糖尿病、体弱和衰老。相关药物包括袢利尿剂 / 噻嗪类利尿剂、盐皮质激素受体拮抗剂、肾素 - 血管紧张素 - 醛固酮系统（renin angiotensin aldosterone system，RAAS）抑制剂（肾素血管紧张素转换酶抑制剂或血管紧张素受体阻滞剂）、脑啡肽酶抑制剂和 β- 受体阻滞剂。以上治疗均有可能引起血钾浓度变化，导致低钾血症或高钾血症。血钾浓度变化可能直接影响临床预后，也可能限制指南建议的药物治疗。心力衰竭患者往往有多种并发症并需要应用多种药物，这使保持血钾浓度稳定更为复杂。

心力衰竭与心肌梗死、高血压、肾脏疾病等其他疾病一样，钾浓度与不良结局之间的关系呈 U 形曲线，钾浓度过高和钾浓度过低都与不良预后相关，但目前还不清楚何种程度的血钾浓度异常是一个危险因素，也不清楚血钾浓度是否是仅代表患者总的临床状态、其他共病、和（或）使用或不使用心力衰竭药物的风险标志物。虽然中、重度高血钾一直是急诊处理的重点，但有临床和研究的观察数据表明，低血钾同样有害，心力衰竭患者中低钾相关的风险未得到充分研究。总之，目前尚未完全确定血钾安全水平。

1　测定循环钾水平

循环钾值的定义和血钾异常的风险评估取决于测量的质量和性质。在血清或血浆中测定血钾水平时，需要在测量血清钾前凝血。凝血过程中钾不断从细胞中释放出来，因此，血清钾浓度的测量值通常较高，比血浆的钾浓度高 0.1～0.4 mmol/l，并且在较高的绝对值下，两者的差异更大（即在低钾水平下，差异更接近于 0.1 mmol/l；在高钾水平下，差异更接近于 0.4 mmol/l）。因此，错误的血液样本处理和（或）分析前长时间等待导致的溶血，会造成测定的高钾血症可能有误。这种"伪高钾血症"可能会导致临床解读错误和对患者进行错误的治疗。因此，除了危及生命的紧急情况外，在实施医疗措施之前确认高钾血症的诊断很重要（图 17-1）。

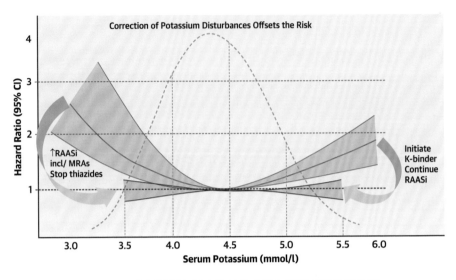

图 17-1　血钾异常与死亡率关系曲线和快速处理的获益图

2　低钾血症

2.1　发病率和原因

低钾血症的定义是血钾浓度低于 4.0 mmol/l，与不良事件相关，但是相关风险可能因低钾血症的水平和是否纠正而有所不同。即使是在 RAAS 抑制剂和盐皮质激素受体拮抗剂治疗的情况下，心力衰竭患者中也经常发生轻度低钾血症（钾浓度为 3.5～4.0 mmol/l）。尽管钾浓度 < 3.5 mmol/l 的发生率较低，但 1 年后发病率可达 20%。低血钾症最常见的原因是使用利尿剂。此外，过度的神经激素激活或利尿会导致血容量减少，从而导致醛固酮生成过多，引起钠和水的重吸收并伴随钾的排出。低钾血症会导致潜在的危及生命的室性心律失常，特别是在已有心脏结构异常、相关电解质紊乱（如低镁血症）、心肌缺血、和（或）射血分数降低的情况下。

2.2　观察性研究和预后

观察性研究表明，低钾血症与心力衰竭的过高发病率和死亡率有关。从钾浓度低于 4.0 mmol/l 开始，钾浓度越低，风险越高，而当钾浓度低于 3.5 mmol/l 时，风险急剧增加。K <3.5 mmol/l 并不常见（<5%），但与不良预后一致且独立相关。

一项纳入 19 549 例心力衰竭患者的研究显示，血钾浓度低于 3.5 mmol/l 的患者的死亡风险比血钾浓度在 4.2～4.4 mmol/l 之间的患者高出 3 倍。另一项纳入 2164 例心力衰竭患者的研究显示，与血钾浓度在 3.5～5.0 mmol/l 之间的患者相比，血钾浓度低于 3.5 mmol/l 的患者的死亡率增加了 2.4 倍。然而，在纠正低钾血症后，这种相关风险不再存在。还有一项纳入 21 334 例心力衰竭患者的研究显示，任何血钾浓度低于 3.5 mmol/l 的低钾血症患者与心力衰竭相关的死亡风险增加约 2 倍。一项纳入 6073 例心力衰竭患者的研究显示，血钾浓度低于 3.5 mmol/l 的患者的死亡风险相对增加了 2.3 倍。一项纳入 142 087 例心力衰竭患者的队列研究显示，与血清钾水平正常的患者比较，间歇性和持久性低钾血症患者的死亡率风险分别高出 1.3 倍和 1.6 倍。美国国家住院患者样本数据库中一项包含 2 660 609 例患者资料的研究发现，基于国际疾病分类—第 9 修订代码的低钾血症患者的死亡风险增加了 1.9 倍。瑞典心力衰竭登记处一项纳入 5848 例患者的研究显示了相似的结果。一项更详细的研究分析了低钾血症与时间依赖性结局之间的关系，表明低钾血症与短期和长期死亡率升高独立相关。

左室射血分数相关性的研究表明，无论左室射血分数如何变化，低钾血症与预后的相关性相似，即左室射血分数越低，室性心律失常的风险越大。

2.3　临床试验

临床试验的二次分析也支持这种关联。一项研究显示，低钾血症（<3.5 mmol/l）与相对死亡风险增加 1.6 倍相关。螺内酯治疗降低了发生低钾血症的风险。另一项研究显示，基线时血钾浓度低于 4.0 mmol/l 的患者如果服用安慰剂，心力衰竭再住院或心血管死亡的风险会增加，但服用依普利酮则没有这种风险。一项荟萃分析表明，1 个月后低血钾症的纠正可解释依普利酮的 25% 心血管良性效应。此外，在随访期间发现依普利酮降低了低钾血症的发生率。一项研究显示，

低钾血症（＜3.5 mmol/l）也与死亡风险增加相关。在血钾浓度低于 3.5 mmol/l 时，患者服用螺内酯使低钾血症发作减少了 10%；在＜4 mmol/l 时，患者服用螺内酯使低钾血症发作减少了 20%。一项试验显示，3% 或更少的心力衰竭患者发生低钾血症。还有一项研究显示心力衰竭患者发生低钾血症的概率＜5%。

总之，临床相关的低钾血症（＜3.5 mmol/l）并不常见，但它与较高的事件发生风险独立相关。醛固酮拮抗剂可降低低钾血症的风险，其部分治疗效果可以通过降低低钾血症的风险来解释。尽管在许多研究中观察到的数据是一致的，但直接归因于低钾血症的结果与低钾血症作为病情较重的患者群体的标志（即反向因果关系）的比例可能存在争议。即使纠正了多种因素，低钾血症仍与死亡率有关。纠正低钾血症后，相关风险得到改善，这提示低钾血症确实是引起死亡的原因，而不仅仅是一种风险标志物。考虑到结构性心脏病和低钾血症与心律失常风险之间的联系，避免心力衰竭患者出现低钾血症是明智的选择。

2.4 治疗

治疗目标是将血钾浓度维持在正常范围，至少维持在 4.0 mmol/l（图 17-2）。噻嗪类利尿剂是导致低钾血症的主要原因，如果需要使用噻嗪类药物来降低血压或减轻充血，则应使用尽可能低的剂量。袢利尿剂比噻嗪类药物更少引起低钾血症，服用常规剂量呋塞米后的平均钾下降（0.3 mmol/l）低于服用常规剂量噻嗪类药物后的平均钾下降（0.6 mmol/l）。此外，与噻嗪类药物相反，袢利尿剂引起的钾下降不受治疗剂量或疗程的影响。然而，对于病情较重的患者，肾素血管紧张素醛固酮系统激活水平较高，如果使用高剂量的袢利尿剂，发生低钾血症的风险仍然相当大。一种更有效的策略是尽可能上调 RAAS 抑制剂的剂量，并使用盐皮质激素受体拮抗剂。对某些患者可采用富含钾的饮食，但对接受肾素血管紧张素醛固酮抑制剂治疗的同时可能存在高钾血症风险的患者应予以注意。若在启用并上调 RAAS 抑制剂剂量和盐皮质激素受体拮抗剂剂量的患者中，仍持续出现低钾血症，口服钾补充剂可能可以增加钾水平。

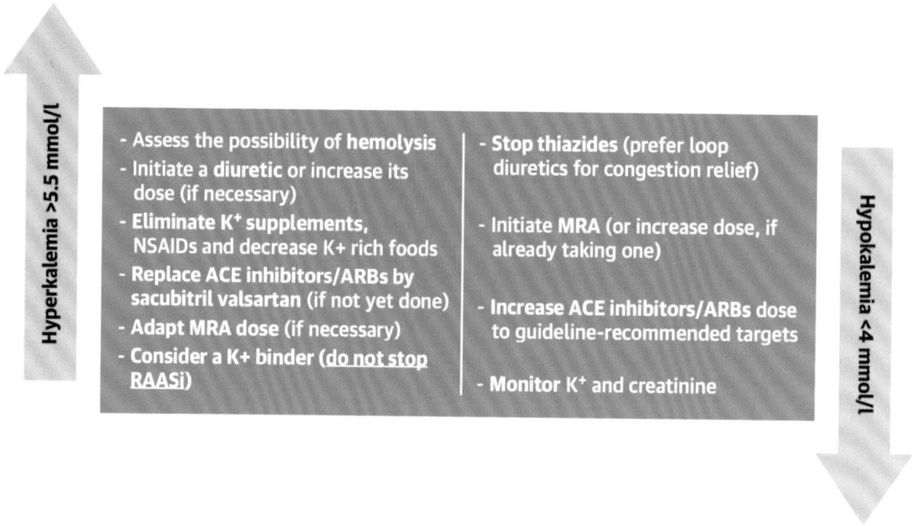

Hyperkalemia >5.5 mmol/l

- Assess the possibility of **hemolysis**
- Initiate a **diuretic** or increase its dose (if necessary)
- **Eliminate K⁺ supplements,** NSAIDs and decrease K+ rich foods
- **Replace ACE inhibitors/ARBs by sacubitril valsartan** (if not yet done)
- **Adapt MRA dose** (if necessary)
- **Consider a K+ binder** (do not stop RAASi)

- **Stop thiazides** (prefer loop diuretics for congestion relief)
- **Initiate MRA** (or increase dose, if already taking one)
- **Increase ACE inhibitors/ARBs dose** to guideline-recommended targets
- **Monitor K⁺ and creatinine**

Hypokalemia <4 mmol/l

图 17-2　血钾浓度异常的处理原则

2.5　监测

对于 3.5 mmol/l 以下的低钾血症，在盐皮质激素受体拮抗剂治疗开始后，建议经常监测血钾浓度和肾功能。应在低血钾检测和（或）盐皮质激素受体拮抗剂治疗开始后的第一周内测量钾和肌酐，在接下来的 3 个月内每月额外测量 1 次（即总共 4 次），直到血钾浓度恢复到正常范围。如果血钾浓度低于 3 mmol/l，由于发生致命事件的风险高，需要住院使用遥测技术（或其他可能进行密切监测的设施）进行监测。另一种常见的临床情况是射血分数降低的心力衰竭患者（有室性心律失常的高风险）因容量负荷过重入院，使用大剂量利尿剂治疗会使血钾浓度迅速降低，这可能增加患者心律失常的风险。这种类型的患者在没有置入式心律转复除颤器的情况下可能需要每 24h 进行几次钾值测量和连续的心电遥测。

3 高钾血症

3.1 发病率和原因

心力衰竭患者的高钾血症通常与使用 RAAS 抑制剂或盐皮质激素受体拮抗剂有关，也包括使用脑啡肽酶抑制剂，此外，它也与高龄、糖尿病和慢性肾脏病（即最容易从 RAAS 抑制剂获益的患者）有关。高钾血症的发生往往限制了 RAAS 抑制剂的使用和（或）导致其减少剂量和停用，从而降低了其潜在获益。

高钾血症是临床医生主要关注的问题，特别是患者使用盐皮质激素受体拮抗剂时。警惕高钾血症及其相关 RAAS 抑制剂治疗是临床中常注意的问题，因为相当大比例的心力衰竭患者在接受 RAAS 抑制剂治疗后出现中度至重度高钾血症，这一风险在合并肾脏疾病和糖尿病的情况下更容易出现，尤其是在老年人中更为严重。大量研究显示，高钾血症、肾功能受损和低血压是不使用 RAAS 抑制剂或剂量不足的主要原因。一项大型分析显示，慢性肾脏病和高龄是不使用盐皮质激素受体拮抗剂的主要原因，与钾浓度和其他因素无关。

根据严重程度，可将高钾血症分为轻度（5.0~5.5 mmol/l）、中度（5.6~6.0 mmol/l）和重度（>6.0 mmol/l）。发生高钾血症相关性心律失常急症和死亡的阈值风险因人而异。一般认为，导致血钾紊乱的是血钾变化的速度，而非血钾浓度变化的绝对值。然而，上述说法尚未定论，观察性研究数据显示，即使是轻度高血钾，也与不良预后有关。虽然这一断言可能受到质疑。由于血钾浓度异常导致心律失常的风险因人而异，因此应对高钾血症和低钾血症患者进行心电图检测，早期发现心律失常，但是心电图检测高钾血症相关心律失常的灵敏度较低。

3.2 预后和观察性研究

多项队列研究表明，虽然 RAAS 抑制剂的使用率在 >80% 的患者中相对较高，但盐皮质激素受体拮抗剂的使用率仍然较低，仅在 30%~60% 之间。调查报告或病例报告中提到高钾血症是不使用 RAAS 抑制剂的原因的占比多达 10%，而盐皮质激素受体拮抗剂的占比可能高达 35%。对于 RAAS 抑制剂和 β- 受体阻滞剂，其临床获益具有剂量依赖性。目前尚未对盐皮质激素受体拮抗剂的最佳剂量进行试验，但有数据表明（至少对于依普利酮而言）盐皮质激素受体拮抗剂的剂量应根据患者的肾功能进行调整，肾功能受损的患者需要减量。螺内酯的使用在加拿大急剧增加，高钾血症的发生率也在同时增加。一些研究者将这些发现与发病率和死亡率的总体增加联系起来，这使许多临床医生感到不安，也可能是盐皮质激素受体拮抗剂使用得很少的原因之一。然而，苏格兰的一项类似研究发现，螺内酯使用增加与高钾血症（或慢性肾脏病）的增加无关，并且发现因为高钾血症住院的患者和门诊的高钾血症患者有所减少。这些差异可能是由于血钾监测策略不同、人群不同以及患者的年龄不同所致。重要的是，可能由于在高钾血症患者中避免 RAAS 抑制剂或在患者血钾浓度开始升高时停止 RAAS 抑制剂，与高钾血症相关的心力衰竭风险增加（即高钾血症可能是不当使用 RAAS 抑制剂的风险因素，而不是其本身的风险因素）。一项研究显示，高钾血症不是导致不良预后的独立危险因素，但是 RAAS 抑制剂剂量不当的独立危险因素。一项分析显示，低钾血症和高钾血症在短期和长期内都与死亡率增加有关，这是之前常描述的 U 形关系。调整后，低钾血症仍然与短期和长期死亡率独立相关。相反，高钾血症仅与短期死亡率独立相关，而与长期死亡率无关，这表明从长期来看，高钾血症是其他混杂因素的风险标志物，如 RAAS 抑制剂使用不理想。最近一项观察性研究显示，包括开始接受盐皮质激素受体拮抗剂治疗的患者，高钾血症的发生导致 47% 的患者停用盐皮质激素受体拮抗剂，10% 的患者减少盐皮质激素受体拮抗剂剂量。一旦停用盐皮质激素受体拮抗剂，超过 75% 的患者在随后的一年中也不会重新开始使用盐皮质激素受体拮抗剂。高钾血症和低钾血症均与更差的预后相关。然而，在停用 RAAS 抑制剂或盐皮质激素受体拮抗剂之后，高钾血症不再与风险增加相关。这些研究结果表明，高钾血症可能是 RAAS 抑制剂使用不足和停药的一个危险因素，与不良预后相关。总之，这些发现表明，因高钾血症而导致 RAAS 抑制剂的使用不足和永久停药，可能会产生超出其原有的潜在的致心律失常的不良后果。上述大多数研究中血钾浓度与预后的关系呈 U 形，高钾血症也与死亡风险增加有关。

血钾浓度 > 5.5 mmol/l，特别是 >6.0 mmol/l 与不良预后相关。血钾浓度 > 6.0 mmol/l 的不良预后相关性强度与血钾浓度 < 3.5 mmol/l 的相关性强度相似，纠正高钾血症可以降低相关风险。

3.3 临床试验

临床试验中高钾血症对预后的影响与观察性研究中发现的相似。例如，一项研究的事后分析显示，血钾浓度＞5.5 mmol/l，相对应的死亡风险增加 1.7 倍。另一项研究的事后分析显示，高钾血症（＞5.5 mmol/l）与死亡风险增加相关。即使血钾浓度达到 6.0 mmol/l，螺内酯也能带来益处。一项试验也报告了类似的结果：依普利酮在不与基线血钾浓度相互作用的情况下仍保留了其生存优势。另一项试验随访期间有小于 18% 的患者血钾浓度＞5.5 mmol/l，沙库巴曲 / 缬沙坦组和依那普利组之间无差异。有 4% 的沙库巴曲 / 缬沙坦治疗的患者和 6% 的依那普利治疗的患者中出现血钾浓度＞6.0 mmol/l，差异有统计学意义。此外，在服用盐皮质激素受体拮抗剂的患者中，沙库巴曲 / 缬沙坦组可降低高钾血症风险。一项试验显示，高钾血症率与前一个试验相似，组间无统计学差异。整个随访过程中，血钾浓度＞5.5 mmol/l 的患者比例小于 16%。在使用沙库巴曲 / 缬沙坦治疗的患者中，血钾浓度＞6.0 mmol/l 的患者比例为 3%，而在使用缬沙坦治疗的患者中，血钾浓度＞6.0 mmol/l 的患者比例为 4%。此外，在接受盐皮质激素受体拮抗剂治疗的患者中，沙库巴曲 / 缬沙坦组和缬沙坦组的高钾血症风险相似。慢性肾脏疾病患者即使血钾浓度是正常水平，RAAS 抑制剂的使用也不理想。三项试验显示，治疗效果与基线肌酐水平或慢性肾脏疾病状态［定义为估计肾小球滤过率＜60 ml/（min·1.73 m²）］之间没有显著的关系。试验排除了估计肾小球滤过率＜30 ml/（min·1.73 m²）的患者，但两项大型观察研究表明 RAAS 抑制剂药物对老年人和估计肾小球滤过率＜30 ml/（min·1.73 m²）的患者同样有益。

心血管死亡风险评分包括病史、临床和生物学参数（例如血钾浓度低于或高于 4～5 mmol/l 的正常范围、估计肾小球滤过率和贫血）以及治疗方面（任何利尿剂的使用、使用盐皮质激素受体拮抗剂或停用盐皮质激素受体拮抗剂以及 β- 受体阻滞剂使用）。新增加了治疗时间变量，包括血钾和盐皮质激素受体拮抗剂治疗时间，增加了使用 RAAS 抑制剂和盐皮质激素受体拮抗剂治疗的心力衰竭患者心血管死亡的风险。在这种情况下，钾水平＜3.5mmol/l 或＞5.5 mmol/l 有类似的风险。

总之，血钾浓度持续＞5.5 mmol/l，特别是＞6.0 mmol/l 可能与心力衰竭较高的死亡率有因果关系，但重要的是，它也是 RAAS 抑制剂使用不理想的标志。当血钾浓度恢复正常时，相关风险也降低，但 RAAS 抑制剂使用不理想的情况持续存在，这表明即使是偶发性和非复发性高钾血症也可能产生长期的影响。盐皮质激素受体拮抗剂增加了高钾血症的风险，在血钾浓度达到 6.0 mmol/l 之前，其在射血分数减低的心力衰竭中的益处可以在整个血钾变化谱中看到。在慢性射血分数减低的心力衰竭患者中，沙库巴曲 / 缬沙坦与依那普利相比，尤其是在同时使用盐皮质激素受体拮抗剂的情况下，高钾血症风险降低。

3.4 治疗

应该详细记录可能导致高钾血症的饮食、膳食补充剂、盐制剂和伴随药物的使用情况。对于 3 期肾脏病［估计肾小球滤过率 < 60 ml/（min·1.73 m²）］或更严重的肾脏病的患者，建议将膳食钾限制在 <2.4 g/d。当建议限制钠摄入时，使用含钾的盐替代品可能使这些患者面临高钾血症的风险。尽管患者经常被教育避免食用高钾食品，但临床医生也经常不能分辨哪些是富含钾的食品，患者也经常接收到一些不专业的建议。市面上很多保健食品都富含钾。因此，由专业的营养师对患者进行正确的宣教是很重要的。这个建议虽然已被纳入肾脏病实践，但却经常被普通内科医生和心脏科医生忽视。

目前的指南建议高钾血症患者应开始低钾饮食，并开始服用非保钾利尿剂或增加利尿剂剂量（如果已经服用利尿剂）。然而，这可能导致容量消耗，肾功能恶化，并刺激肾素血管紧张素转换酶或血管紧张素受体。患者应停止使用钾补充剂，停用服用可能损害肾功能和增加血钾浓度的药物，如非甾体抗炎药；建议适时减少剂量或停止使用 RAAS 抑制剂和脑啡肽酶抑制剂。RAAS 抑制剂和脑啡肽酶抑制剂治疗应从低剂量开始，并逐渐调至最大耐受剂量。一般，当血钾浓度在 5.0～5.5 mmol/l 时，建议不要停止使用 RAAS 抑制剂或脑啡肽酶抑制剂，除非不能有效随访患者。在这种情况下，临床医生可以选择降低剂量，尽量不降低到指南建议剂量的 50% 以下。如果认为有必要短期停用 RAAS 抑制剂或脑啡肽酶抑制剂，应尽量缩短停用时间，并应在监测血钾浓度的同时尽快重新开始使用 RAAS 抑制剂或脑啡肽酶抑制剂。使用钾结合剂期间可不停用 RAAS 抑制剂。如果血钾浓度在 5.5～6.0 mmol/l，建议将盐皮质激素受体拮抗剂或 RAAS 抑制剂或脑啡肽酶抑制剂剂量减少 50%，并在 5～7d 内重新检查血清钾，直到其恢复到基线水平。如果血清钾在短期内没有恢复到基线水平，则不建议对盐皮质激素受体拮抗剂、RAAS 抑制剂或脑啡肽酶抑制剂进行长期减量使用，并且应强烈考虑使用钾结合剂来维持 RAAS 抑制剂的使用。

3.5　监测

根据使用指南，建议在开始使用 RAAS 抑制剂后 1～2 周确定最终剂量，然后每 4 个月监测一次血清肌酐和血清钾。同样的建议也适用于脑啡肽酶抑制剂。对于盐皮质激素受体拮抗剂的使用，应在开始使用或增加剂量后 1 周和 4 周进行监测，然后在 8 周和 12 周进行监测，第 6 个月、第 9 个月、第 12 个月之后每 4 个月分别监测血清肌酐和血清钾。发现高钾血症后，建议更频繁地和连续监测血清肌酐和血清钾，直到钾和肌酐达到稳定状态。

然而，临床实践中的监测率非常低，血钾浓度上升是减少 RAAS 抑制剂剂量或停用的一个常见原因，结果可能导致心力衰竭患者丧失了可改善预后的治疗机会。两项研究显示，随着时间的推移，RAAS 抑制剂通常会逐步停用，未经 RAAS 抑制剂治疗的患者或已经停用的患者，后续很少会使用这些药物。应用更先进的仪器进行自我监测或床旁监测和制订疾病治疗计划，包括对患者进行宣教和随访，将有助于更安全地应用这些药物，值得进一步研究。在前瞻性验证后，也可以考虑将深度学习模型用于分析心电图从而筛查出血钾浓度异常的患者。

3.6　钾离子结合剂

最近，安全性好和耐受性强的胃肠道钾离子结合剂被应用于治疗慢性高钾血症，可以优化 RAAS 抑制剂的治疗。聚苯乙烯磺酸钠和聚苯乙烯磺酸钙是被广泛使用的阳离子交换树脂，可通过在胃肠道发挥作用去除钾离子。这些化合物已经合成多年，但是还没有充分的试验来评估聚苯乙烯磺酸钠和聚苯乙烯磺酸钙的长期安全性、耐受性和有效性。短期内，这些化合物耐受性差、起效不稳定、钾降低幅度不可预测。聚苯乙烯磺酸钠的使用可能与其体积膨胀有关，因为聚苯乙烯磺酸钠将钾离子交换为钠离子。一些报告也证明其可能增加结肠坏死风险，但是绝对发生率很低。

Patiromer 和环硅酸锆钠这两种新药，可以在胃肠道内交换阳离子并去除钾离子，同时增加粪便排泄量。Patiromer 和环硅酸锆钠已获准用于 RAAS 抑制剂患者的高钾血症治疗。高钾血症可能导致 RAAS 抑制剂剂量减少或停用，但使用钾离子结合剂有利于继续使用 RAAS 抑制剂。

一项研究中 105 例心力衰竭合并有高钾血症史或因慢性肾脏疾病导致停用 RAAS 抑制剂的患者，随机接受 Patiromer 或安慰剂治疗 4 周。治疗结束时高钾血症明显降低（Patiromer 组为 7.3%，安慰剂组为 24.5%），更多患者每天口服 50 mg 螺内酯（Patiromer 组为 91%，安慰剂组为 74%）。尽管如此，Patiromer 组有 6% 的患者发生低钾血症，安慰剂组患者没有发生低钾血症。此外，Patiromer 组有 24% 发生低镁血症，安慰剂组为 2%。顽固性高血压和慢性肾病患者使用 Patiromer 后，更多患者能够继续接受螺内酯治疗，高钾血症发生减少。一项试验显示，87 例心力衰竭合并高钾血症的患者中，93% 在未调整 RAAS 抑制剂剂量的情况下，接受环硅酸锆钠的治疗，48 小时内达到了 3.5～5 mmol/l 的目标钾浓度。安慰剂组里 2.4% 患者出现水肿，最高剂量环硅酸锆钠组高达 14.3%（每日 15 g；每日 5 g 的患者未见水肿风险增加）的患者出现水肿。总之，这些发现支持应用钾离子结合剂，使 RAAS 抑制剂的应用正常化。目前有研究正在评估能否使用钾离子结合剂实现优化 RAAS 抑制剂治疗并提高疗效。

4　未来的方向

为了更好地评估膳食钾，在心力衰竭疾病管理方案中应实施膳食咨询，但目前需要进一步研究膳食咨询对维持最佳血钾浓度和心力衰竭患者预后的影响，以更好地指导心力衰竭伴钾失调患者的膳食管理。钾离子监测策略基于现有 RAAS 抑制剂试验的应用流程，但目前尚未用于实践。应该研究新的策略来促进心力衰竭治疗项目纳入这些建议，包括使用新的远程床旁自我监测技术。

钾离子结合剂可用于研究 RAAS 抑制剂在过去未研究过的高钾血症的人群中的潜在益处，例如，患者的估测肾小球滤过率＜30 ml/（min·1.73 m^2）。此外，钾离子结合剂可用于研究高剂量盐皮质激素受体拮抗剂治疗的获益。

低钾血症在心力衰竭中很常见，但目前对于识别和纠正低钾血症的最佳方法知之甚少。未来的研究应针对低钾血症，例如，使用基于血钾水平带有盐皮质激素受体拮抗剂剂量调整的实用流程和（或）使用钾补充剂流程。

钾紊乱对心脏性猝死的潜在影响在文献中鲜有报道。鉴于低钾血症和高钾血症的致心律失常的风险，有必要更好地理解钾可能增加猝死风险的关联和机制。在心力衰竭的研究中，低镁血症的报道较少，关于其对预后的影响知之甚少，这方面还需要进一步研究。

5　小结

如果不及时利用药物治疗或者其他手段直接或间接地纠正血钾紊乱，血钾紊乱可能会危及生命。血钾浓度＜3.5～4.0 mmol/l 时，可能预示着患者与血钾浓度＞5.5～6.0 mmol/l 有相当的死亡风险。观察性数据显示，血钾浓度维持在 4.0～5.0 mmol/l 较为合适。更多关于血钾紊乱的研究和教育可能有助于提高对这个问题的认识，并改善临床实践：①识别高危患者；②通过改变生活方式，包括改变饮食（尽管这可能无法长期坚持，并可能对患者摄入健康食物有弊端）来预防钾失调；③按照指南监测血钾浓度，并对有过血钾紊乱的患者进行更严密的监测；④通过调整可能增加血钾浓度的药物剂量和（或）使用钾离子结合剂来稳定血钾浓度；⑤在不影响重要药物使用的前提下，对患者进行个体化的最佳药物治疗。在 RAAS 抑制剂治疗不佳的情况下，慢性共病恶化很少是因为高钾血症，即使这两者是相关的。然而，对于已知 RAAS 抑制剂治疗有益的慢性心血管和肾脏疾病患者来说，新的钾离子结合物可能提供了一个潜在的机会，使其能够长期维持最佳药物治疗。目前正在验证这一假设。

第 18 章

心力衰竭与铁

铁是人体所必需的微量元素。人体平均含铁量约为 3.5～4.5 g，大多数铁在细胞内，或与红细胞中的血红蛋白结合（约 60%），或贮存于肝和脾内的肝细胞和巨噬细胞中（25%），后者与一种叫作铁蛋白的特殊胞浆蛋白结合。所有人体细胞内还含有一部分以铁-硫团簇形式存在或储存在线粒体内的铁。细胞外的铁仅占全身铁的 0.1% 左右，主要与血清中名为转铁蛋白的铁转运蛋白相结合。

虽然铁是地球上含量最丰富的元素之一，但富氧环境中的铁主要以氧化形式存在，溶解度低，生物利用度有限。因此，人体已进化出严格贮存和有效回收大部分铁的能力。而过量的铁可通过产生活性氧损害人体细胞。因此，人体演化出复杂的调节机制，主要能够：①控制肠上皮细胞的铁摄入和巨噬细胞及肝细胞的铁释放，从而在全身水平维持稳定的血清铁浓度；②控制细胞对铁的摄取，从而在细胞水平维持安全且充足的铁水平。业界对心力衰竭患者使用静脉补铁的观点的态度愈加多元化，因此理解这些调节机制尤为重要。将高浓度的铁元素注入人体血管是非生理性的，绕过了全身和细胞水平的铁稳态机制。

1　全身性铁调节

血清中含有 2～4 mg 非血红素铁，主要以转铁蛋白结合铁的形式存在。每天血清铁周转代谢数次，有 20～25 mg 铁会通过血清。这些铁大部分与老化红细胞的正常再循环有关。清除巨噬细胞及吞噬衰老和受损的红细胞，会将其中的铁释放到血清中。释放的铁主要在骨髓中生成新的红细胞。膳食中的铁在十二指肠和空肠近段被吸收。平均每天由肠细胞吸收并转移至血清中的铁为 1～2 mg。在正常情况下，这可完全补偿机体每日丢失的铁（1～2 mg，主要来自上皮细胞的脱落）。在需求增加的情况下，肠道对铁的吸收可增加至高达 10 倍。由于机体的铁丢失不受调节，只能通过细胞脱落或出血来实现，因此全身铁调节的关键点在于铁进入循环系统，包括肠细胞的铁吸收和肝细胞及巨噬细胞的铁释放。全身铁调节如图18-1 所示。

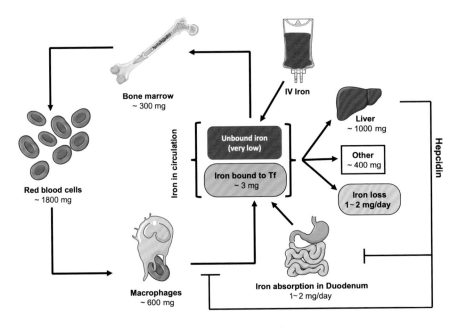

图 18-1　全身铁调节

全身铁稳态主要由激素铁调素和蛋白膜铁转运蛋白 1 调节，后者是哺乳动物中唯一已知的铁转出蛋白。通过蛋白膜铁转运蛋白 1，铁从肠细胞、巨噬细胞和肝细胞排出至细胞外液中，并最终进入血清。在肝脏中产生的铁调素与蛋白膜铁转运蛋白 1 结合，可触发蛋白膜铁转运蛋白 1 内化和溶酶体降解。因此，铁调素的最终作用是下调铁从肠细胞、肝细胞和巨噬细胞到循环中的输出。

当血清铁浓度升高、组织铁储备增加，以及在慢性炎症状态下，铁调素的生成出现转录上调。即使只是口服一次铁剂引起的血清铁浓度的轻度、一过性升高，也足以在 8 小时内造成血清铁调素水平的显著升高。在慢性炎症状态下，铁调素生成增加，减少肠细胞的铁释放，并诱导巨噬细胞和肝细胞内的铁捕获，这种铁限制的情况是慢性疾病性贫血的标志。此外，慢性肾病患者的铁调素水平升高，可能与该人群中动脉粥样硬化和心血管风险增加相关，可能是由细胞内铁蓄积和氧化应激造成的。同样，肥胖与铁调素水平升高相关，可能是通过瘦素介导的铁调素生成增加的。

相反，在红细胞生成增加或铁缺乏的情况下，铁调素的生成下调，使更多的铁从肠上皮细胞中以及从巨噬细胞和肝细胞内的铁储备中释放至血清。在内源性或外源性促红细胞生成素的作用下，红系前体细胞产生激素红铁酮。红铁酮的主要作用是抑制肝脏内铁调素的产生，以保证给骨髓提供足够的铁来维持正常的红细胞合成，这是人体内最耗铁的过程。

肝细胞可以感知细胞外的铁水平并调节铁调素的产生。铁从肠道吸收并通过蛋白膜铁转运蛋白 1 释放到血液中后，与转铁蛋白结合。人体细胞膜上有与转铁蛋白结合的转铁蛋白受体。随后转铁蛋白-转铁蛋白受体复合物内化，将铁释放到细胞中，转铁蛋白再循环回到血清中。转铁蛋白受体蛋白 1 在人体细胞的铁摄取中起着重要的作用。转铁蛋白受体蛋白 2 主要存在于肝脏中，是细胞外铁水平的感受器，在调节铁调素生成中发挥作用。

对于铁缺乏的患者，主要有两种补铁策略。第一种策略是口服铁剂，可在十二指肠和空肠近段被自然吸收，胃内的酸性环境会显著促进这一过程。铁缺乏期间的铁调素水平降低，使铁可以离开肠细胞并进入血液循环。随着血清铁浓度恢复正常，肝脏铁调素的生成增加，阻止铁从肠细胞中进一步释放。由于这种反馈机制，口服铁剂通常是安全的，极少（如果有的话）引起全身性铁过载。第二种补铁策略是直接静脉给药。这种方法的好处是可以快速而显著地纠正铁指标，尤其是在吸收受损的情况下（例如在使用质子泵抑制剂的患者中）。然而，这种给药方法绕过了上述调节机制，可能会通过非转铁蛋白介导的铁摄取引起内皮细胞和心肌细胞局部的铁过载。

2　心肌细胞铁调节

心肌细胞与其他细胞类型一样只有一种铁输出途径，即通过蛋白膜铁转运蛋白 1。然而，铁进入心肌细胞却有好几种途径，这使心肌细胞特别容易受到铁过载的影响。心肌特异性蛋白膜铁转运蛋白 1 缺失的小鼠出现快速进展并最终致死的扩张型心肌病，与心肌细胞内的铁蓄积有关，虽然其全身铁水平没有发生变化。心肌细胞也可以生成铁调素。心脏铁调素具有重要的自分泌作用，参与心肌细胞铁的自主调节，与全身铁调节十分不同。与全身铁调素相反，铁缺乏时心脏铁调素水平升高，以保存细胞内的铁。细胞铁调节与全身转运如图 18-2 所示。

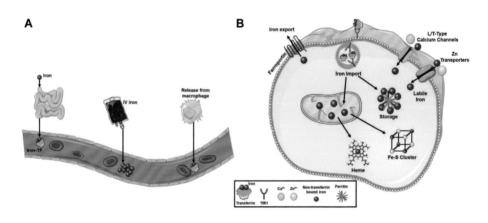

图 18-2　细胞铁调节与全身转运

心肌细胞主要通过转铁蛋白受体蛋白 1 来摄取铁。只有与转铁蛋白结合的铁才能通过该途径进入心肌细胞。心脏中缺乏转铁蛋白受体蛋白 1 的小鼠早死于与心脏缺铁相关的心肌病。铁流入心肌细胞的另一个重要途径是通过二价金属转运蛋白 1，介导非转铁蛋白结合铁的输入。在细胞内，铁可以作为铁蛋白储存，此种铁的氧化还原是惰性的，也可以通过生物合成途径生成血红素或铁 / 硫团簇，或保持为可变铁。正常情况下，可变铁的水平非常低，以防止活性氧的形成。然而，铁过载的病理状态可显著增加可变铁池。

细胞内铁稳态由铁调节蛋白维持。当细胞铁浓度较低时，铁调节蛋白稳定转铁蛋白受体蛋白 1 和二价金属转运蛋白 1 的信使 RNA，促进铁内流；同时通过抑制蛋白膜铁转运蛋白 1 和铁蛋白的信使 RNA 翻译，分别抑制铁外流和铁储存。心脏转铁蛋白受体蛋白1和二价金属转运蛋白1不受全身铁的调节。除了转铁蛋白受体蛋白1和二价金属转运蛋白1介导的通路，心肌细胞还携带L型、T型钙通道以及锌转运蛋白，所有这些都能够将非转铁蛋白结合铁转运到心肌细胞中。尽管心脏中铁的细胞调节机制可以通过转铁蛋白受体蛋白1改变转铁蛋白结合铁的流入，通过二价金属转运蛋白1控制非转铁蛋白结合铁的进入，但非转铁蛋白结合铁还可以通过钙通道和锌转运蛋白流入心肌细胞，并不受这些细胞调节机制的调节。

3 心脏疾病中的铁代谢失调：过量还是缺乏

一些研究表明，心力衰竭患者存在"铁缺乏"，指南建议对于射血分数降低的心力衰竭患者，无论是否存在贫血，都应给予补铁以改善症状。然而，心力衰竭患者铁缺乏的病因和诊断铁缺乏的最佳方法仍存在争议。目前在心力衰竭患者中诊断铁缺乏的标准是血清铁蛋白 <100 ng/ml 或血清转铁蛋白饱和度 < 20%。该定义最初用于慢性肾病患者。由于心力衰竭静脉补铁的临床试验使用了相同的定义，并发现与症状改善相关，因此后续研究和指南均采用了这些临界值来定义心力衰竭患者的铁缺乏。然而，铁调节机制在全身和细胞水平上有所不同，心力衰竭时心肌细胞铁异常的病理生理学尚存疑问，用这些简单的血清标志物临界值来诊断心力衰竭铁缺乏缺少准确性。

由于心力衰竭与炎性细胞因子（如白细胞介素1、白细胞介素-6和肿瘤坏死因子-a）水平升高相关，因此最初假设，与慢性炎症状态相似，心力衰竭患者的血清铁调素水平升高，存在发生功能性铁缺乏的风险。然而，最近有关慢性和急性心力衰竭的研究得出了相反的结论，研究发现心力衰竭患者的血清铁调素水平实际上是降低的。因此，心力衰竭的炎症状态导致全身铁调素水平升高，从而导致功能性铁缺乏（定义为有足够的铁储备，但铁利用率不足）的观点并不准确。此外还提出了有几种机制可能是造成心力衰竭中绝对性铁缺乏（定义为骨髓铁染色降低或缺失）的原因。这几种机制包括铁的膳食营养缺乏，因肠道水肿导致的铁吸收减少，因使用质子泵抑制剂导致的铁吸收减少，因使用抗血小板和抗凝药物导致的胃肠道和泌尿生殖系统铁丢失增加。然而，没有证据支持或者提示这些推测得到的机制与心力衰竭发生绝对铁缺乏之间存在因果关系。因此，尚不清楚心力衰竭这一病种是否会引起功能性或绝对性铁缺乏，现有证据并不支持这一假设。

与全身铁不同，心力衰竭患者心肌组织中似乎存在细胞铁水平的失调。从接受心脏移植的晚期心力衰竭患者体内取出的心脏中，线粒体的铁水平降低。有趣的是，血清铁蛋白和血清转铁蛋白饱和度水平与心肌铁无关，唯一有相关性的血清标志物是可溶性转铁蛋白受体。从晚期心力衰竭患者中取出的心脏存在心肌铁缺乏，与线粒体功能异常有关。相反，晚期心力衰竭患者的线粒体铁和细胞总血红素水平升高。在缺血/再灌注后的小鼠中和缺血性心脏病患者的心脏中的线粒体铁增加，表明细胞铁增加可能通过产生活性氧和氧化损伤而造成有害影响。然而，心力衰竭患者中心肌细胞铁的变化究竟是病理性、适应不良的表现，还是保护性、代偿性的表现，需要更多的研究来明确。

一项纳入 165 例近期发生急性心力衰竭患者的前瞻性研究将铁缺乏定义为同时存在血清铁调素降低（机体贮存铁耗竭的标志物）和可溶性转铁蛋白受体升高（细胞铁不足的标志物）。在多变量分析中，该定义对 12 个月的全因死亡有很强的预测作用。但是，基于铁蛋白<100 ng/ml 或血清转铁蛋白饱和度<20% 定义的铁缺乏，对结局并无预测作用。更重要的是，根据铁蛋白-血清转铁蛋白饱和度定义，该研究中 65% 的患者被归类为"铁缺乏"。然而，根据铁调素-可溶性转铁蛋白受体的定义，仅 37% 的患者存在铁缺乏，表明仅根据铁蛋白和血清转铁蛋白饱和度值定义，存在将心力衰竭患者错误分类为"铁缺乏"的风险。

另外，研究者在一组骨髓样本（冠状动脉旁路移植术中从胸骨获取）不支持铁缺乏诊断的心力衰竭患者中，对根据铁蛋白-血清转铁蛋白饱和度定义的铁缺乏的正确性进行了验证。铁蛋白-血清转铁蛋白饱和度定义的阳性预测值为 66.7%。因此，在这一特定队列中，33% 被铁蛋白-血清转铁蛋白饱和度标准定义为"铁缺乏"的心力衰竭患者在骨髓中具有足够的铁储备。在该研究中，血清转铁蛋白饱和度<19.8% 或单纯血清铁水平 <72 mg/dl 与骨髓铁缺乏的相关性最好。因此，在心力衰竭患者中，基于铁蛋白水平<100 ng/ml 或血清转铁蛋白饱和度<20% 定义的铁缺乏较为宽泛，可能包括了不需要任何形式补铁（尤其是静脉形式）的无铁缺乏的患者。

4 心力衰竭患者静脉补铁：临床试验

三项大型随机临床试验评价了静脉补铁对合并铁缺乏的心力衰竭患者的影响（图18-3）。铁缺乏均被定义为血清铁蛋白＜100 ng/ml 或血清转铁蛋白饱和度＜20%（铁蛋白值在 100～300 ng/ml 之间时）。

Iron Deficiency in HF	2017 ACC/AHA/HFSA Focused Update of the U.S. Guideline for Management of HF	2016 ESC Guidelines for Diagnosis and Treatment of Acute and Chronic HF
Diagnosis	Ferritin <100 ng/ml or ferritin 100～300 ng/ml if TSAT < 20%	Ferritin <100 ng/ml or ferritin 100～300 ng/ml if TSAT <20%
Target HF population	NYHA functional class II and III	Symptomatic HFrEF
Recommendations	IV iron replacement might be reasonable to improve functional status and QOL	IV FCM should be considered in order to alleviate HF symptoms and improve exercise capacity and QOL
Class of recommendation	IIb	IIa
Level of recommendation	B (randomized)	A

图 18-3 心力衰竭合并铁缺乏的诊断与处理

第一项是双盲、安慰剂对照的随机临床试验，入组了 459 例纽约心脏病学会（New York Heart Association，NYHA）心功能分级为 Ⅱ 级（左室射血分数 ≤ 40%）或 Ⅲ 级（左室射血分数 ≤ 45%）的非卧床心力衰竭患者。符合条件的患者的血红蛋白水平在 9.5～13.5 g/dl 之间，并且存在铁缺乏。将受试者以 2∶1 的比例随机分组，分别接受静脉注射羧基麦芽糖铁和安慰剂（生理盐水）。每周一次静脉推注 200 mg 羧基麦芽糖铁，直至补足储存铁（校正期）。随后进入维持期，继续每月注射一次羧基麦芽糖铁。24 周后，羧基麦芽糖铁治疗显著改善了自我报告的患者总体评估，治疗组中有 50% 的受试者报告称"有很大或中度改善"，而安慰剂组仅有 28%。治疗组的 NYHA 心功能分级也有明显改善。次要终点包括 6 min 步行试验距离和健康相关生活质量调查，也表现出明显的改善。基线时有贫血的患者（血红蛋白 ≤ 12 g/dl）在第 24 周时血红蛋白水平升高 0.9 g/dl，但羧基麦芽糖铁带来的症状改善在有贫血和无贫血的患者中表现相似。尽管主要终点患者总体评估评分和 NYHA 分级提供了重要的以患者为中心的结果，但它们具有一定程度的主观性，容易受到个体解释的影响，从而产生偏倚。

第二项随机临床试验入组了 304 例 NYHA 心功能 II 级和 III 级、左室射血分数 ≤ 45%、合并铁缺乏的非卧床心力衰竭患者，将受试者以 1∶1 的比例随机分组，分别接受羧基麦芽糖铁和安慰剂。在研究的治疗期，受试者在基线时和第 6 周时分别注射一次羧基麦芽糖铁，总剂量为 500～2000 mg 铁元素。研究的维持期包括分别在第 12、24 和 36 周共注射 3 次 500 mg 羧基麦芽糖铁（如果仍然存在铁缺乏）。此研究的主要终点为从基线至第 24 周 6 min 步行距离的变化。羧基麦芽糖铁治疗显著改善了主要终点。此外，与安慰剂相比，使用羧基麦芽糖铁也与次要终点的显著改善相关，包括 NYHA 分级、患者总体评估评分、疲劳评分和心力衰竭生活质量指标等（随访 52 周）。

第三项开放标签的随机临床试验入组了 174 例 NYHA 心功能 II 级和 III 级、左室射血分数 ≤ 45% 的心力衰竭合并铁缺乏的患者，将受试者以 1∶1 的比例随机分组，分别接受静脉羧基麦芽糖铁和标准治疗。在基线和第 6 周时分别注射一次羧基麦芽糖铁，总剂量为 500～2000 mg 铁元素。第 12 周时，如果仍然存在铁缺乏，则再次注射一剂 500 mg 的羧基麦芽糖铁。研究的主要终点是从基线至第 24 周峰值摄氧量的变化。在第 24 周，标准治疗组的峰值摄氧量降低了 1.19±0.38 ml/（kg·min），但羧基麦芽糖铁治疗组几乎没有变化。在研究过程中，标准治疗组有 4 例死亡（均在第 24 周前），羧基麦芽糖铁治疗组无死亡。对于在第 24 周前死亡的患者，研究者将其第 24 周的峰值摄氧量设定为 0，这就解释了该组第 24 周峰值摄氧量与基线相比显著降低的原因。

值得注意的是，这三项临床试验均由同一个羧基麦芽糖铁的生产商申办，其中两项试验中申办方代表参与了试验的设计、实施和监督。

一些规模较小的随机临床试验也探讨过静脉补铁的治疗效果。一项单中心研究将 40 例左室射血分数 ≤ 35%、NYHA 心功能分级为 II 至 IV 级、血红蛋白 ≤ 13.5 g/dl、合并铁缺乏的心力衰竭患者随机分组，分别接受静脉输注蔗糖铁和安慰剂 5 周。治疗组中几乎所有测量的参数均有显著改善，包括 N 末端 B 型利钠肽前体和 C 反应蛋白（主要终点）以及其他参数，如左室射血分数、6 min 步行距离、血清肌酐，甚至体重指数。一项研究将 35 例左室射血分数 ≤ 45%、NYHA 心功能分级为 II 至 III 级、合并铁缺乏的心力衰竭患者以 2∶1 的比例随机分组，分别接受蔗糖铁和无铁治疗。在第 18 周，静脉补铁治疗使峰值摄氧量和 NYHA 心功能分级有所改善。但这些变化仅在预先设定的贫血患者（血红蛋白 < 12.5 g/dl）亚组中有意义。

两项荟萃分析数据被发表在上述研究之后。第一项荟萃分析显示，静脉补铁治疗可减少伴有贫血的心力衰竭患者因心力衰竭再住院的可能性，但分析存在明显的局限性。第二项荟萃分析也显示，使用静脉补铁可减少因心力衰竭再住院的可能性。

上述关于静脉补铁治疗心力衰竭的研究共同表明，在合并铁缺乏（根据血清铁参数定义）的心力衰竭患者中应用静脉铁能够带来症状的改善。在慢性疾病如心力衰竭中，症状和患者报告结果的改善很重要。然而，与降低死亡率和发病率的治疗不同，纯粹改善症状的干预措施在被广泛用于临床实践之前需要更多令人信服的证据。尤其是当这些干预措施可能造成危害时，这一点十分重要。

5 静脉补铁的副作用：值得关注的原因

铁的心血管不良反应主要与促进活性氧生成的元素——铁的氧化还原特性有关。过量的铁超过转铁蛋白的携铁能力，导致细胞内非转铁蛋白结合铁以及高反应性的可变铁池在细胞内蓄积。这种非结合铁可与过氧化氢发生反应，生成有剧毒的羟基自由基。此外，已经证实铁坏死是一种非凋亡的、铁介导的细胞死亡形式，参与多种心血管过程，如缺血/再灌注损伤和阿霉素诱导的心肌病。有趣的是，在体内给予铁螯合剂对缺血/再灌注诱导的心肌病具有保护作用。

一项使用载脂蛋白E缺陷小鼠模型的研究证实了铁增加对内皮细胞的潜在毒性作用，研究显示铁负荷通过诱导促炎状态，导致动脉粥样硬化进展。在另一项研究中，在相似的小鼠模型中限制膳食铁摄入可显著抑制动脉粥样硬化。静脉补铁也与内皮功能障碍的标志物存在相关性。在一项人体研究中，治疗剂量的静脉铁剂会造成健康志愿者一过性的内皮功能障碍，并且与非转铁蛋白结合铁和一种氧化应激的生物标志物的显著升高相关。相反，铁螯合剂治疗可减轻冠状动脉疾病患者的内皮功能障碍。

最近的研究表明，使用静脉铁剂与有生物活性的成纤维细胞生长因子（fibroblast growth factor，FGF）-23水平升高相关。这种激素主要由骨细胞产生，参与维持磷酸盐稳态。FGF-23水平异常升高会减少肾脏对磷酸盐的吸收并导致低磷血症、骨吸收，最终导致骨软化症。有报道认为低磷血症和骨软化症均与使用静脉铁剂相关。在慢性肾患者群中，FGF-23水平升高与左心室肥厚、心肌纤维化、全因死亡和不良心血管事件相关，独立于传统心血管风险因素。此外，已证实FGF-23与一般人群的心力衰竭发病相关。

有趣的是，羧基麦芽糖铁作为欧洲指南唯一建议用于心力衰竭患者的静脉补铁制剂，与其他形式的静脉铁剂相比，可能具有独特的增加 FGF-23 水平的能力。一项双盲随机临床试验比较了使用两种不同形式的静脉铁剂治疗成人缺铁性贫血（基线和第 1 周给予羧基麦芽糖铁 750 mg 比纳米氧化铁 510 mg）的结果，第 2 周时羧基麦芽糖铁组严重低磷血症的发生率显著较高（50.8% 比 0.9%；$P < 0.001$）。这与每次输注羧基麦芽糖铁后 FGF-23 水平翻倍有关，而另一组中 FGF-23 水平保持不变。第 5 周时，羧基麦芽糖铁组中约 30% 的患者仍存在严重低磷血症。

这些结果引起了学界对心力衰竭人群长期使用静脉补铁的安全性的关注。特别是在心力衰竭患者静脉补铁的试验中，并未将低磷血症和骨软化症作为副作用进行监测。心力衰竭患者使用静脉补铁的远期安全性仍有待确定。

6　口服铁剂对心力衰竭是否有效

迄今为止，唯一一项比较静脉补铁与口服补铁治疗心力衰竭的研究因竞争性试验和资金不足而提前终止。该研究将 23 例左室射血分数 <40%、血清转铁蛋白饱和度 <20%、铁蛋白 <500 ng/ml 的合并贫血的心力衰竭患者随机分为 3 组，分别接受静脉补铁（蔗糖铁）、口服补铁（硫酸亚铁）和安慰剂治疗。在 3 个月随访期间，静脉补铁组的主要终点峰值摄氧量变化的在数值上增加了 3.5 ml/（kg·min），而口服铁组未检测到增加。然而，在静脉补铁组和口服补铁组中均观察到了血清铁蛋白和血清转铁蛋白饱和度水平的显著升高。另一项回顾性研究显示，使用口服铁剂也与血清铁、铁蛋白、血清转铁蛋白饱和度和血红蛋白水平值的显著升高相关（所有 $P < 0.001$）。这两项研究共同提示，使用口服铁剂可以改善铁指标。但尚不清楚口服铁剂带来的铁指标改善能否转化为更好的临床状态。

一项双盲、安慰剂对照的随机临床试验旨在检验口服铁剂与安慰剂相比能否改善合并铁缺乏的心力衰竭患者的运动能力。该研究将 225 例左室射血分数 ≤40%、合并铁缺乏（铁蛋白 <100 ng/ml 或血清转铁蛋白饱和度 <20%）的心力衰竭患者随机分组，分别接受口服多糖铁 150 mg 每日 2 次或安慰剂治疗。主要终点是治疗 16 周后峰值摄氧量的变化。在第 16 周，两组的峰值摄氧量与基线相比均几乎没有变化。同样，从基线到第 16 周，6 min 步行距离、N 末端 B 型利钠肽原水平

或与心力衰竭相关的生活质量评分的变化量也没有显著的组间差异。但与安慰剂相比，口服铁剂使血清转铁蛋白饱和度增加 3.3%（*P*=0.003），铁蛋白水平增加 11.3 ng/ml（*P*=0.06）。在解释该试验的结果时应考虑以下几点：

①该试验没有直接比较静脉补铁和口服补铁。如前所述，目前唯一一项尝试进行此类比较的临床试验在入组 23 例患者后提前终止。

②口服铁剂治疗 16 周后，峰值摄氧量基本保持不变。然而，也并未发现静脉补铁治疗能够增加非贫血的心力衰竭患者的峰值摄氧量。

③在心力衰竭人群中诊断铁缺乏的最佳方法存在争议。在该试验的治疗组中，基线时的中位铁蛋白、血清转铁蛋白饱和度和铁水平分别为 75 ng/ml、19% 和 12.6 g/dl。可以认为，由于不是所有受试者都缺铁，因此不太可能发现补铁带来的益处。考虑到研究的样本量（225 例）和持续时间（16 周）存在局限性，该研究可能没有足够的效能在真正合并铁缺乏的受试者亚组中检测出有意义的获益。

④口服铁剂的药代动力学与静脉铁剂有巨大的不同，虽然缺乏直接比较，但可以想象，静脉铁剂能比口服铁剂更快地改善铁指标。因此，试验中要想发现口服铁剂治疗的益处，可能需要 16 周以上的治疗时长。

⑤试验结果表明，部分血清铁调素下降的铁缺乏的心力衰竭患者可能对口服铁剂有良好的反应。由于铁调素是人类全身铁的主要调节因子，其水平在铁缺乏时降低，所以铁调素可能是比铁蛋白或血清转铁蛋白饱和度更为准确的反映心力衰竭中铁缺乏的生物标志物。在该研究中，铁调素值<6.6 ng/ml（较低的两个四分位）的患者对口服铁剂的反应良好。

6.1　口服铁的新制剂

口服铁剂最具创新性的制剂之一是脂质铁，它是由磷脂和蔗糖基质包裹的焦磷酸铁的制剂。初步研究表明，该制剂的吸收可能与铁调素无关，它提高血红蛋白的作用与静脉制剂相似，而且能使患者胃肠道的耐受性有所改进。柠檬酸铁也是一种有效的口服铁制剂。在合并缺铁性贫血的慢性肾患者群中进行的一项随机临床试验显示，用这种口服铁剂治疗 16 周与铁指数的显著增加相关。

6.2　口服铁的给药方案

　　越来越多的证据表明，每日 2 次或 3 次口服铁治疗的传统方案可导致铁调素的生成出现快速而短暂的反应，并导致对后续口服铁剂的吸收受限。一项随机临床试验的结果表明，隔日、单次口服补铁可优化铁的吸收，可能是更好的给药方案。铁的吸收与分布如图 18-4 所示。

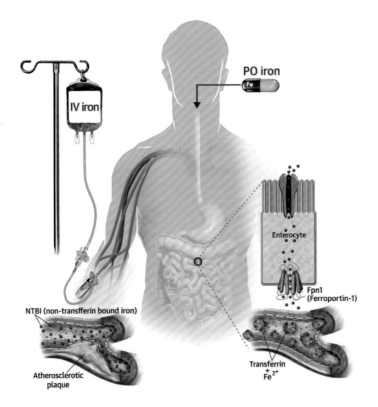

图 18-4　铁的吸收与分布

7　心血管疾病中的铁螯合作用

　　机体无法清除人体内过量的铁。在铁过载状态下，由于非转铁蛋白结合铁可以通过二价金属转运蛋白 1 和丰富的电压门控 Ca^{2+} 通道进行内流，绕过铁进入心肌细胞的细胞调节机制，所以心肌细胞尤其容易受到铁介导的损伤。因此，曾有多种铁螯合剂被应用于治疗铁过载性心肌病，成功地降低了全身铁的水平，使心肌铁下降，心功能得到改善。此外，已证明在铁过载状态下，使用钙通道阻滞剂可有效降低心肌铁并改善心脏和线粒体的功能，这可能是通过抑制非转铁蛋白结合铁经心肌细胞钙通道内流实现的。一项双盲、安慰剂对照的随机临床试验对一组地中海贫血患者在标准螯合治疗的基础上加用氨氯地平，显著降低了由心脏磁共振评估的心肌铁浓度。

此外，多项研究探索了膳食铁限制或铁螯合剂在无铁过载的心血管疾病中的应用。已经在小鼠中证明，通过过表达线粒体铁输出蛋白 ATP 结合盒转运蛋白 B8（ABCB8）或使用细胞渗透性铁螯合剂（2，2′-联吡啶），降低线粒体内铁的基线水平，对缺血再灌注损伤具有保护作用。同样，使用铁螯合剂右丙亚胺进行预处理对缺血再灌注损伤的小鼠模型具有保护作用，表现为梗死面积和心肌纤维化的减少。限制心肌梗死小鼠膳食中的铁可预防左室重构，改善收缩功能。在大鼠试验中证实，铁螯合剂去铁胺联合抗氧化剂 n-乙酰半胱氨酸也可改善无再灌注心肌梗死后的心脏功能。一项研究使用铁螯合剂去铁酮治疗糖尿病性心肌病小鼠模型，可以显著反映氧化应激、炎症和纤维化的生物标志物水平，表明铁螯合剂可能对糖尿病性心肌病有治疗作用。在人类受试者中，冠状动脉旁路移植术期间输注铁螯合剂可减少氧自由基、抑制脂质过氧化作用，更重要的是改善术后 12 个月的心肌功能。由于全身的血清标志物（如铁蛋白和血清转铁蛋白饱和度）不能准确反映心肌细胞中铁的状态，因此能反映细胞和线粒体铁水平的可靠标志物也许能帮助临床医生鉴别出那些不需要静脉补铁，而是可能通过细胞和线粒体铁螯合剂获益的心力衰竭患者。

8 小结

人体已进化出储存铁的能力，并发展出精细的调节机制，通过调节游离铁的吸收和储存，保护细胞免受游离铁的毒性作用。但目前尚不清楚心脏疾病中出现的铁代谢失调究竟是一种适应不良的表现，还是机体为了维持细胞铁稳态而进行的调节作用。在继续探寻心脏健康和疾病状态下铁代谢机制的同时，对于静脉补铁治疗应保持谨慎，仅用于那些真正缺铁的患者。

第 19 章

应激性心肌病的病理生理学

应激性心肌病又称 Takotsubo 综合征，是一种表现为典型的室壁运动异常但并未累及心外膜冠状动脉，从而影响心肌收缩和导致急性心力衰竭的临床综合征。应激性心肌病患者的临床表现各有差异，而在发病前，往往有严重的情绪应激并伴有交感神经系统的激活。过去 31 年间临床对于应激性心肌病的识别率逐渐提高，当有患者因急性胸痛行急诊冠状动脉造影，但结果并未发现明显冠状动脉病变时，需警惕应激性心肌病。应激性心肌病可通过心脏影像学做明确检查。应激性心肌病常见于绝经后女性，临床表现类似于急性心肌梗死，如胸痛或气促、心电图 ST-T 改变和肌钙蛋白升高。但是应激性心肌病作为一种临床综合征，与急性心肌梗死具有显著的差异。约 4%～5% 的应激性心肌病患者出现心原性休克或心脏骤停，从而发生院内死亡。渡过急性期的患者仍存在心脏康复的问题，远期死亡率增加。应激性心肌病并不是一种良性的疾病，目前尚缺乏循证医学证据支持的治疗方案，其患者发病率和死亡率风险不断增加。在第四版心肌梗死的全球定义中，应激性心肌病被归类为心肌损伤，而非心肌梗死。

1 应激性心肌病的病理生理学

目前尚未明确应激性心肌病的确切病理生理学机制（图 19-1）。然而，近 10 年临床对于应激性心肌病的认识有了长足进步。随着不断发表的相关病理生理研究报道的增多，一些假说被提出，但是尚未有一个假说可以提供全面的解释。以下问题目前尚不清楚：

①何种原因导致的严重局部心肌机械收缩迟缓及其特征性分布（心尖、心室中部、基底或双心室）？

②在相同的条件下以及类似的情绪应激情况下，为何有些患者更易于发生应激性心肌病？

③相较于急性心肌梗死，当累及相似面积的左室心肌时，为何应激性心肌病患者可以较好耐受，而急性心肌梗死患者可能导致死亡？

④为何绝经后女性是易于诱发应激性心肌病的主体人群？

⑤部分应激性心肌病患者左室功能在数天内即可恢复的潜在机制又是什么？

⑥为什么有些应激性心肌病患者遗留有显著的心脏异常（心律失常、胸痛或活动耐量受限），而有些患者则完全恢复？

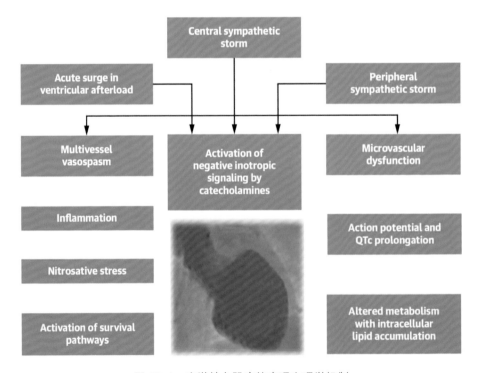

图 19-1　应激性心肌病的病理生理学机制

除了以上的问题之外，应激性心肌病究竟是循环系统的一种保护性还是损伤性反应仍然存在争议。因此，不同的病理生理通路可能个体化或协同作用于应激性心肌病个体，从而存在一定差异。应激性心肌病的诱因如图 19-2 所示。

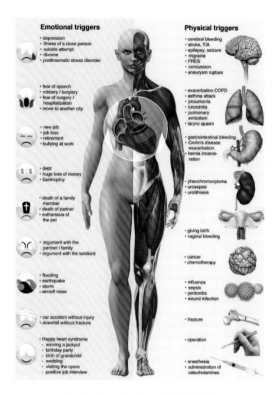

图 19-2　应激性心肌病的诱因

2　交感强烈激活和循环儿茶酚胺水平升高

　　儿茶酚胺可能在应激性心肌病的病理生理过程中发挥核心作用，因为急性的发病往往由突发的应激（原发性应激性心肌病）或者严重的躯体疾病或创伤（继发性）诱发。在大多数的患者中，交感强烈激活发生于应激性心肌病初始，患者往往可以描述疾病急性发作时由应激导致强烈的肾上腺素升高所引起的相关症状。

　　有两个生理机制参与其中。其一，大脑和丘脑－垂体－肾上腺轴的认知中心，感知到压力后决定肾上腺素和去甲肾上腺素的释放量。其二，心血管系统（包括心肌、冠状动脉以及外周血管）和交感神经系统对突发的交感激活以及循环儿茶酚胺释放的反应。

有研究支持儿茶酚胺在应激性心肌病的病理生理过程中发挥核心作用的假说（图19-3）。第一，循环儿茶酚胺水平在应激性心肌病患者中明显增高，是急性心肌梗死以及心肌梗死后心力衰竭患者的3倍。第二，应激性心肌病作为嗜铬细胞瘤患者的心脏受累的表现屡见报道。第三，输注儿茶酚胺（肾上腺素、多巴酚丁胺）和β-受体激动剂（沙丁胺醇）可直接诱发应激性心肌病。第四，与蛛网膜下腔出血相关的交感风暴，尤其是当出血影响后循环和下丘脑时，是应激性心肌病的病因。第五，间碘苄胍心肌核素显像检查提示受累心肌节段的交感神经元的正常代谢急性受抑。这和心肌交感失调从而导致局部心肌儿茶酚胺清除下降、水平升高相符。第六，研究发现应激性心肌病患者心肌的病理组织学改变（心内膜活检或者尸检）和儿茶酚胺应激的患者相似，如嗜铬细胞瘤以及蛛网膜下腔出血，表现为收缩带坏死，心肌细胞脂质小滴聚集，硝化应激增加。第七，临床前试验发现高剂量的儿茶酚胺可复制出应激性心肌病特征性表现，心尖和心室中部出现可逆性运动减弱，而一些研究显示，可累及基底和对应的位置。

应激性心肌病患者冠状静脉窦的儿茶酚胺水平升高，提示心肌局部儿茶酚胺的释放。心率变异性分析提示，在急性期，应激性心肌病患者的交感神经被过度激活，副交感神经明显受抑。研究外周交感神经系统活动的微神经电图则提示不一致的结果。尽管一些研究报道外周交感神经活性增加，但也有一些报道提示矛盾性的外周交感神经活性下降。不同研究结果存在差异可能与检测时机、患者的其他临床特点如年龄、性别、传统的心血管危险因素（高血压、吸烟）等有关。微神经电图表明部分患者交感神经张力下降，在急性期，间碘苄胍心肌核素显像提示心脏交感神经功能下降。

心脏交感被过度激活可能与间质单核炎症细胞反应以及收缩带坏死相关。β-受体激活的核心作用已经在动物实验中得到证实。心尖球形样改变可通过持续应激诱发，而阻断α-受体和β-受体可减轻应激。

然而，约有25%的病例未发现应激的诱发因素。在这些患者中，可能存在内在的、自发的应激启动（如炎症导致的儿茶酚胺释放），或者是既往轻微应激的一个累积效应。

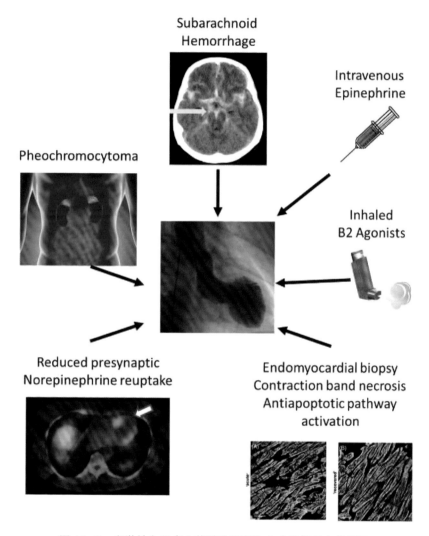

图 19-3 应激性心肌病儿茶酚胺升高和交感神经兴奋的原因

3 应激性心肌病发病的性别差异

大多数应激性心肌病患者为绝经后女性，目前尚不清楚性别差异的原因。有

假说认为雌激素缺乏是可能原因。在生理情况下，雌激素在肾上腺受体信号传递过程中发挥作用，如雌激素可抑制信号通过 β- 受体传导。雌激素具有交感神经阻滞作用，并可降低心肌细胞的 β- 受体数量。绝经后雌激素水平下降会增加交感激活以及使内皮细胞受损。研究表明，通过预先给予大鼠雌激素，可以抑制应激诱发的左室心尖球形样改变。补充雌激素可减轻应激诱导的下丘脑－交感－肾上腺轴的激素由中枢流向靶器官。与未绝经女性相比，绝经后女性的交感神经张力增加，副交感神经张力降低。自主神经张力的改变使绝经后女性更易受情绪和生理应激的诱发。性别差异可能也与男性和女性处理应激的策略不同有关。男性经常采取问题导向的方法处理应激状态，而女性在面对应激状态时往往情绪反应更大。应激处理策略的性别差异可解释女性易于发生应激性心肌病。

4 应激性心肌病患者中枢自主神经系统的异常改变

近期研究表明，应激性心肌病患者与情绪、交感神经系统相关的中枢结构有结构和功能的改变。早期报道显示在三例应激性心肌病患者中，急性期患者的大脑基底节、海马和脑干血流增加。有研究通过大脑核磁共振检查发现，应激性心肌病患者岛回前腹侧室旁核皮质厚度降低以及杏仁核灰质容量减少。与正常对照比较，应激性心肌病患者的交感和副交感相关神经网络显示休息状态下功能性连接减少。而且，在应激性心肌病患者中，还观察到杏仁核、海马和脑岛的结构改变，这也支持应激性心肌病患者在急性期过后有边缘系统的功能改变。一个关键的问题是，中枢自主神经系统的改变是既往存在的，使患者易于诱发应激性心肌病，还是说这些改变是儿茶酚胺风暴以及应激性心肌病的结果呢？

应激性心肌病患者的自主神经功能改变可持续很长时间。心率变异性检查显示应激性心肌病患者的心率变异性异常不仅存在于急性期，在出院后数月仍可存在。通过 123I-MIBG 核素心肌显像检查发现，在应激性心肌病患者左室心尖运动减弱的部位，MIBG 摄取显著减少，提示突触前肾上腺素摄取减少，儿茶酚胺释放增加。这些异常改变甚至可以持续至收缩功能恢复后 12 个月之久。

5　循环儿茶酚胺水平升高和交感激活的影响

儿茶酚胺过量释放导致典型的应激性心肌病心肌顿抑的具体机制，目前尚不明确。以下是几个可能的假说。

5.1　冠状动脉循环和微循环的异常

1990 年首先报道了一例应激性心肌病，提出微循环障碍和冠状动脉痉挛导致应激性心肌病。该假说得到其他一些病例报道的支持。有些患者的左室心尖部位存在可逆的灌注缺损，而这些灌注缺损在心功能发展不全的较晚时期才被识别。因此，以上所述并不能证实心肌灌注受损是应激性心肌病收缩功能异常的原因，因为冠状动脉灌注依赖于心肌舒张。通过氟脱氧葡萄糖–PETCT 检测的心肌能量需求在运动减弱区域显著下降，心肌脂肪酸代谢同样也是降低的。自动调节机制可以在心肌能量需求和局部灌注之间寻找平衡，因此，如果舒张功能和代谢异常一起影响冠状动脉血流，则局部灌注下降是应激性心肌病发作的预期后果。还有研究提示应激性心肌病患者在急性期心肌灌注是正常的，运动减弱的心尖和运动增强的基底部灌注是相似的。有实验结果表明，儿茶酚胺诱导的应激性心肌病样心脏功能异常可以不伴随严重的心肌灌注受损。在应激性心肌病大鼠模型中，应激性心肌病样心脏损伤发生的前后并没有出现局部灌注缺损。

有研究者提出中止的心肌梗死的概念，但是在应激性心肌病患者中，冠状动脉内超声检查未发现斑块、夹层或血栓形成等心肌梗死的证据。

在一些应激性心肌病患者中，诊断性冠状动脉造影检查发现有冠状动脉痉挛，还偶尔发现有雷诺现象病史的患者，造影检查提示患者有血管痉挛的易患因素。然而，冠状动脉痉挛也有可能是由暴露于高浓度肾上腺素和去甲肾上腺素所致。理论上，血管痉挛可以发生在中远段冠状动脉，导致典型的应激性心肌病。血管痉挛也可以发生在基底段的分支，而不是冠状动脉的主要血管，可以解释基底和心室中部的异常。应激性心肌病患者的肌钙蛋白水平往往仅中等程度升高，与运动减弱的心肌范围并不匹配，提示应激性心肌病患者的肌钙蛋白升高并不是由心肌缺血坏死所致。无严重的心肌坏死与应激性心肌病患者较低的肌钙蛋白水平以及无核磁共振延迟强化改变相符。冠状动脉收缩可能是某些应激性心肌病患者的病理生理学改变的原因，左室心肌一方面由于冠状动脉痉挛而造成缺血，另一方面又受高浓度儿茶酚胺水平影响。然而，大多数应激性心肌病患者并没有冠状动脉痉挛的证据，即使是使用诱发痉挛的药物。

部分研究者发现，应激性心肌病患者急性期可有微循环和冠状动脉血流储备的下降，在部分患者静脉输注腺苷后可观察到一过性心肌灌注提高，室壁运动以及左室射血分数改善。恢复期应用冠状动脉血管收缩剂乙酰胆碱，可能使患者血管收缩反应下降。值得一提的是，通过降低神经肌肉突触的去甲肾上腺素释放以及抑制肾上腺素受体的信号转导，腺苷具有潜在抗儿茶酚胺的效果；而腺苷对心肌细胞功能也具有直接效应，因此腺苷输注后观察到的效应不一定单纯是改善微循环所致。

也有一些临床和实验研究不支持"微循环假说"。一项至今规模最大的 PET 灌注显像研究发现，应激性心肌病患者最先开始出现的异常是基底部的灌注减少，而心肌运动减弱部位灌注正常。通过对大鼠应激性心肌病模型进行超声声学造影发现，心脏收缩异常与心肌灌注之间无明确相关性。

另一个假说与血管收缩剂内皮素-1 相关。应激性心肌病患者血浆 microRNA 125-5p 水平下降，而内皮素-1 增加。而心内膜活检发现血管内皮细胞凋亡。对急性期过后 1～3 年的患者再进行冷加压试验，发现儿茶酚胺升高以及一过性心尖和心室中部室壁运动异常。

目前有越来越多证据支持应激性心肌病患者左室受累节段的急性水肿和持续慢性炎症改变。心肌水肿和慢性炎症也影响冠状动脉微循环，导致获得性微血管功能障碍。这些结果在冠状动脉内诱发以及血管调节的药物试验中均有报道。

总之，冠状动脉循环、微循环异常以及血管收缩反应异常在应激性心肌病患者中较为常见，但是目前尚不清楚它是应激性心肌病发生的原因还是结果。应激性心肌病急性期的微循环异常，往往是一过性的，而且它的恢复与心功能恢复保持一致。冠状动脉微循环可能是应激性心肌病发生和发展的重要组成部分。

5.2 高循环儿茶酚胺水平对心肌的直接作用

应激性心肌病患者的循环儿茶酚胺明显高于生理水平。一些临床前期药物研究提示，心肌肾上腺素受体信号通路在应激性心肌病的病理生理过程中发挥重要作用。研究证据表明，一过性左室功能不全可能是儿茶酚胺对心室肌的直接作用所致，即神经源性或儿茶酚胺源性心肌顿抑。儿茶酚胺通过钙超载、氧化应激、线粒体功能失调等诱发 β- 受体激活，刺激 Gs 蛋白腺苷酸环化酶-cAMP 蛋白激酶 A 第二信使途径，引起心功能不全、心律失常以及不可逆性的心肌细胞损伤。

在各种健康的哺乳动物类物种的左心室研究中，β_1- 受体和 β_2- 受体的密度在心尖部最高。同时，分布在左室基底部心肌的交感神经密度最高，而在心尖部心肌的最低，提示心尖部心肌对高浓度儿茶酚胺可能更为敏感。尽管人类心脏各部位的受体密度尚不清楚，但是心尖 - 基底部位的交感神经密度与其他哺乳动物类似，而左室心尖交感神经末梢密度最低，左室基底部心肌密度最高。目前认为尽管低浓度和中等浓度肾上腺素是正性肌力药物，但在高浓度时肾上腺素发挥负性肌力作用。原因是在高浓度时，β_2- 受体分子开关由正性肌力的 Gs 转为负性肌力的 Gi 通路。这是肾上腺素特异性的转变。然而也有研究表明，试验条件下单独 β_2- 受体抑制并不是应激性心肌病样改变的原因。以上数据表明，β_1- 受体 -Gs 激活可能作为初始阶段，而随后 β_2- 受体磷酸化和 Gi 转化导致负性肌力反应。磷酸二酯酶抑制剂可以通过增加 cAMP 水平和激活蛋白激酶 A 来复制以上现象。

临床观察发现，20% 的应激性心肌病复发患者出现不同的运动减弱类型。尽管这与增加的心尖 β_1- 受体和 β_2- 受体以及 Gs-Gi 转化的假说相矛盾，β- 受体在交感应激后表达下调。这可能导致应激性心肌病发作后有不同的局部 β_1- 受体分布，因此，在一些复发患者中可改变其运动减弱的解剖位置。

有研究表明，在同一心脏，心尖部心肌细胞 β- 受体密度高于基底部心肌细胞。以上研究结果也支持心尖和基底部心肌细胞对儿茶酚胺反应性不同的现象，心尖心肌细胞对生理水平儿茶酚胺的敏感性和正性肌力效应更明显。近期有越来越多研究关注实验大鼠心脏的心尖和基底部超声结构的差异。基底部心肌细胞膜小窝的密度是心尖部心肌细胞的 10 倍。β_2- 受体是固定于心肌细胞膜小窝内的。因此，β_2- 受体与细胞外儿茶酚胺配体受限制，并且使 β_2- 受体从 G 蛋白第二信使通路解偶联，因此配体激活并未促使 cAMP 产生。在细胞研究中，药物干预小窝功能会使基底部心肌细胞对儿茶酚胺的敏感性增加。而且，生物信息学模型研究发现，心尖部心肌细胞 β- 受体较基底部细胞增加，致使心尖球形样变。

比较来源于应激性心肌病患者与无应激性心肌病的对照女性两者的诱导性多能干细胞分化的心肌细胞（iPSC-CM）和心肌组织工程研究发现，β- 受体在其中发挥重要作用。在应激性心肌病患者中，β_1- 受体 -cAMP 反应增加，儿茶酚胺诱导的电静止状态的敏感性也在增加。这些反应表明，相比于无应激性心肌病的对照女性，应激性心肌病患者的心肌细胞对儿茶酚胺的敏感性更高。同一研究也发现，来源于应激性心肌病患者的 iPSC-CMs 和心肌组织工程基底部收缩功能减低，对儿茶酚胺的反应下降。研究还发现两者脂代谢异常以及心肌细胞脂质转运的不同。应激性心肌病患者 iPSC-CMs 研究中的发现非常有趣，接下来应该纳入年龄匹配且受到同等程度应激但是未发展为应激性心肌病的研究对象。

β_2- 受体通过 Gi 激活从而刺激内皮 NO 合酶并增加 NO 产生。NO 通过作用于 β_1- 受体激活过程中产生的过氧化氢，生成无害的过氧化氮。过氧化氮介导的硝化应激可能导致应激性心肌病的心肌收缩力下降和炎症出现。研究表明，应激性心肌病患者 NO 信号和硝化应激的标志物均增加。过氧化氮释放通过激活多聚腺苷二磷酸核糖转化酶 -1，可引起高能磷酸键有机化合物［磷酸肌酸（PCr）和三磷酸腺苷（ATP）］产生、转运和利用的障碍。应激性心肌病患者有 PCr / ATP 的显著下降，而心肌能量代谢异常到底是应激性心肌病的病因还是应激性心肌病适应性改变的后果，至今尚不清楚。

应激性心肌病患者急性期的心脏活检结果发现了一些调节细胞间钙代谢的基因改变。心肌细胞肌浆网的钙转运三磷酸腺苷酶 2a（SERCA2a）基因下调，而肌脂蛋白上调，膜磷蛋白则发生去磷酸化改变。这些分子改变在肌浆网蓄积，肌浆网的钙摄取和钙储存减少，肌脂蛋白 / SERCA2a 比增加，最终引起受累节段的收缩和舒张功能障碍。在健康大鼠中应用选择性 β_1- 受体和 β_2- 受体激动剂异丙肾上腺素，可引起心尖部心肌纤维化，以及相关的收缩功能异常和心肌代谢失调。氟脱氧葡萄糖-PETCT 检测提示应激性心肌病患者急性期心尖部发生上述类似改变。应激性心肌病动物模型和应激性心肌病急性期患者的心肌活检均提示心尖部心肌有显著的细胞内脂质小滴聚集，而恢复后则消失。这可能是由于在运动减弱的心尖部，心肌细胞线粒体代谢受抑，引起游离脂肪酸聚集减少以及细胞浆脂质小滴聚集。

应激性心肌病患者心内膜活检提示有收缩带的坏死，是一种可见于嗜铬细胞瘤和蛛网膜下腔出血患者心内膜活检的改变，主要是由于心肌 β- 受体因交感风暴释放的儿茶酚胺强烈激活而导致细胞钙超载。

因纳入的患者人群较少，基因方面的研究尚未发现确切相关的基因异常。一项研究报道，可激活 β_2-Gi 交通的 G 蛋白受体激酶 5 基因 L41Q 的多态性在应激性心肌病患者中较对照人群更常见。然而，这个小结在接下来的两项研究中尚未得以证实。另一项研究发现应激性心肌病的抗凋亡蛋白 BAG3 具有特殊多态性，但是未能重复同样研究结果。未来仍需要更大规模的基因研究去探索应激性心肌病的基因易感性。

近期实验证据表明，在大鼠模型中可通过磷酸二酯酶抑制剂米立农诱导出类似应激性心肌病样的心尖球形改变。米立农可增加 cAMP 水平，下调肾上腺素受体，与 β- 受体 -Gs- 腺苷酸环化酶 -cAMP 蛋白激酶 A 通路相关。该通路可在儿茶酚胺配体结合以及 β- 受体激活的情况下自动激活，增加了应激性心肌病病理生理的复杂性，也解释了并非所有应激性心肌病患者均有循环儿茶酚胺水平的升高或者应激刺激（自发性应激性心肌病）。这对于心原性休克病例的治疗策略具有非常重要的意义，提示相关临床中应当避免使用正性肌力药（肾上腺素、去甲肾上腺素和多巴酚丁胺）以及增加 cAMP 水平的磷酸二酯酶抑制剂（米立农和依诺昔酮）。

由于循环交感激活，应激性心肌病患者冠状静脉窦的去甲肾上腺素水平升高，提示心肌局部释放儿茶酚胺。心率变异性分析也提示急性期交感主导，副交感显著受抑。然而，对外周交感神经系统的微神经研究有不同的结果。尽管一些研究报道外周交感神经活性增加，但也有另一些研究发现矛盾性的外周交感神经活动降低。这些差异可能与检测时机以及不同年龄、性别以及传统危险因素（高血压，吸烟等）等相关。微神经研究提示一些应激性心肌病患者的减压反射张力减低。在急性期，通过 123I- 间碘苄胍心肌核素显像检查发现，交感风暴后的心脏交感神经功能下降。

心肌交感功能与间质单核炎症反应以及收缩带坏死（儿茶酚胺毒性的标志）相关。β- 受体激活在应激性心肌病患者中的重要作用已经在动物模型中得到证实。大鼠的心尖球形样改变可被应激刺激诱发并通过 β- 受体抑制剂减轻。

5.3 应激性心肌病的异常心肌代谢

氟脱氧葡萄糖 -PETCT 检测提示，应激性心肌病患者急性期心尖部心肌代谢异常。在受累的心尖部心肌节段，局部游离脂肪酸代谢和细胞外葡萄糖转运急剧下降，但是基底部并不受影响。异丙肾上腺素输注构建的应激性心肌病动物模型以及应激性心肌病患者的心内膜活检均提示，在急性期心尖部心肌有显著的细胞内脂质小滴聚集，而在应激性心肌病恢复后则消失。这可能是儿茶酚胺或者儿茶酚胺联同缺血一起诱导的急性代谢顿抑所致。

5.4　炎症与应激性心肌病

关于应激性心肌病急性期心肌发生炎症改变的研究证据越来越多，炎症应当引起关注，因为它可能持续存在于亚急性期和慢性期，引起远期心功能不全和相关症状。心脏核磁共振检查发现，在应激性心肌病患者急性期的受累心肌节段，T2STIR 信号增加，提示急性心肌水肿。急性期后 3～4 月内受累心肌节段仍存在水肿。部分患者在急性期后长达 12 个月内仍有轻度炎症等异常存在。

大鼠动物模型研究表明，高浓度儿茶酚胺对应激性心肌病心肌炎症的影响包括在开始 72h 内是中性粒细胞浸润，然后 3～5d 内是巨噬细胞相关的炎症，接下来是收缩功能异常和恢复。在应激性心肌病的尸检中也可发现心脏巨噬细胞增加，也有研究发现氧化应激反应增加。

有病例报道，有患者接种流感疫苗或肿瘤患者应用免疫抑制剂（激活 T 淋巴细胞）后发生应激性心肌病，提示炎症或者免疫激活可能诱发应激性心肌病。应激性心肌病的免疫炎症机制尚待研究，与慢性心肌炎症患者比较，什么是免疫反应关闭的决定因素？炎症反应是否可以作为治疗方案的靶点？这些问题都有待进一步研究。

5.5　应激性心肌病致心律失常的电生理改变

近期研究关注应激性心肌病患者室上性和室性心律失常的预后意义，因为心律失常增加严重并发症的风险，增加短期和长期死亡率。不同的电生理机制，如折返、触发活动以及自律性异常都可能参与应激性心肌病的电不稳定和心律失常。

左室充盈压升高、心房心肌高浓度儿茶酚胺，可导致急性心房牵拉以及炎症。患者左心房排空与左室射血分数相关，随访时可恢复。既然应激性心肌病患者循环炎症因子水平升高，而且心肌也有炎症细胞浸润，那么炎症可能与房性心律失常的发生和维持相关。最近也有研究表明循环炎症因子与应激性心肌病的房性心律失常以及预后相关。

5.6　室性心律失常

有既往研究证实输注低浓度儿茶酚胺或者精神压力与心电图 QT 间期缩短有

关。但是应激性心肌病患者往往在急性期有 QT 间期延长，类似的获得性长 QT 以及 T 波倒置（Wellen's 征）也可见于嗜铬细胞瘤患者。在应激性心肌病患者中，QT 间期延长和 T 波倒置在发病后 3～4 天最为显著，而 3 个月左右可恢复正常。肾上腺素、炎症、心肌水肿、缺血、氧化应激和雌激素水平低等因素均是潜在的原因。类似于先天性长 QT 综合征，应激性心肌病患者复极延缓，动作电位时程延长。与先天性长 QT 综合征相似，复极延迟和动作电位时程延长可能参与内向电流增加，包括 ICa 和 INa，以及外向电流减少，如 Ito 或者钾通道。在动作电位时程和 QT 延长的情况下，触发的心率可能引起尖端扭转型室性心动过速或者多形性室性心动过速。近期有一项研究应用人 iPSC-CMs 阐述了儿茶酚胺诱导动作电位时程和 QT 延长的电生理机制。在该实验模型中，通过足以产生中毒性的高浓度异丙肾上腺素增加氧化反应产物，增加 INa 和降低 Ito 以延长动作电位时程。雌二醇降低 β- 受体表达，包括 $β_2$- 受体，抑制肾上腺素受体过度激活诱导的氧化反应产物，并且阻止异丙肾上腺素诱导人 iPSC-CMs 的电生理特性改变。以上发现提示，降低雌二醇水平可能导致 β- 受体表达增加，显著增加绝经后女性对应激性心肌病的易感性。

实验研究表明，多种炎症因子如肿瘤坏死因子 -α 白介素 -6 可通过降低瞬时外向电流 Ito 或者增加 L- 型钙离子电流诱导动作电位时程及 QT 延长。心肌水肿也可能诱发 QT 延长和 T 波倒置。心脏 MRI 检查发现患者急性期有心尖-基底部的透壁性心肌水肿。心室复极异常与左室心肌水肿在时间上吻合，提示两者之间的因果关系。增加的自律性、动作电位时程、QT 间期和复极离散度、诱导的早期和晚期后除极，均可能引起心肌折返和室性心律失常。也有其他研究强调水肿可能引起传导异常，包括完全性房室传导阻滞、窦房阻滞或者一过性起搏失夺获。尽管室性心律失常往往是一过性的，但是也有一些应激性心肌病患者持续存在传导异常或者需要起搏器置入并且有高比例心室起搏，这提示传导系统纤维对水肿、炎症、缺血或者儿茶酚胺激增等因素敏感。

5.7 应激性心肌病作为心脏对应激的保护性反应

应激性心肌病患者的显著室壁运动异常是一过性的，提示应激性心肌病可能作为一种保护性机制以维持心脏完整性。有两种可能的机制解释心脏的保护性反应。首先是 β- 受体的保护性机制。如前文所述，高于生理水平的异丙肾上腺素可

诱导 β_2- 受体从 Gs 转为 Gi 偶联，引起负性肌力作用以及激活抗凋亡通路。从应激性心肌病患者急性期心内膜活检结果可发现，β_2- 受体-Gi 可激活磷酸肌醇-3 激酶 / 蛋白激酶 B 通路。蛋白激酶 B 在出生后心肌生长以及冠状动脉血管形成过程中发挥重要作用。蛋白激酶 B 下调的靶点有雷帕霉素靶蛋白以及糖原合成酶激酶 3，它们在细胞代谢、增殖和存活等方面有重要的调节作用。在维持细胞存活方面的具体机制有：①直接抑制凋亡；②抑制凋亡转录因子；③增强抗凋亡转录因子的作用；④通过抑制糖原合成酶激酶 3 以促进细胞代谢。以上变化表明下调心肌细胞功能是一种在心肌低灌注情况下的保护性机制，就如同心肌顿抑时，心肌可逆的灌注 - 代谢不匹配。

5.8 应激性心肌病是一种心脏和循环系统的综合征

除了应激对心肌和冠状动脉血管的直接作用，高儿茶酚胺水平对循环系统的影响，尤其是对外周血管的影响也应该予以考虑。输注不同剂量的儿茶酚胺可引起不同的心室受累部位，通过后负荷依赖的机制引起应激性心肌病。基于以上实验结果，有研究者提出应激性心肌病可能是一种特殊类型的心肌顿抑（Takotsubo 顿抑）。应激性心肌病的心肌顿抑基质可能是过量儿茶酚胺介导的 β_1- 受体和 β_2- 受体激活引起的氧需求增加，不同于心肌缺血时的氧供不足引起的心肌顿抑。因为氧供仍足以维持基底部心肌功能，所以自发的局部收缩功能下调可能解决了应激性心肌病的供需失衡。该研究也提示强烈的血管扩张和正性肌力刺激的作用大于自主神经反射。收缩力增加和后负荷降低使射血分数升高，在儿茶酚胺大量释放的早期（即刻），左室腔在收缩期近乎闭塞。在随后的数分钟即可能发生心尖部运动减弱或运动不能。该临床前期研究显示，只要通过调节外周血管的阻力，心尖球形样变就可以转变为基底部球形样变。在后负荷低的情况下易于诱发心尖球形样改变，而在后负荷高的情况下则易于诱发基底部球形样改变。

5.9 Takotsubo 顿抑的特殊病理生理机制

越来越多实验和临床研究表明，强烈的 β- 受体激活，最初可能是由 β_1- 受体主导，通过激活 Gs 引起氧化应激增加和一过性心肌收缩性增加。随后心脏保护性的 β_2- 受体-Gi 通路激活，尤其是在异丙肾上腺素水平升高时，引起心尖和基底部心肌不同的收缩反应。β₂- 受体-Gi 通路激活具有抗凋亡和心脏保护作用的磷酸肌醇 -3 激酶 / 蛋白激酶 B 通路，抑制心肌细胞坏死，从而促使心脏恢复。

一项可以解释所有应激性心肌病疾病现象的整合假说，聚焦于同时叠加的继发于心外膜血管痉挛和（或）微循环障碍心肌缺血。这可能导致肾上腺素和去甲肾上腺素介导的 α- 受体依赖的血管收缩，增加氧化反应产物，使线粒体功能受损，脂质小滴聚集，还有强烈的 β₂- 受体 -Gi 激活产生高一氧化氮水平。而以上变化引起过氧化氮产生。这些因素都能引起心脏收缩功能受损和炎症。心室和血管后负荷的相互作用（心室 - 心房偶联）以及可诱导的左室流出道梗阻将影响左心室压力阶差，再结合交感神经末梢以及 β₁- 受体和 β₂- 受体的分布，决定运动障碍的区域是在心尖，左室中部还是基底部。心内膜暴露于一过性高剪切应力，并向受累节段邻近心肌释放一氧化氮，而心内膜在应激性心肌病中的具体作用有待进一步阐明。

Takotsubo 顿抑可以表现为儿茶酚胺源性顿抑或者儿茶酚胺源性联合缺血性顿抑。单纯的儿茶酚胺源性顿抑可以完全恢复，仅有少量参与炎症以及临床并发症。相反，儿茶酚胺源性联合缺血性顿抑可能引起急性期炎症和程度较重的心肌损伤，急性并发症发生率高。持续存在的炎症可能使存活患者更容易遗留有远期心脏问题。

6 临床治疗的建议

当前并没有随机的临床研究支持关于 Takotsubo 顿抑的治疗建议。所有已发表的治疗建议都是基于专家观点，有待于随机试验证实。因为应激性心肌病的主要特点是大多数患者的心功能可以快速恢复至正常，所以最重要的治疗原则是不要造成伤害。住院治疗的主要目标是支持治疗，尽量减少并发症。在轻型患者中，无须治疗或者接受短期的基本药物治疗足矣。在一些伴有进行性循环衰竭和心原性休克的重症患者中，早期的机械支持可以考虑作为一种过渡性治疗。在左室收缩功能显著下降（左室射血分数<40%）的应激性心肌病患者中，应该进行心力衰竭的药物治疗，包括肾素血管紧张素转换酶抑制剂和 β- 受体阻滞剂。β- 受体阻

滞剂中，建议使用卡维地洛，除非患者有显著的左室流出道梗阻。如果有左室流出道梗阻，建议使用 β_1- 选择性受体阻滞剂，如比索洛尔。若左室功能恢复，可以停用肾素血管紧张素转换酶抑制剂和 β- 受体阻滞剂，除非患者有其他原因需要服药，如心律失常或者高血压等。

7 小结

  应激性心肌病是由情绪或躯体应激诱发的一种复杂的临床综合征。近年来，学界对于这种可以诱发急性心力衰竭的综合征的认识逐渐深入，不再认为它是一种良性的临床状况，因为它不仅可以诱发患者急性期死亡、远期死亡和持续的心功能异常，而且也存在复发的风险。本章讨论的各种病理生理学假说可以帮助深入了解应激性心肌病，但是目前仍没有一种假说可以完整解释应激性心肌病心肌顿抑的所有机制。关于应激性心肌病仍有不少未知值得探索。将来的研究方向需要着眼于证实、厘清、完善以及整合各类假说。需要开展临床研究以评估急性期治疗方案，以及降低慢性期残余心血管风险和较少高危患者复发风险的治疗方案。将来的研究应聚焦于心肌特异性机制，包括 β- 受体信号异常、炎症、代谢、基因和内皮源性危险因素以及微循环障碍等。性别差异的机制仍然需要进一步探索。将来有望通过研究获得新的临床证据，用于指导应激性心肌病的临床治疗决策，提高患者生活质量以及改善患者预后。

第 20 章

心力衰竭与炎症

全身性炎症是急性和慢性心力衰竭的共同病理生理学特征。具体来说，炎症与心力衰竭疾病的发生、发展和并发症密切相关，并可独立于传统指标，例如左室射血分数（left ventricular ejection fraction，LVEF）或纽约心脏病协会（New York Heart Association，NYHA）心功能分级，被用于预测不良结局。开展新型抗炎心力衰竭治疗措施的努力大都未取得成功，这可能也正反映了目前对心力衰竭作为一种异质性综合征的复杂炎症信号的认识并不充分。在此背景下，业界衍生出了以心力衰竭综合征中精确表型为抗炎治疗靶标的新目标。通过进一步加深对特定炎症介质在某些心力衰竭亚型患者中所起作用的理解，可改善由特定炎症信号通路驱动的心力衰竭患者的预后，因此，目前需要更新对特定炎症通路使心力衰竭复杂化的机制的认识。

1 心力衰竭疾病中的炎症发生率

心力衰竭疾病中炎症的高发性是惊人的（图 20-1）。一项试验中 57% 的入组患者存在 C 反应蛋白（C-reactive protein，CRP）升高。另一项试验中，LVEF 降低和保留的稳定慢性心力衰竭患者的高敏 CRP（high sensitivity CRP，hsCRP）的中位值分别为 6.6 mg/l 和 8.5 mg/l。还有一项试验观察到急性心力衰竭患者的中位 hsCRP 浓度升高（12.6 mg/l），全身炎症激活更加明显。

　　尽管炎症在 LVEF 降低的心力衰竭（HFrEF）、LVEF 中间值的心力衰竭（HFmEF）和 LVEF 保留的心力衰竭（HFpEF）亚型中均促进了心力衰竭的发生和发展，但 HFpEF 可能与炎症标志物存在更强的相关性。一项试验的生物学标志物特征分析结果证实了上述小结，发现炎症生物学标志物与 HFpEF 之间的确存在更强的相关性，而 HFrEF 与心脏牵张的生物学标志物相关性更高。产生这一现象的部分原因为 HFpEF 患者存在其他合并症，如糖尿病、高血压、慢性阻塞性肺病、肥胖和慢性肾病等，这些症状的负担更重。因此，炎症在不同形式的心力衰竭中发挥的作用不同，HFrEF、HFmEF 和 HFpEF 表型之间存在差异。

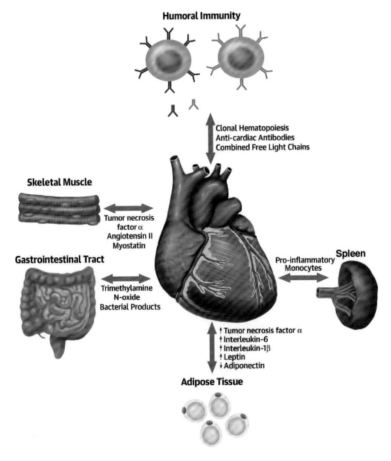

图 20-1　心力衰竭时多源性炎症激活

2 心力衰竭抗炎治疗临床试验：最新的证据

2.1 直接抗炎治疗

2.1.1 抗肿瘤坏死因子 $-\alpha$

在观察到肿瘤坏死因子（tumor necrosis factor，TNF）$-\alpha$ 这一信号通路与心脏收缩和舒张功能受损以及不良心脏重构相关后，抑制该信号通路的传导已成为心力衰竭的潜在治疗策略。输注 TNF-α 几乎具有即刻的负性肌力作用，以及诱导 LVEF 降低的扩张型心肌病表现，在停用后完全可逆。这些作用可能是通过 β-肾上腺素能受体解偶联、收缩期细胞内钙浓度降低以及受磷蛋白和肌浆网钙离子 ATP 酶下调导致的钙循环受损介导的。TNF-α 诱导心肌细胞肥大，激活金属蛋白酶，抑制金属蛋白酶抑制剂，导致心肌纤维化。

随着临床前数据表明了 TNF-α 信号通路的有害作用，以及初步临床数据发现抗 TNF-α 治疗可改善 LVEF 和心功能状态，目前已经进行了两项抗 TNF-α 治疗心力衰竭的大型临床试验。首先，一项试验研究了 TNF-α 受体拮抗剂依那西普在心力衰竭患者中的作用，发现抗 TNF-α 治疗不能改善临床结局，反而使心力衰竭住院的风险增加。另一项随试验证实了上述问题，该试验发现接受高剂量英夫利西单抗（10 mg/kg）治疗的患者的全因死亡或心力衰竭住院的风险显著增加。

高强度阻断 TNF-α 信号通路的有害作用提示 TNF-α 信号传导具有双刃效应，这可以解释为什么临床前数据表明 TNF-α 信号传导会导致心脏不良反应，但是抑制 TNF-α 后却不能改善预后。核因子 κ B（NF-κB）是一种转录调节因子，由 TNF-α 激活，是 TNF-α 的关键效应因子，可介导炎症、细胞凋亡和细胞外基质重构。但核因子 κ B 的心脏保护作用也有报道，如其在减轻线粒体功能障碍和线粒体自噬、抑制细胞死亡、诱导抗氧化作用等方面的作用。核因子 κ B 的这种有益作用可能随着 TNF-α 的过度抑制而消失，导致进行性心力衰竭和死亡。此外，英夫利西单抗可诱导细胞凋亡和补体介导的细胞裂解。

2.1.2 抗白细胞介素 -1 疗法

白介素（interleukin，IL）-1 信号通路通过多种机制导致收缩和舒张功能障碍。

IL-1 诱导整体收缩功能障碍伴收缩储备受损，这是由 L 型钙通道和腺苷酸环化酶与 β-肾上腺素能受体解偶联介导的。因此，IL-1β 对内源性或外源性 β- 受体激动剂有脱敏作用。IL-1β 还通过对线粒体的直接作用降低能量产生和心肌收缩力。有意思的是，给小鼠注射从急性心力衰竭和 CRP 升高患者中获得的血浆会使其收缩功能产生相同的损伤，而这些损伤可以通过用 IL-1 阻断剂或抗 IL-1β- 抗体预处理来预防。IL-1 信号通路还通过下调受磷蛋白和肌浆网钙离子 ATP 酶影响肌浆网对钙的再摄取，从而影响心肌细胞的舒张，损害其舒张功能。注射 IL-1β 可增加左室舒张末期压力并延长等容舒张期，这些均是舒张功能障碍的指标。心力衰竭与白介素-1 信号通路如图 20-2 所示。

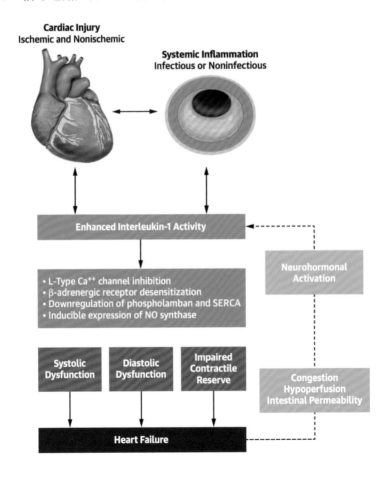

图 20-2　心力衰竭与白介素 -1 信号通路

一项评价 IL-1β 阻断对心脏影响的临床试验纳入了 23 例类风湿性关节炎患

者，这些患者接受了阿那白滞素（一种 IL-1 受体拮抗剂）单次给药。阿那白滞素增加了冠状动脉血流储备、主动脉扩张性以及超声心动图测量的心肌收缩力和舒张力。另一项试验发现，阿那白滞素阻断 IL-1 可改善耗氧量（VO_2）以及 min 通气量相对于二氧化碳生成量斜率的增加，这是一种可高度预测慢性心力衰竭预后的通气效率指标，并且与急性失代偿性心力衰竭患者的 LVEF 恢复密切相关。然而，这些试验中阿那白滞素未减少住院时间或心力衰竭再住院率。

在 HFpEF 患者中进行的阻断 IL-1 的临床试验主要集中在探索其对有氧代谢能力的影响。试验发现，虽然阿那白滞素增加了 2 周后的峰值 VO_2 和 4 周后的运动时间，但在治疗 12 周后，与安慰剂组相比，试验组的峰值 VO_2 或 min 通气量相对于二氧化碳生成量斜率的增加均无显著变化。

在新发失代偿性心力衰竭的患者中亦评价了抗 IL-1 治疗的疗效。一项试验纳入了出院后 14 天内的心力衰竭患者，并将其随机分为阿那白滞素 100 mg 每日皮下注射治疗 2 周组和安慰剂治疗 12 周组。接受阿那白滞素治疗 12 周的患者峰值 VO_2 显著改善，而接受阿那白滞素治疗 2 周的患者峰值 VO_2 不变。同样，接受阿那白滞素治疗 12 周的患者在 24 周后死亡或因心力衰竭住院的复合终点发生率较低。这些发现提示抗炎机制的治疗可能需要更长的暴露时间来发挥其有益的作用，与血流动力学改变机制的治疗相比，可能需要在未来的临床试验中进行更深入的探索。

2.1.3 甲氨蝶呤

一项观察性研究发现，接受甲氨蝶呤治疗的风湿性疾病患者比接受其他治疗的患者发生心血管事件的概率更高。一项大型前瞻性随机临床试验评价了低剂量甲氨蝶呤是否可以减少稳定动脉粥样硬化性心血管疾病患者心血管事件，总体结果为中性，甲氨蝶呤未降低次要终点（心力衰竭住院）的发生率。但是应在试验设计的背景下解释这些中性结果，因为参与者被纳入试验时不要求 CRP 升高，实际上，其中位 hsCRP 仅为 1.6 mg/l，这可能影响了上述的试验结果。此外，一项针对缺血性心肌病患者的小型临床试验（治疗前的中位 hsCRP 为 2.8 mg/l）同样评价了甲氨蝶呤的疗效，研究发现与安慰剂组相比，甲氨蝶呤治疗组在 6 min 步行试验、生活质量指标或 NYHA 分级方面均无改善。两项试验中，与安慰剂相比，甲氨蝶呤均未降低 hsCRP，也未降低 IL-1β 或 IL-6 浓度，表明甲氨蝶呤降低风湿性疾病患者心血管事件的机制可能并不适用于其他人群。

2.1.4　秋水仙碱

秋水仙碱可发挥一系列抗炎作用，包括阻断核苷酸结合域样受体蛋白 3（nucleotide-binding domain-like receptor protein 3，NLRP3）炎症小体激活和随后 IL-1β 和 IL-18 的成熟，通过抑制微管蛋白聚合和微管发育来阻碍中性粒细胞迁移，抑制活化的中性粒细胞产生 IL-1，并下调巨噬细胞和内皮细胞的 TNF-α 受体。临床前数据提示秋水仙碱可能减轻心肌僵硬和心肌肥厚。一项纳入了 267 例患者的随机临床试验评价了秋水仙碱在心力衰竭治疗中的作用，发现与安慰剂组相比，秋水仙碱可显著降低 IL-6 和 hsCRP 浓度。但是，治疗后患者的 hsCRP 浓度仍然显著异常（5.5 mg/l），提示患者可能仍处于残余炎症风险中，而且与安慰剂组相比，治疗组的 NYHA 分级或左室重构指标没有改善。

2.1.5　抗 IL-12/-23 治疗

乌司奴单抗是一种靶向作用于 IL-12 和 IL-23 的单克隆抗体。在动物模型中，IL-12 可能诱导自身免疫性心肌炎和微血管内皮功能障碍，抑制 IL-23 可减少心肌重构并改善心肌梗死后的存活率。一项入组 50 例接受乌司奴单抗治疗的银屑病患者的临床试验，评估了阻断 IL-12 或 IL-23 对心脏的影响，发现乌司奴单抗与心脏变形指标的改善、动脉弹性、微血管功能以及较低浓度的 IL-6 和 N 末端 B 型利钠肽前体（N-terminal pro-B-type natriuretic peptide，NT-proBNP）等相关。

2.2　间接抗炎治疗

2.2.1　他汀类药物

他汀类药物具有抗炎作用，在很大程度上以独立于降脂的方式将中位 CRP 浓度降低 15%～30%。他汀类药物可诱导内皮型一氧化氮合酶，从而改善内皮功能；抑制黏附分子如血管细胞黏附分子（vascular cell adhesion molecule，VCAM）-1 和细胞间黏附分子（intercellular adhesion molecule，ICAM）-1 的表达；减弱 NF-κB、促炎性细胞因子和趋化因子的表达；破坏 T 细胞活化。观察性研究和冠心病患者使用他汀类药物试验的事后亚组分析数据表明，他汀类药物可改善心力衰竭结局：阿托伐他汀与心力衰竭住院率降低 26% 相关，而且在既往有心力衰竭病史的患者中住院率的降幅更大。其他研究也观察到，在校正多种混杂因素后，他汀类药物仍与 1 年死亡率以及心肌梗死后心力衰竭住院风险降低（不受心肌梗死复发或既往心力衰竭病史的影响）显著相关。

鉴于这些令人鼓舞的观察性研究结果，随后出现了许多大型随机临床试验，进一步评价他汀类药物在心力衰竭中的作用。但是，所有试验结果均为中性。一项试验发现，瑞舒伐他汀未能改善 LVEF、左室重构参数、心力衰竭住院或死亡率。另一项试验发现，瑞舒伐他汀不能降低缺血性心肌病患者的心血管死亡、心肌梗死或卒中风险。还有一项试验发现，瑞舒伐他汀不能降低缺血性或非缺血性心肌病患者的死亡率或心血管原因住院率。

2.2.2　黄嘌呤氧化酶抑制剂

血清尿酸浓度是心力衰竭患者功能状态差和死亡风险高的独立标志物。这与炎症的机制相关，已知尿酸通过 IL-1β 激活 NLRP3 炎症小体，通过 TLR4 激活先天性免疫系统。此外，临床前数据表明，黄嘌呤氧化酶抑制剂可降低尿酸水平，从而改善生存率、LVEF 和心室 - 血管偶联，并减轻心室重构。

这些观察性和临床前试验结果推动了一系列在心力衰竭患者中开展关于黄嘌呤氧化酶抑制剂（羟基嘌呤醇或别嘌呤醇）的随机临床试验，但这些试验始终未能证明临床结局的改善。一项试验显示，与安慰剂相比，奥昔嘌醇未改善患者死亡率、生活质量或其他疾病发病率等指标。另一项试验显示，与安慰剂相比，别嘌呤醇未改善患者运动能力、生活质量或 LVEF。

2.2.3　指南指导慢性 HFrEF 药物治疗：抗炎机制是否发挥作用

慢性 HFrEF 患者药物治疗的基石包括抑制肾素 - 血管紧张素 - 醛固酮系统、交感神经系统和抑制脑啡肽酶。在接受诸多此类药物治疗的患者中，可观察到炎症生物标志物的降低，但是这些与心力衰竭改善相关的效应可能不是通过药物的直接抗炎作用实现的。

2.2.4　血管紧张素转换酶抑制剂或血管紧张素受体拮抗剂

血管紧张素 II 可能通过促进活性氧、促炎性细胞因子和黏附分子的产生引起血管炎症。因此，血管紧张素转换酶（angiotensin-converting enzyme，ACE）抑制剂和血管紧张素受体拮抗剂（angiotensin receptor blockers，ARB）可能会发挥一些抗炎益处。接受奥美沙坦治疗的高血压患者的 hsCRP、高敏 TNF-α 和 IL-6 浓度分别降低 21.1%、13.6% 和 18.0%。在急性缺血性卒中患者中，ACE 抑制剂治疗与中位 CRP 浓度降低 2.6 倍有关，并减轻了接受心脏手术的患者 IL-6 浓度的升高。一项临床前动物研究表明，依那普利可减少缺血后脾单核细胞的募集和心肌迁移。该观察结果提示 ACE 抑制剂可遏制过度的梗死炎症，从而减轻心肌梗死后左室负性重构。

2.2.5 血管紧张素受体 - 脑啡肽酶抑制剂

一项临床前动物研究显示，与缬沙坦相比，血管紧张素受体 - 脑啡肽酶抑制剂（angiotensin receptor-neprilysin inhibitor，ARNI）沙库巴曲 / 缬沙坦显著降低了促炎细胞因子［包括基质金属蛋白酶 -8、IL-6 和单核细胞趋化蛋白（monocyte chemoattractant protein，MCP）-1］的浓度。但迄今为止，尚无证据表明 ARNI 在 HFrEF 中的有益作用是通过直接抗炎机制介导的。

2.2.6 盐皮质激素受体拮抗剂

盐皮质激素受体的激活可增加促炎细胞因子如 IL-6 和 TNF-α 的表达、NF-κB 通路的激活和巨噬细胞向促炎性 M1 表型的极化。一项心力衰竭动物模型研究发现，盐皮质激素受体拮抗剂可减少 ICAM-1、TNF-α、IL-6 和 MCP-1 等促炎介质的表达，减少巨噬细胞的心肌浸润。

2.2.7 β- 受体阻滞剂

β- 受体阻滞剂与炎症指标降低相关。一项小型特发性扩张型心肌病患者临床试验显示，使用 β- 受体阻滞剂与 TNF-α 浓度显著降低相关。另一项研究发现，使用 β- 受体阻滞剂与急性心肌梗死后较低的峰值 CRP 水平相关。

3 炎症和心力衰竭：新机制

如前所述，尽管有大量令人鼓舞的临床前或初步临床研究显示，以炎症的特异性介质为靶点的治疗可以改善心脏结构和功能相关指标，但目前尚缺乏抗炎治疗对心力衰竭患者有益的大型随机临床试验。其中一个挑战是甄别心力衰竭患者中升高的炎症特异性生物标志物是否反映了其参与心力衰竭的发病机制，而不是作为心力衰竭的附带现象。显然，炎症与心力衰竭的关系是复杂且双向的。

3.1 炎症对心脏的影响

炎症可通过多种机制导致心力衰竭的发生和发展。效应因子包括促炎细胞因子、先天性免疫和体液免疫应答的组分以及来自脾脏、脂肪组织和胃肠道的炎症介质。促炎细胞因子 IL-1 和 TNF-α 均可诱导心肌收缩和舒张功能障碍，后者也可促进不良心脏重构。炎症对全身和心肌的影响如图 20-3 所示。

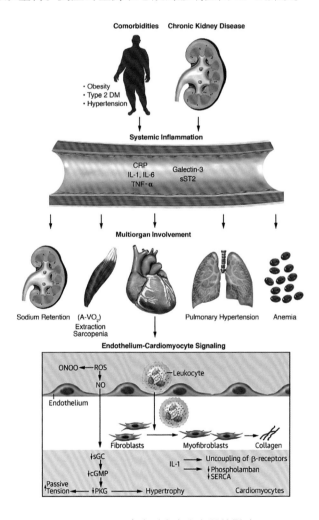

图 20-3　炎症对全身和心肌的影响

3.1.1　内皮炎症

冠状动脉微血管内皮炎症会导致一氧化氮生成受损和活性氧生成增加，随后相邻心肌细胞一氧化氮生物利用度的下降使蛋白激酶 G 活性降低，其作用可达 2 倍。首先，肌联蛋白是心肌细胞内作为双向分子弹簧发挥作用的巨大细胞骨架蛋白，在这种情况下会发生低磷酸化，导致心肌细胞静息张力和硬度的增加。此外，低蛋白激酶 G 活性降低导致心肌细胞肥大，进一步加重舒张功能障碍。内皮炎症可引起一系列有害作用：黏附分子如 VCAM-1 和 E-选择素的表达，吸引并激活循环单核细胞，随后触发间质胶原沉积；微血管扩张受损；成纤维细胞和肌成纤维细胞增殖；毛细血管稀疏。

3.1.2　先天免疫系统

先天性免疫系统的激活有助于改善心力衰竭的炎症环境（图 20-4）。模式识别受体（pattern-recognition receptors，PRR）如 TLR 在先天性免疫系统中起着至关重要的作用。在人类发现的 10 种形式的 Toll 样受体（toll-like receptor，TLR）中，TLR4 在心脏中的表达最高，并可导致心力衰竭、心肌炎、缺血再灌注损伤、主动脉瓣疾病、高血压和动脉粥样硬化等疾病中的心肌炎症。PRR 在心肌细胞表面表达，识别特异性配体，被称为损伤相关分子模式（damage-associated molecular patterns，DAMP）和病原体相关分子模式（pathogen-associated molecular patterns，PAMP），分别来源于受损的宿主细胞和病原体。应激源（如缺血）可诱导 DAMP 的释放，包括热休克蛋白-60、高迁移率族蛋白 b1 或线粒体组分。相反，可激活 PRR 的 PAMP 包括通过胃肠道进入体循环的细菌产物和脂多糖（lipopolysaccharide，LPS）。（图 20-4）

DAMP 或 PAMP 与 TLR4 相互作用后启动信号级联反应，导致 NLRP3 炎症小体和众多的促炎基因和介质激活，如 NF-κB、TNF-α 和 IL-6 的表达。在短期内，TLR4 的激活在心脏中发挥细胞保护作用。但是，类似于 HFrEF 中肾素-血管紧张素-醛固酮和交感神经系统慢性上调的有害作用，长期 TLR4 信号通路激活可导致促炎细胞因子和细胞黏附分子的扩增，从而导致炎性细胞募集和不良心脏重构。

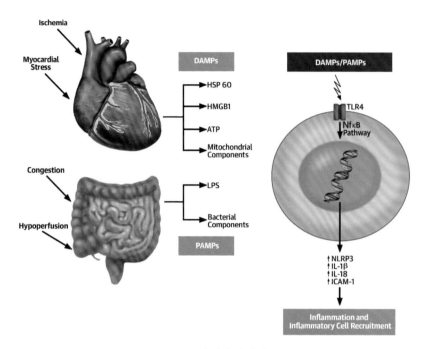

图 20-4　免疫与心力衰竭

有临床前动物模型发现，LPS 诱导的 TLR4 活化可增加 IL-6 和 ICAM-1 的产生，降低肌细胞收缩力。相反，抑制该通路可降低 TNF-α 和 IL-6 水平，减轻心肌纤维化，改善短轴缩短率。有人体研究也发现，晚期心力衰竭患者的 TLR4 表达增加。因此，TLR-4 拮抗是调节失衡和慢性激活的免疫反应的潜在治疗靶点。Eritoran 是一种试验用药，可作为 LPS 的结构类似物抑制 TLR-4。目前已经发现在心力衰竭动物模型中该药物可降低 IL-1β 和 IL-6 的浓度，并减轻由压力超负荷引起的心肌细胞肥大。这表明进一步探索 TLR4 抑制在心力衰竭治疗中的作用是必要的。

3.2　体液免疫

3.2.1　抗心脏自身抗体

体液免疫系统可能促进心力衰竭研究进展。一项研究中 70% 的终末期心力衰竭患者具有抗心脏自身抗体，可能直接针对多种心脏蛋白或酶，如 β₁-肾上腺素能受体、线粒体蛋白、肌钙蛋白 I、肌球蛋白和肌膜 Na-K-ATP 酶。尽管＜1% 的健

康人群也存在针对 β_1-肾上腺素能受体的自身抗体，但高达 60% 的非缺血性心肌病患者和 >90% 的置入左室辅助装置者可检测到抗 β_1-肾上腺素能受体抗体。免疫吸附是一种选择性清除此类自身抗体的血液净化技术，有小型试验已证实此项技术可增加心脏指数［从 2.1 l/（min·m²）增加至 2.8 l/（min·m²）］和 LVEF（从23% 增加至 37%），但未来仍需要在此类患者中进一步开展相关临床试验。

3.2.2 结合游离轻链

在慢性炎症条件下，会出现血清游离 κ 和 λ 轻链升高的情况，并且在动物模型中显示游离轻链可诱导心肌细胞凋亡和心肌成纤维细胞增殖。在近期因心力衰竭住院的患者中，结合的游离轻链浓度升高与死亡风险升高相关，并且不受hsCRP 浓度的影响。这些有趣的发现可能需要进一步的探索，例如评估抗 B 细胞治疗调节体液免疫系统是否可以改善心力衰竭和结合游离轻链浓度升高患者的预后。

3.2.3 脾脏和骨髓

促炎单核细胞从脾脏迁移出来，并在心肌缺血损伤后浸润心脏，引起局部炎症。有趣的是，该通路可能被脾切除术切断，在相同模型中接受脾切除术的小鼠LVEF 增加 8%，较少发生心肌细胞肥大。在心肌梗死后的急性情况下，氟脱氧葡萄糖正电子发射断层扫描显示脾脏摄取较高。这些研究表明，可能存在心脾轴，其中脾脏作为炎性细胞的储存库，促进慢性缺血性心力衰竭的心肌重构。

3.2.4 脂肪组织

肥胖与心力衰竭之间存在明确的相关性。脂肪组织分泌多种细胞因子，也称为"脂肪因子"，可能具有促炎或抗炎作用。肥胖改变脂肪因子的表达，使主要促炎细胞因子被释放，包括 TNF-α、IL-6、IL-1β 和 MCP-1。相反，脂联素（一种抑制心肌肥大、炎症和纤维化的抗炎性脂肪因子）的产生却被抑制。内脏脂肪是此类脂肪因子的最主要来源，并且与心力衰竭有明确的关系，但是心外膜和心包脂肪也表达与内脏脂肪相似的表型，并且与不良心脏重构的进展密切相关。

3.3 炎症通过对其他器官系统的作用加重心力衰竭

需要注意的是，除了这些介质对心脏本身的直接有害作用，炎性细胞因子也会影响运动期间骨骼肌的氧摄取，加重贫血和肌肉减少症，促进肾脏钠潴留从而导致血浆容量增加，并由于肺血管收缩导致运动期间肺压升高，这些均可导致呼吸困难和运动耐量降低。

3.3.1 肺血管

肺动脉高压在心力衰竭患者中普遍存在，估计肺动脉高压影响高达 83% 的 HFpEF 患者和 75% 的 HFrEF 患者。左侧充盈压高导致的脉动负荷增加和肺动脉压被动升高仅解释了心力衰竭患者中肺动脉压升高的部分原因。例如，一氧化氮生物利用度降低导致心力衰竭患者肺血管扩张受损。来自肺动脉高压文献的证据表明，炎症可导致肺血管损伤和重构。促炎性细胞因子如 IL-1、IL-6、CRP 和 TNF-α 浓度升高与疾病严重程度、症状负荷、死亡率以及右心室功能障碍的超声心动图或磁共振成像指标相关。巨噬细胞移动抑制因子（macrophage migration inhibitory factor，MIF）是一种促炎性细胞因子，能够上调 ICAM-1、VCAM-1、E 选择素等黏附分子的产生，也可能参与了心力衰竭相关 PH 的发病过程。在 HFpEF 中，MIF 浓度升高，与较高的肺动脉收缩压相关，并可预测死亡率或住院率。

3.3.2 骨骼肌

心力衰竭与骨骼肌萎缩相关，从而导致运动耐量降低。有趣的是，心力衰竭患者的肌肉活检显示了与其他慢性炎症相似的病理学特征，伴有间质炎性浸润、肌细胞凋亡和纤维萎缩。目前已经发现有多种机制参与，包括 IL-6 和 TNF-α 诱导的骨骼肌凋亡和蛋白丢失、IL-1β 介导的线粒体功能障碍和摄氧量的损伤以及血管紧张素 Ⅱ 的分解代谢作用等。肌肉生长抑制素是转化生长因子 β 家族的细胞因子，在心肌负荷时释放，也可通过抑制肌纤维生长和成肌细胞增殖及分化，导致骨骼肌萎缩。

3.3.3 肾脏

上皮钠通道（epithelial sodium channel，ENaC）负责远端肾小管的钠重吸收。有临床前研究发现 IL-6 激活 ENaC，因此损害尿钠排泄，导致血浆容量负荷增加。一项纳入 98 例心力衰竭患者的研究发现，尿 IL-6 浓度升高与利尿剂抵抗和肾功能不全有关。其他临床前研究发现，IL-6 可加剧肾缺血引起的急性肾损伤，并且可能通过诱导纤维化基因表达和内皮素 -1 基因表达在慢性肾脏病中发挥重要作用。

3.4 心力衰竭是炎症的病因

心力衰竭的血流动力学应激可诱导无菌性炎症状态，通过使壁张力增加和机械牵张，触发心肌细胞和心肌成纤维细胞释放一系列促炎性细胞因子，包括TNF-α、IL-6、IL-1β、血管紧张素Ⅱ和肌肉生长抑制素。心力衰竭还可触发线粒体功能障碍，产生活性氧，并导致 NLRP3 炎症小体的激活，从而促进促炎细胞因子如 IL-1β 和 IL-18 的成熟。心力衰竭在心脏内产生炎性细胞因子的同时，还可通过先天性免疫系统激活、神经激素激活和氧化应激，以及与其他器官系统的交互作用而激发炎症。

3.4.1 胃肠道

在右心力衰竭和静脉压升高的情况下，心力衰竭可通过心输出量减少或静脉充血导致肠黏膜缺血。肠黏膜缺血使其通透性改变，屏障功能受损，从而使内毒素、微生物成分和代谢产物移位进入体循环。在失代偿性心力衰竭发作期间，内毒素的循环浓度升高，在成功治疗失代偿心力衰竭后或利尿剂治疗后，内毒素的浓度降低，并且在急性失代偿期间发现肝静脉中的浓度高于左室中的浓度，提示内毒素来源于胃肠道。然后，循环内毒素和 LPS 作为 PAMPs，与 TLR4 等 PRRs 结合，并介导广泛的炎症下游产物的表达，包括 NF-κB、TNF-α 和 IL-6。有临床前动物模型显示，LPS 诱导的 TLR4 活化导致负性肌力作用和 ICAM-1 水平升高，而 ICAM-1 可调节心肌炎性细胞浸润、纤维化以及收缩和舒张功能。内毒素还可能进一步损害黏膜屏障功能，导致充血、细菌移位和全身性炎症的恶性循环。

心力衰竭还与肠道微生物组的微生态失调有关，可以使细菌多样性降低，以及使丁酸盐产生菌耗竭。丁酸盐具有抗炎作用并可刺激调节性 T 细胞。该 T 细胞在限制炎症反应中具有关键作用。心力衰竭中正常肠道环境的改变也会损害代谢途径，如微生物发酵不消化的纤维生成短链脂肪酸，而该代谢途径通常可以增加肠道屏障功能、抑制炎症并改善血管张力。尝试通过饮食调整和益生菌改变肠道微生态失调，一直是几种全身性疾病的治疗靶点。然而，目前尚无证据支持这些治疗方案可用于心力衰竭。正在进行的一项以肠道菌群为靶点治疗心力衰竭的研究，将稳定的 HFrEF 患者随机分配至利福昔明组、益生菌酵母菌"布拉氏酵母菌"组或空白对照组，治疗 3 个月，主要终点为基线校正的 LVEF。

4 未来与展望

4.1 抗 IL-1β 治疗

IL-1β 信号通路在心力衰竭中似乎特别重要，尤其是在意义不明且不确定潜能的克隆造血（clonal hematopoiesis of indeterminate potential，CHIP）背景下。CHIP 是指在无其他血液系统恶性肿瘤的证据下出现的血体细胞克隆扩增，最常见的原因是 DNMT3A 和 TET2 基因突变。CHIP 很常见，影响了 10%～15% 的 70 岁以上的人群。尽管 CHIP 与心血管疾病发病机制之间的机制关系尚未得到重视，但在心力衰竭或心肌缺血的临床前模型中可观察到，TET2 缺乏与 IL-1β 浓度升高以及更大程度的不良心脏重构和功能障碍相关。该模型中选择性抑制 NLRP3 炎症小体（已知可介导 IL-1β 生成）可改善收缩功能并减少心肌重构、肥大和纤维化。

观察性研究也发现 CHIP 的存在与心力衰竭的严重程度相关。一项纳入 200 例平均 LVEF 为 30% 的慢性缺血性心力衰竭患者的研究发现，CHIP 与死亡风险增加以及死亡和心力衰竭住院复合终点事件风险相关。重要的是，克隆规模的增加与临床结局恶化之间存在剂量－反应关系，死亡率主要由进展性心力衰竭驱动，仅 1 例死亡由复发性心肌梗死引起。

最近发表的一项试验发现，在对卡那单抗有治疗反应的受试者中（表现为 hsCRP 降低至＜2 mg/l），与安慰剂相比，IL-1β 阻断与心力衰竭住院显著降低 38%、心力衰竭住院和全因死亡复合终点减少 32% 相关。此试验的另一项探索性分析确定了抗 IL-1β 治疗的 CHIP 特异性反应存在差异，其中卡那单抗使有 TET2 缺陷和 CHIP 患者的主要心血管事件风险降低了 64%，而总体人群的风险降低了 15%。这些发现是耐人寻味的，需要在未来抗 IL-1β 治疗的随机临床试验中对 TET2 突变导致的心力衰竭合并 CHIP 的患者进行前瞻性评估。TET2 也可被抗氧化剂（如维生素 C）激活，是该亚群未来治疗的另一可能的靶点。

4.2 半乳糖凝集素 -3

半乳糖凝集素 -3 由巨噬细胞释放，在心室重构和炎症调节中发挥核心作用。

有临床前动物研究发现，心包腔注射半乳糖凝集素 -3 可触发纤维化和心肌细胞肥大，而在压力超负荷模型中，遗传学或药理学抑制其功能后可减少心肌纤维化并改善 LV 重构指标。半乳糖凝集素 -3 浓度与舒张功能不全、右心室功能不全、二尖瓣或三尖瓣反流严重程度的超声心动图指数相关。

半乳糖凝集素 -3 也是预测心力衰竭患者不良结局的有效标志物。在急诊科疑似心力衰竭的患者中，半乳糖凝集素 -3 浓度可预测 60 d 死亡率，其预测价值甚至超过 NT-proBNP。半乳糖凝集素 -3 也可预测长期死亡率，其中 4a 时浓度大于中位数与死亡率显著增加相关。在慢性心力衰竭中连续测定该浓度可增加预后信息并预测左室重构；持续半乳糖凝集素 -3 浓度<20.0 ng/ml 与较低的不良心血管事件相关，并可预测 LVEF 的恢复。

有临床前实验性研究发现，使用改良的柑橘果胶或 N- 乙酰乳糖胺对半乳糖凝集素 -3 进行药理学抑制，可预防心肌和肾脏纤维化以及功能障碍。因此，将半乳糖凝集素 -3 作为心力衰竭特定药物干预的潜在生物靶点有待进一步研究。

4.3 抗 IL-6 治疗

IL-6 作用于 IL-1 的下游，是肝脏产生 CRP 的主要刺激物，因此可以认为是心力衰竭炎症的终末效应物。IL-6 还参与了加重心力衰竭严重程度的合并症的发病机制，包括虚弱、慢性肾病、心房颤动和贫血。

有临床前研究发现，IL-6 信号通路对心脏结构和功能有多种不良影响。输注 IL-6 引起的舒张功能不全，可通过 IL-6 受体拮抗剂托珠单抗逆转。输注 IL-6 也会引起心肌细胞肥大和纤维化，而 IL-6 基因缺失则对这些重构指标具有良好的保护作用。

尽管许多抗 IL-6 治疗已获批用于治疗风湿性疾病和炎症，包括托珠单抗、司妥昔单抗和萨瑞鲁单抗，但尚无临床试验专门评价 IL-6 阻断在心力衰竭患者中的作用。不过，有 2 项针对类风湿性关节炎患者的小型临床试验研究了抗 IL-6 治疗的心脏效应，发现 IL-6 受体拮抗剂托珠单抗与心脏磁共振成像测量的收缩期局部径向应变峰值增高、LVEF 增加 8%、LV 质量指数降低 24% 和 LV 偏心性肥大消退相关。在安全性方面，一项大型注册研究（入组 90 000 多例患者，随访时间长达 2a）发现，与用于治疗风湿性疾病的其他生物制剂相比，托珠单抗不会增加发生重大心血管不良事件的风险。

有观察性研究发现，IL-6 浓度与心力衰竭恶化和肾功能不全相关。在一项研究的 2329 例患者中，IL-6 浓度与心房颤动、运动耐量差、估计的肾小球滤过率减低、铁代谢异常和 NT-proBNP 浓度升高相关。IL-6 浓度升高与 HFpEF 之间的相关性更大。IL-6 可用于预测死亡风险，同时，IL-6 每增加 1 倍，与心力衰竭住院以及心血管和全因死亡风险的独立相关就会更显著。

如前所述，IL-6 通过刺激远端肾小管的 ENaC 损害尿钠排泄，尿 IL-6 浓度与利尿剂抵抗和肾功能不全恶化相关。循环 IL-6 浓度具有更好的预测价值，高血浆 IL-6 浓度预示着更强烈的神经激素激活和更高的死亡风险。这些发现表明，IL-6 信号通路可能在 HFpEF、慢性肾病、铁缺乏和心房颤动的心力衰竭亚表型中具有更加重要的意义。因此，有必要进行针对心力衰竭特定亚群的抗 IL-6 治疗试验，从而确定该抗炎治疗策略适用的心力衰竭特定人群，可能会产生类似于在关于 TET2 缺陷导致的心力衰竭合并 CHIP 患者接受抗 IL-1β 治疗的研究中观察到的有趣结果。

5 小结

炎症既可以是心力衰竭的病因，也可以是心力衰竭的结果，在心力衰竭的发生、发展中起核心作用。通常与心力衰竭并存的合并症包括糖尿病、肥胖和慢性肾病，共同形成了慢性低级别炎症环境。同时，先天和体液免疫系统激活、内皮炎症以及胃肠道、脾脏和脂肪组织产生的炎症介质也会对心脏结构和功能产生有害的影响。尽管许多研究证实了炎症特异性生物标志物与心力衰竭之间的相关性，但迄今为止，定向抗细胞因子和抗炎治疗的临床试验结果大多令人失望。不过，新近的关于抗 IL-1β 治疗的临床试验却发出振奋人心的信号，即在各种心力衰竭中进行更为更精确的亚型分类，更加智能的靶向抗炎治疗策略可能会降低心力衰竭的发病率和死亡率。目前，学界也正在研究一些新型抗炎治疗策略，结果是值得期待的。

第 21 章

心力衰竭与环磷酸鸟苷

　　心力衰竭的高发病率和死亡率促使临床不断寻找新的治疗药物。一种可行的方法是增加组织环磷酸鸟苷的浓度，因为环磷酸鸟苷缺乏和对环磷酸鸟苷依赖的利钠肽的耐药性可能会导致疾病进展。

　　一氧化氮是由内皮一氧化氮合酶产生的，其表达水平因层流和剪切应力而增加。一氧化氮扩散到邻近细胞并与可溶性鸟苷酸环化酶的血红素结合。环磷酸鸟苷产生并激活蛋白激酶 G，蛋白激酶 G 使蛋白磷酸化，可促进舒张松弛；改善心室动脉耦合和冠状动脉血流；抑制炎症、肥厚和纤维化。心脏表达 7 种磷酸二酯酶亚型，将环磷酸鸟苷代谢为非活性鸟苷酸。磷酸二酯酶 3 抑制剂被用于急性心力衰竭，磷酸二酯酶 5 抑制剂被用于收缩性心力衰竭。心房肽或 B 型利钠肽对鸟苷酸环化酶活性的影响是由跨膜受体（NPR-A 和 NPR-B）介导，而 NPR-C 受体和奈普利素的酶切则有助于利钠肽的清除。

　　对于射血分数降低的心力衰竭（heart failure with reduced ejection fraction，HFrEF），左室收缩功能障碍导致组织低灌注，从而引起氧化应激和炎症。对于射血分数保留的心力衰竭（heart failure with pre-served ejection fraction，HFpEF），合并症可诱导促氧化和促炎环境，从而导致心肌纤维化和舒张功能障碍，并降低全身和肺血管反应活性，其中部分是通过影响一氧化氮 - 鸟苷酸环化酶 - 环磷酸鸟苷系统。鸟苷酸缺乏对心脏、肾脏和血管均有有害影响，可能导致 HFrEF 和 HFpEF 的疾病进展。

　　慢性心力衰竭患者常表现为液体潴留和血管收缩以及极高水平利钠肽，这是因为利钠肽系统的生物活性相对较差。在实验模型和慢性心力衰竭患者中，已观察到药物剂量的心房肽和利钠肽后迟钝的利尿钠反应，这表明其对这些激素的生物学作用存在抵抗，主要是利尿钠作用。抗利钠肽的可能机制分为三类：①循环的利钠肽有部分可能不活跃，而且，大部分利钠肽在与特定受体结合之前，可被血浆和组织蛋白酶灭活；②特异性受体的下调可以解释利钠肽活性的降低；③有些机制可以在受体后水平起作用，抵消利钠肽的生物学效应。通过作用于一氧化氮 – 鸟苷酸环化酶 – 环磷酸鸟苷的下游通路，鸟苷酸环化酶调节剂可避免引起与利钠肽抵抗相关的细胞环磷酸鸟苷浓度下降，然而重组利钠肽或血管紧张素受体 / NEP抑制剂沙库巴曲缬沙坦可增加组织对利钠肽的暴露。

1 一氧化氮 – 鸟苷酸环化酶 – 环磷酸鸟苷通路的调节剂

1.1 硝酸盐

硝酸盐可作为一氧化氮供体增加细胞环磷酸鸟苷浓度。静脉注射硝酸甘油是一种确定的治疗急性心力衰竭的选择，具有起效快速、短半衰期和清晰的剂量反应曲线的特点。硝酸甘油通过降低双心室充盈压和后负荷改善血流动力学，但无生存获益。硝酸异山梨酯代谢为单硝酸酯，主要引起静脉血管舒张，可改善肺水肿患者的血流动力学状态，减少机械通气的需要。在慢性心力衰竭治疗中，硝酸异山梨酯通常与肼苯哒嗪联合使用，从而扩张阻力动脉，并可能阻止对硝酸盐的耐受。在硝酸异山梨酯 / 肼苯哒嗪的基础上加用利尿剂和地高辛，可提高生存率，但效果不如依那普利。硝酸异山梨酯 / 肼苯哒嗪对黑人患者有效，因为黑人患者的一氧化氮生物利用度和肾素 – 血管紧张素 – 醛固酮系统（renin-angiotensin-aldosterone system，RAAS）的激活比白人患者低。一项试验对 1050 例纽约心脏协会（New York Heart Association，NYHA）心功能评级为 III～IV 级合并收缩功能障碍的黑人患者随机给予硝酸异山梨酯 / 肼苯哒嗪固定剂量或安慰剂，但因对死亡率获益而提前终止。值得注意的是，这些患者正在接受标准的心力衰竭治疗，使用血管紧张素转换酶（angiotensin converting enzyme，ACE）抑制剂或血管紧张素受体阻断剂（angiotensin receptor blocker，ARB）的占 86%，使用 β- 受体阻滞剂的占 74%，使用盐皮质激素受体拮抗剂（mineralocorticoid receptor antagonist，MRA）的占 39%。学界已经建议，即使在三种神经内分泌拮抗剂治疗的基础上，或在有症状的 HFrEF 但 ACE 抑制剂使用存在禁忌或不能耐受的情况下，仍可将硝酸异山梨酯或肼苯哒嗪用于收缩性心力衰竭以及 NYHA 心功能 III～IV 级的黑人患者。

一项纳入 110 例 HFpEF 患者的试验显示，随机接受单硝酸异山梨酯治疗的患者并没有比接受安慰剂治疗的患者有更好的生活质量或运动能力，而且存在更多的副作用。硝酸盐不能单独用于治疗 HFpEF 患者。

2　磷酸二酯酶抑制剂

2.1　磷酸二酯酶 -3 抑制剂

磷酸二酯酶 -3 抑制剂能提高收缩力，扩张静脉和动脉。在晚期心力衰竭患者中，米力农与地高辛相比并没有延长生存期，与安慰剂相比也没有改善心功能，但却增加了低血压、心律失常和死亡率的风险。一项研究同样指出，在失代偿性慢性心力衰竭患者中，米力农与安慰剂相比无临床获益。根据中到中重度心力衰竭的阴性结果，一项研究评估了在指南建议治疗的基础上依诺昔酮的安全性和有效性，显示对预后和症状的中性结果。尽管如此，在包括美国在内的一些国家，米力农和依诺昔酮仍可用于急性心力衰竭的短期治疗。

2.2　磷酸二酯酶 -5 抑制剂

磷酸二酯酶 -5 在心肌肥厚和心力衰竭中上调，磷酸二酯酶 -5 抑制剂通过诱导血管和心肌舒张减少后负荷。磷酸二酯酶 -5 抑制剂西地那非是一种已确定的治疗肺动脉高压的药物，而对于瓣膜心脏病矫正术后的肺动脉高压患者，其未被证实有效，甚至可能有害。一项大规模、随机的、安慰剂对照的国际试验正在进行中，旨在研究西地那非在 HFrEF 患者和继发性肺动脉高压患者中的疗效和耐受性

（NCT01616381）。除肺动脉高压外，西地那非可改善 HFrEF 患者的功能容量和临床状态，但还需要进一步的证据。在 HFpEF 中，与安慰剂相比，西地那非治疗并未改善运动能力或临床状态。

3 利钠肽－颗粒性鸟苷酸环化酶通路调节剂

心肌壁应力增加时，心房肽和利钠肽刺激颗粒性鸟苷酸环化酶活性，从而增加环磷酸鸟苷水平，诱导血管扩张和利钠利尿作用。

3.1 合成利钠肽和利钠肽类似物

人工合成心房肽阿那立肽和卡培立肽可钝化 RAAS 和交感神经系统的激活，改善血液动力学，在急性心力衰竭中有诱导利尿和利钠作用。卡培立肽于 1995 年在日本获批用于治疗急性心力衰竭，但是它的半衰期很短，需要持续输注，而且有增加住院死亡率的潜在风险。心房肽前激素在肾脏中被加工成尿舒张肽，已合成为乌拉利肽。一项纳入 2157 例急性心力衰竭患者的研究显示，乌拉利肽能更迅速地降低 NT-proBNP，但没有降低心血管死亡率。重组利钠肽奈西立肽被证明可将利钠肽水平提高三倍，而且在急性心力衰竭时能降低肺毛细血管楔压和改善呼吸困难。但是奈西立肽可能增加症状性低血压，使肾功能恶化，并且对临床状态、住院率或死亡率无明显改善。

3.2 脑啡肽酶抑制剂

一项研究随机挑选了 5770 例 HFrEF 患者接受脑啡肽酶和 ACE 双重抑制剂奥帕曲拉或依那普利。随访超过 15 个月，发现两组的复合终点死亡率或心力衰竭住院率没有显著差异，可能是因为奥帕曲拉对脑啡肽酶的短期抑制。在非裔美国患者和高血压患者中可以观察到更高的血管性水肿发生率，这可能是因为联合使用脑啡肽酶抑制剂和 ACE 抑制剂比单独使用脑啡肽酶或 ACE 抑制剂增加了缓激肽水平。

血管紧张素受体脑啡肽酶抑制剂（angiotensin receptor NEP inhibitor，ANRI）沙库巴曲缬沙坦包括缬沙坦和沙库巴曲的部分，代谢为一种活性脑啡肽酶抑制剂。一项研究证实，在左室射血分数（left ventricle ejection fraction，LVEF）≤ 35% 的患者中，与依那普利相比，沙库巴曲缬沙坦有预后获益。将 8442 例 NYHA 心功能 II～IV 级合并利钠肽升高的心力衰竭患者在接受 β- 受体阻滞剂和 ACE 抑制剂或 ARB 治疗的基础上，随机分为沙库巴曲缬沙坦（200mg，每日两次）组和依那普利（10mg，每日两次）组。结果表明沙库巴曲缬沙坦可减少心血管死亡风险或心力衰竭住院、心血管死亡、心力衰竭住院和全因死亡，以及改善心力衰竭相关的生活质量，具有令人满意的安全性。这些结果提示对 LVEF ≤ 35% 且仍有症状的患者，建议用沙库巴曲缬沙坦替代 ACE 抑制剂或 ARB。沙库巴曲缬沙坦的疗效在不同的地理区域和年龄组均得到证实，甚至低于目标剂量，无论背景治疗或之前的冠状动脉血管重建与否。沙库巴曲缬沙坦可促进逆转重构，降低 30d 心力衰竭再入院率，部分降低 MRA 高血钾风险，并保护肾功能。

一项试验评估了沙库巴曲缬沙坦在 LVEF ≤ 40% 因心力衰竭住院且血流动力学稳定后利钠肽仍持续升高的患者中的安全性和耐受性。将 881 例患者随机分配为沙库巴曲缬沙坦（200mg，每日两次）组或依那普利（10mg，每日两次）组，并逐渐滴定至靶剂量。8 周后，沙库巴曲缬沙坦组的患者 NT-proBNP 明显降低，而肾功能恶化、高血钾、症状性低血压和血管性水肿的发生率方面两组结果相似。另一项试验招募了 4822 例 LVEF ≥ 45%，利钠肽水平增高，并且证据表明为结构性心脏病的患者，随机分为沙库巴曲缬沙坦组（靶剂量 200mg，每日两次）或缬沙坦组（160mg，每日两次）。主要终点（心血管死亡或心力衰竭住院）无统计学意义，在女性和 LVEF ≤ 57% 的患者中观察到更大的获益。沙库巴曲缬沙坦组有降低心力衰竭再住院率和提高 NYHA 心功能分级的趋势。沙库巴曲缬沙坦可降低肾功能恶化和高钾血症的发生率，但会增加低血压和血管性水肿的发生率。

目前尚不清楚为什么重组利钠肽甚至可能是有害的，而沙库巴曲缬沙坦增加内源性利钠肽是有效的。有趣的是，脑啡肽酶抑制延长了利钠肽的半衰期，并且只使得循环利钠肽的轻度增加，这远不如重组利钠肽治疗期间利钠肽的增加显著。这两种方法有不同的影响。例如，利钠肽水平在生理范围内不影响血压，仅仅减少前负荷，以及在不改变肾血流和滤过的前提下，产生利钠利尿作用。而重组利钠肽有明显的影响血压和降低后负荷作用，以及在增加肾血流和滤过率下产生利钠利尿作用。另外，循环中利钠肽的适度增加预计会增加组织对利钠肽的暴

露，但并不会对利钠肽效应产生抵抗。最后，脑啡肽酶抑制剂会导致 Ang-Ⅰ和
Ang-Ⅱ、醛固酮和儿茶酚胺的增加，以及 Ang 等血管扩张剂的减少，但是在联合
应用肾素血管紧张素转换酶抑制剂或血管紧张素受体阻滞剂和 β- 受体阻滞剂时，
这些效应会被抵消。

4 鸟苷酸环化酶调节剂

鸟苷酸环化酶调节剂通过直接的、一氧化氮不依赖的途径激活鸟苷酸环化
酶，来增加环磷酸鸟苷水平。在氧化应激增加和内皮功能障碍，导致一氧化氮水
平降低的情况下可能尤为有效，但这是以低血压的风险增高为代价的。相反，鸟
苷酸环化酶调节剂增强鸟苷酸环化酶对内源性一氧化氮的敏感性，然后发挥更多
的生理作用，这可能解释了它们对血压的中性作用。因此，维利西呱的生存获益
可能由于增强了对肾脏的利钠肽效应，然后诱导利尿利钠作用，而不仅是减少心
脏后负荷。

4.1 鸟苷酸环化酶激活剂

一项研究评估了急性心力衰竭［LVEF ≤ 40%、收缩压≥ 120 mmHg、肺毛细
血管楔压≥ 20 mmHg 和心脏指数≥ 2.5 l /（min · m²）］患者在标准治疗下加用
Cinaciguat 的安全性和有效性。研究评估静脉注射 Cinaciguat（150 μg/h、100 μg/h
和 50 μg/h）分别对血流动力学和呼吸困难的作用，在入院 12 h 内给药。另一项研
究评估 Cinaciguat（10 μg/h 和 20 μg/h）对血流动力学的影响。由于低血压发生率
高，所有研究都提前终止，在症状、靶器官保护或住院率方面没有明显的获益。

4.2 鸟苷酸环化酶刺激剂

利奥西呱已用于治疗肺动脉高压。一项纳入 201 例 LVEF ≤ 40% 且静息状态
下平均肺动脉压≥ 25 mmHg 患者的研究显示，随机给予利奥西呱（0.5 mg、

1 mg、2 mg，一天三次）或安慰剂，治疗 16 周。与对照组相比，利奥西呱 2mg 组的平均肺动脉压下降（−6±1 mmHg），然而，利奥西呱可提高心脏指数和每搏输出量指数，降低全身和肺血管阻力，改善生存质量。一个相似研究显示，对于肺动脉高压合并 LVEF＞50% 患者，利奥西呱（2 mg，一天三次）可正向改变肺动脉和全身血流动力学。

利奥西呱的半衰期短也是一个显著的缺点，因为它会导致每日血液循环中和组织中的药物浓度显著波动。对药代动力学更有利的鸟苷酸环化酶刺激剂的探索催生了维利西呱。它是一种每日给药一次且药物相互作用风险小的口服药物。一项研究纳入 456 例 LVEF＜45% 且近期心力衰竭恶化合并高利钠肽水平的患者，排除 eGFR＜30 ml/（min·1.73 m^2）。将患者随机分为 5 组，分别给予维利西呱 1.25 mg、2.5 mg、5 mg 或 10 mg，一天一次给药。仅有 77% 患者完成了 12 周的随访，而且在最高剂量组中，仅有 72% 患者达到 10 mg 剂量。与安慰剂组相比，在 12 周后所有维利西呱组的 NT-proBNP 改变没有统计学差异。然而，维利西呱 10 mg 组与对照组的探索性比较存在统计学差异。高剂量组同样与 LVEF 的增长呈正相关。治疗似乎并不影响血流动力学，而且似乎安全，安慰剂组的严重不良事件发生率则更高。

一项研究检测维利西呱在高风险失代偿心力衰竭中的有效性。研究纳入 LVEF＜45% 且在近 6 个月因心力衰竭失代偿住院和（或）静脉使用利尿剂＜3 个月和利钠肽水平升高的患者共 5050 例，三分之二的患者在近 3 个月内住院，12% 患者在试验时仍在住院；60% 患者应用 3 种治疗，10% 患者使用 ARNI。将患者随机分为安慰剂组或维利西呱组（2.5 mg，一天一次），后逐渐滴定至 5 mg，并在 2 周内增至 10mg。在 10.8 个月的中位随访中，观察到较高的事件发生率，4 个月时事件发生率接近 20%（主要终点）。而另一项研究中稳定的慢性心力衰竭患者的事件发生率为 5%。维利西呱组患者的心血管死亡或首次心力衰竭住院的发生率较低，当治疗数达到 24 例，首次心力衰竭住院的发生率更低。维利西呱在 NT-proBNP 最高的四分之一组（＞5314 ng/1）、年龄≥75 岁、eGFR 为 15～30 ml/（min·1.73 m^2），或 LVEF 在 40%～45% 的患者中治疗效果较差。

一项研究评估了 477 例 LVEF≥45% 和利钠肽水平增高的 HFpEF 患者，将其随机分为维利西呱组（固定剂量 1.25 mg 或 2.5 mg 一天一次，或起始 2.5 mg 滴定至 5 mg，或 10 mg 一天一次）和安慰剂组，治疗 12 周。在维利西呱三个高剂量组，NT-proBNP 的差值或从基线至第 12 周时左房容积未见显著差异，但是生存质量有改善。与安慰剂组相比，最高剂量组发生严重不良反应更少。

5 心力衰竭治疗展望

RAAS 和交感神经系统的持续激活是心力衰竭疾病进展的已知机制，它们的组织效应由第二信使环磷酸腺苷介导。利钠肽通过促进钠和水的排泄和通过激活环磷酸鸟苷信号抑制心脏和血管重构来抵消 RAAS 和交感神经系统的作用。反过来，增加环磷酸鸟苷可以通过激活磷酸二酯酶 2 亚型来减少环磷酸腺苷。因此，减少环磷酸腺苷或增强环磷酸鸟苷信号通路的策略可能具有相加甚至协同作用，可能产生更好的结果。在提高环磷酸鸟苷水平的治疗中，只有沙库巴曲缬沙坦和维利西呱比 ACE 抑制剂 /ARB、β- 受体阻断剂和 MRA 的标准组合在 HFrEF 中显示预后获益。沙库巴曲缬沙坦改善了稳定性慢性 HFrEF 患者的生存和急性心力衰竭患者血流动力学稳定后的替代终点。维利西呱是在一个不同的情况下被评估的，即在有慢性心力衰竭和心脏事件高风险的患者中。对于心血管死亡和心力衰竭住院的复合终点，由于心力衰竭住院的患者减少，该药比标准治疗（在大多数患者中，包括 ACE 抑制剂 /ARB、β- 受体阻滞剂和 MRA 联合治疗）显示了预后获益。根据初步数据，维利西呱的预后获益与逆转心室重构无关，这与沙库巴曲缬沙坦相反。

进一步的研究应阐明在慢性心力衰竭患者中，维利西呱或沙库巴曲缬沙坦是否比 ACE 抑制剂 /ARB、β- 受体阻滞剂和 MRA 联合使用更有效。另外，值得考虑沙库巴曲缬沙坦和维利西呱联合使用，因为利钠肽通过颗粒性鸟苷酸环化酶起作用，而维利西呱增强鸟苷酸环化酶活性和对一氧化氮的反应。心肌细胞对沙库巴曲缬沙坦或维利西呱的反应可能是协同的，因为在基线条件下和肾上腺素能刺激时，颗粒性鸟苷酸环化酶和鸟苷酸环化酶在蛋白激酶 G 激活方面有不同的疗效。

最近的一项试验未能证实沙库巴曲缬沙坦在 HFpEF 中的预后获益。内皮功能障碍或环磷酸鸟苷信号缺陷的证据可能提示针对一氧化氮 - 环磷酸鸟苷 - 磷酸二酯酶通路进行干预，符合根据疾病机制和患者表型量身定制治疗的需要。

第 22 章

PCI 与心力衰竭预后

在美国，冠状动脉疾患依然是心力衰竭最常见的原因，占60%～70%。近几十年来，冠状动脉旁路移植术（coronary artery bypass grafting，CABG）一直是治疗冠状动脉多支病变伴左室收缩功能障碍的主要方法。然而，在当前这个应用新型抗血小板药物和经皮机械循环支持经皮冠状动脉介入治疗（percutaneous coronary intervention，PCI）以治疗多支复杂血管病变的时代，PCI 对于急慢性射血分数减少心力衰竭（heart failure with reduced ejection fraction，HFrEF）和射血分数保留心力衰竭（heart failure with preserved ejection fraction，HFpEF）的影响已成为一个备受关注的话题。

1 急性冠状动脉综合征

1.1 心肌梗死中左室收缩功能障碍和心力衰竭的流行病学

初次接受 PCI 的 ST 段抬高型心肌梗死（ST-elevation myocardial infarction，STEMI）患者中急性心力衰竭的发生率逐年增加，在新加坡心肌梗死登记系统中，因心力衰竭导致的住院率从 2007 年的 12% 升至 2013 年的 18%。其他研究表明，接受 PCI 的 STEMI 患者，其急性心力衰竭住院率从 17% 升至 25%，而发生非 ST

段抬高型心肌梗死（non-ST-elevation myocardial infarction，NSTEMI）的患者则从 15% 升至 17%。有 20%～25% 的 STEMI 患者合并左室收缩功能障碍，其中 2%～13% 左室射血分数（left ventricular ejection fraction，LVEF）＜35%。出现急性心力衰竭或左室收缩功能障碍患者通常高龄，常见于女性，并且有更多的合并症。这些患者也更有可能出现前壁心肌梗死、左主干或多支血管病变，或者接受机械循环辅助或通气。

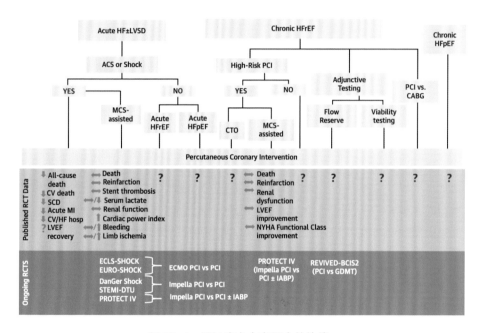

图 22-1　PCI 在心力衰竭中的价值

1.2　左室收缩功能障碍和心力衰竭对心肌梗死预后的影响

合并急性心力衰竭和（或）左室收缩功能障碍是 STEMI / NSTEMI 独立的预后不良指标。观察研究表明，急性心力衰竭是 STEMI 患者接受直接 PCI 后住院死亡率的最强独立预测因素。一项研究显示，左室收缩功能障碍是 30 d 和 3 a 死亡率的最强独立预测因素。LVEF 降低的患者 30 d 和 3 a 死亡率明显增加。在 LVEF＜30%、30%～40%、40%～50%、50%～60%、＞60% 的患者中，3 a 死亡率分别为 29.4%、13.5%、6.4%、3.8% 和 2.9%。注册数据表明，非 ST 段抬高急性冠状动脉综合征合并急性心力衰竭的患者，其住院率和 6 个月死亡率始终高于无急性心力衰竭患者。急性心力衰竭和（或）左室收缩功能障碍还与显著升高的心律失常（包括心原性猝死、室性心律失常和新发心房颤动）、机械并发症、出血和 STEMI 患者的造影剂肾病发生率相关。

1.3　PCI 对心肌梗死合并心力衰竭患者死亡率的影响

　　PCI 对于未经选择的急性冠状动脉综合征患者中的生存获益较为明确，但这不包括心力衰竭人群。同样，使用新型药物洗脱支架和新型抗血小板药物辅助下的 PCI 术对患者远期预后亦有积极影响，但并不包含急性冠状动脉综合征合并心力衰竭的患者。目前临时机械循环支持装置已经应用于急性冠状动脉综合征合并心力衰竭患者 PCI 术中辅助左室功能。STEMI 患者的早期死亡率为 6%～20%，PCI 术适用于合并心力衰竭和（或）左室收缩功能障碍的急性冠状动脉综合征患者。一项针对心肌梗死后 LVEF ≤ 40% 患者的研究表明，PCI（24% 患者）后全因死亡率、心血管死亡率、心原性猝死、急性心肌梗死、心血管住院率和心力衰竭住院率均降低。接受直接 PCI 的 STEMI 和伴随左室收缩功能障碍的患者，其死亡率的预测因素包括高龄、多支血管病变和复发性心肌梗死。此外，合并左室收缩功能障碍的直接 PCI 患者术后 TIMI 3 级较少见。心肌梗死合并心力衰竭患者接受 PCI 的比例较心肌梗死未合并心力衰竭者更低。一项研究中约 20% 的 NSTEMI 合并急性心力衰竭患者接受了冠状动脉血运重建（无急性心力衰竭患者中该比例为 35%），与未接受冠状动脉血运重建的急性心力衰竭患者相比，接受血运重建者 6 个月死亡率和院内死亡率均更低；与单纯接受药物治疗患者相比，接受血运重建者 6 个月死亡率显著下降。

1.4　急性冠状动脉综合征合并心力衰竭的 PCI 时机

　　STEMI 患者再灌注延迟与较高的心力衰竭发生率有关。如果门－球时间＞90 min，伴有急性心力衰竭的 STEMI 患者 30 d 心力衰竭再住院率更高。接受直接 PCI 的 STEMI 患者再灌注时间每延迟 1 h，新发心力衰竭的风险随之增加 4%～12%，随访期间发生心力衰竭的风险相对增加 4%。早期再灌注可以使出院前 LVEF 增加 2%～8%，随访期间增加 3%～12%。

　　不管既往有无心力衰竭，非 ST 段抬高急性冠状动脉综合征高危患者的早期有创治疗（即 48 小时内冠状动脉造影）都可以降低这些患者的院内死亡率，但在急性心力衰竭患者中，早期介入治疗使用率较低。一项研究显示，仅约 25% 的非 ST 段抬高急性冠状动脉综合征合并急性心力衰竭患者接受了早期有创治疗。NSTEMI 合并急性心力衰竭患者早期 PCI 时机与减少不良预后无关。一项研究对 1027 例成功接受了 PCI 术的合并急性心力衰竭的 NSTEMI 患者随访 12 个月，发现早期 PCI（入院后 <2 h）的各组数据在死亡率、非致命性心肌梗死、靶血管重建或再住院率方面无显著差异。

1.5 心肌梗死并发心力衰竭或心原性休克患者 PCI 期间的机械支持

有关机械循环辅助如何影响心肌梗死患者 PCI 术的随机对照研究数据较为有限。一项研究将心肌梗死合并心原性休克（中位 LVEF 35%）的患者在行血运重建时随机分为主动脉内球囊反搏（Intra-aortic balloon pump，IABP）组或非 IABP 组，结果表明两者 30 d 死亡率无统计学差异。另一项研究将 26 例合并心原性休克的 STEMI 患者在直接 PCI 后随机分为 IABP 组或 Impella LP 2.5 组，研究对象的中位 LVEF<30%，平均肺毛细血管楔压为 22 mmHg，两组 30 d 死亡率亦无显著差异。一项研究将 48 例 STEMI 合并严重心原性休克的患者随机分为 Impella CP 组或 IABP 组，两组 30 d 死亡率相似。这些试验均未能证明有降低死亡率的获益，但同样存在样本量小、休克患者和护理方面的异质性、不同治疗策略以及机械循环支持时机等方面的限制。2013 年美国指南建议，可以将 IABP 用于 STEMI 合并心原性休克患者，左室辅助装置可以用于难治性心原性休克患者。一项研究将合并心原性休克的 STEMI 患者随机分为 Impella CP 辅助 PCI 或单纯 PCI 组以评估 6 个月的全因死亡率差异。两项研究分别评估急性冠状动脉综合征合并心原性休克患者在 PCI 前和 PCI 后早期应用动静脉 – 体外膜肺氧合的获益，主要终点是 30 d 全因死亡率。开展机械循环支持对无心原性休克 STEMI 患者梗死面积影响的随机试验则更为受限。一项研究显示，IABP 应用于前壁 STEMI 患者未能显示生存率或梗死面积的获益。一项试验（NCT03947619）将前壁 STEMI 患者随机分为立即进行 PCI 和左室置入 Impella CP 延迟 30 min 行 PCI 两组，并用心脏磁共振成像评估两者梗死面积的差异。另一项试验（NCT04763200）将 LVEF<40% 的心肌梗死（术后 1～30 d）或慢性冠状动脉综合征患者随机分为 Impella CP 或 Impella 2.5 支持下的高危 PCI 和无论有无 IABP 辅助的 PCI 组，并比较两者在全因死亡率以及卒

中、心肌梗死或心血管事件住院率方面的差异。

1.6　心肌梗死合并心力衰竭或左室收缩功能障碍患者 PCI 后的心肌恢复

STEMI 合并心力衰竭或左室收缩功能障碍患者 PCI 后心肌恢复的数据有限，且目前没有关于 NSTEMI 合并心力衰竭或左室收缩功能障碍患者 PCI 后心肌恢复的相关数据。在所有接受直接 PCI 的 STEMI 患者中，随访 6～12 个月，其 LVEF 值中位变化为 2%～6%。一项研究显示，58% 的患者 LVEF 增加或保持不变，42% 的患者在 13 个月的随访中 LVEF 有所下降。该群体的 LVEF 恢复与包括死亡率在内的 3 a 临床结局无关。直接 PCI 后 LVEF 改善的独立预测因素包括性别为女性、LVEF 基线值低、PCI 后 TIMI 3 级、病程较短和 PCI 后肌酸激酶同工酶值较低。

2　急性心力衰竭

2.1　冠状动脉疾病在急性心力衰竭中的流行病学和影响

无论 LVEF 值为多少，急性心力衰竭的住院患者中合并冠状动脉疾病都较为常见，并且是早期死亡率强有力的预测因素。一项注册研究招募了超过 48 000 例急性心力衰竭患者，60% 的患者合并冠状动脉疾病（其中 54% 的患者 LVEF ≥ 40%，66% 的患者 LVEF<40%）。与没有冠状动脉疾病的患者相比，合并冠状动脉疾病患者住院率和死亡率较高。急性心力衰竭患者中，冠状动脉疾病是出院后死亡率重要的独立预测因素，但在 LVEF ≥ 40% 和<40% 的亚组中未得出该小结。

2.2 PCI 在急性心力衰竭中的应用和影响

无论 LVEF 值为多少，与未合并冠状动脉疾病的患者相比，有冠状动脉血运重建史的急性心力衰竭患者在死亡率上都相似。此外，与既往无血运重建史的急性心力衰竭合并冠状动脉疾病患者相比，未合并冠状动脉疾病患者的死亡率更高，并且在 LVEF<40% 和 LVEF ≥ 40% 的患者中均可得出该小结。然而，在急性心力衰竭住院期间进行 PCI 是否能改善射血分数降低和射血分数保留患者的预后仍不清楚，因为尚未在这些人群中进行试验，这可能与住院期间接受冠状动脉造影和冠状动脉血运重建的急性心力衰竭患者比例较小有关。冠状动脉造影在急性心力衰竭患者中未得到充分应用，仅有 11%～14% 的新发急性心力衰竭患者在住院期间接受了冠状动脉造影，16%～19% 的患者在 90 d 内接受了冠状动脉造影，仅有 1%～5% 急性心力衰竭患者在住院期间进行了 PCI 血运重建。急性心力衰竭患者住院期间血运重建的预测因素包括年龄较小、LVEF 降低以及无多种合并症，包括痴呆、恶性肿瘤、既往 CABG、高血压病、高脂血症及心律失常等。一项研究显示，2.3% 的急性心力衰竭患者在住院期间接受了冠状动脉血运重建，其中 57% 为 PCI。

3 慢性 HFrEF

由于缺乏随机对照试验的证据，暂无 PCI 在 HFrEF 患者中应用的临床建议或指南。由于相关数据不足，美国 2017 年指南没有为左室收缩功能障碍患者提供 PCI 相关建议。尽管如此，无创研究显示，非冠状动脉原因所致的静息状态下 LVEF<35% 和 LVEF 为 35%～49% 的患者分别被列为高危和中危患者。在这些情况下，PCI 可能是合适的手段。冠状动脉造影和 PCI 在慢性 HFrEF 患者中的使用率尚不清楚。一项研究纳入了 LVEF ≤ 35% 合并稳定冠状动脉疾病并有行 PCI 指征的患者，仅 30% 接受了 PCI，其余 70% 接受了药物治疗。稳定性冠心病中，LVEF 降低与 PCI 术后较高的院内和长期死亡率有关。此外，与正常冠状动脉相比，HFrEF 患者即使合并非阻塞性冠状动脉疾病，其心血管死亡风险也会高出近两倍。

3.1 PCI 对 HFrEF 预后的影响

目前没有随机对照试验来评估 PCI 对慢性 HFrEF 患者的影响。观察性研究显示 PCI 用于中重度左室收缩功能障碍患者，其 30 d 至 3 a 死亡率为 6%～21%。一项研究表明，在适合 PCI 并且 LVEF ≤ 35% 的稳定性冠状动脉疾病患者中，PCI 和药物治疗在 7 a 死亡率和心血管病住院率没有显著差异。纳入 19 项观察性研究的 4766 例 LVEF ≤ 40% 患者的荟萃分析表明，平均随访 24 个月，院内死亡率为 1.8%，长期死亡率为 15.6%。观察性研究表明，复杂冠状动脉疾病和左室收缩功能障碍患者在高危 PCI 后可能发生左室逆重构，可以改善预后。一项非随机研究表明，血运重建后的 5 a 内每年心脏死亡率可降低 61%。高龄、性别为女性、糖尿病、多支血管病变、干预的血管数量、新发急性心肌梗死、LVEF ＜35% 和心力衰竭症状等因素与较高的死亡率独立相关。尽管 PCI 在左室收缩功能障碍患者中可行，但严重的左室收缩功能障碍在进行 PCI 术 1 a 后，其支架内血栓形成风险高出近 4 倍，主要不良心血管事件（全因死亡、Q 波型心肌梗死、支架内血栓形成、靶血管血运重建）发生率高出两倍。正在进行的一项研究（NCT01920048）比较优化药物治疗联合 PCI 与优化药物治疗，共纳入 700 例 LVEF ≤ 35% 和冠状动脉广泛病变并且至少有 4 个节段心肌功能障碍但可通过经皮血运重建使心肌存活的患者，主要终点是至少 24 个月随访后的全因死亡率或心力衰竭住院率。该研究结果将是第一项关于 PCI 在 HFrEF 患者中有效性和安全性的随机数据。

3.2 PCI 对 HFrEF 心肌恢复的影响

目前没有关于 PCI 与优化药物治疗影响 HFrEF 患者 LVEF 恢复的随机对照研究。观察性研究表明，对伴有严重左室收缩功能障碍的稳定型冠状动脉疾病患者进行血运重建后，≥ 50% 的患者 LVEF 有所改善。一项研究表明，57% 的患者在接受血流动力学支持的 PCI 术后其 LVEF 值至少改善 5%。PCI 后平均 LVEF 从 25% 改善到 31%，LVEF 改善程度与干预血管数量直接相关。一项小型研究表明，根据随访过程 LVEF 的改善情况，这些患者中有 56% 不再适合置入置入型心律转复除颤器。一项研究显示，51% 的患者表现为左室逆重构，LVEF 绝对值增加 13%，收缩末期容积也有所减少。左室逆重构在广泛血运重建的患者中更为多见，并且与主要不良心脑血管事件显著减少相关，与未重构者相比，左室逆重构者中

NYHA Ⅲ / Ⅳ级心力衰竭患者改善更明显。

3.3 HFrEF 患者高危 PCI 期间的机械循环支持

两项随机对照试验研究了 HFrEF 患者在高危 PCI 期间使用机械循环支持的情况，但均无阳性结果。一项研究将重度左室收缩功能障碍（LVEF ≤ 30%）和广泛冠状动脉疾病的患者在 PCI 前随机分为 IABP 组或无 IABP 组，主要不良心血管病事件（定义为死亡率、急性心肌梗死、脑血管事件或进一步血运重建的复合事件）的发生率两组中表现相似。另一项研究将合并严重左室收缩功能障碍的（LVEF ≤ 35%）患者在进行非紧急高危 PCI 处理未受保护的左主干或仅存单只通畅冠状动脉时，随机分配为 IABP 组或 Impella 2.5 组。尽管 IABP 组和 Impella 组在意向治疗人群中的 30 d 主要不良事件发生率相似，但 Impella 2.5 组在按方案治疗人群中显示出主要不良事件发生率更低的趋势。此外，Impella 2.5 显示 90 d 主要不良事件率有所降低，并且在意向治疗人群中 90 d 主要不良事件率呈下降趋势。美国 2015 年临床专家共识声明中建议，可以考虑在重度左室收缩功能障碍（LVEF <35%）或近期急性心力衰竭、复杂冠状动脉疾病包括左主干病变、三支病变或唯一残余供血动脉病变的患者中进行高危 PCI 时使用 Impella 或 Tandem-Heart 装置。在同时伴有右心力衰竭或低氧血症的情况下，建议使用体外膜氧合。

3.4 HFrEF 的可行性评估

尽管存活心肌是 HFrEF 和冠状动脉疾病患者是否行 PCI 的关键因素，但在随机对照试验中未验证测定存活心肌的价值。检测存活心肌的超声心动图、核素显像和心脏磁共振成像，对预测血运重建后左室功能恢复的可能性或许有好处。没有随机对照试验评估存活心肌对接受 PCI 的 HFrEF 和冠状动脉疾病患者的临床硬终点或 LVEF 恢复的影响。一项研究将 HFrEF 和冠状动脉疾病患者随机分为 CABG 联合药物治疗组或单独药物治疗组，结果显示评估存活心肌无法识别不同患者 CABG 的生存获益。无论哪一治疗组，仅在有存活心肌的患者中观察到 4 个月后 LVEF 的增加。此外，LVEF 的变化与死亡率无相关性。一项小型观察性研究称，在接受血运重建的 HFrEF 患者中，有或无存活心肌的患者其 3 a 生存率相似。尽管荟萃分析表明存活心肌与 CABG 术后生存率提高有关，但研究是先于目前的

PCI 技术（包括新一代支架、机械循环支持以及心力衰竭和冠状动脉疾病的新药治疗）而进行的。最新的荟萃分析中，一项非随机试验研究表明有存活心肌的情况下血运重建（CABG 或 PCI）与药物治疗相比可降低死亡率，在无存活心肌情况下未得出该小结。但在随机试验中，无论是否有存活心肌，血运重建组（CABG 或 PCI）与药物治疗组在死亡率方面没有差异。

3.5 不完全与完全经皮血管重建对 HFrEF 和 HFpEF 预后的比较

目前没有随机试验研究不完全与完全 PCI 对 HFrEF 或 HFpEF 患者预后的影响。观察性研究表明，在多支冠状动脉疾病和 LVEF 降低的患者中，与完全血运重建患者比较，不完全血运重建患者的死亡率和室性心律失常要高出近两倍。两项研究的综合数据表明，接受治疗的血管数量越多，LVEF 改善越多（一支血管 LVEF 改善 5.5%，两支血管改善 6.6%，三支血管改善 8.3%）。一项研究表明，在有症状性心力衰竭和 PCI 病史的患者中，约三分之二的患者有残余狭窄（定义为未进行血运重建的血管存在 ≥ 70% 的狭窄）。即使在倾向性评分匹配后，有残余狭窄患者的全因死亡率也高于无残余狭窄的患者。残余狭窄与缺血性心力衰竭患者的全因死亡率独立相关。对于心力衰竭患者，完全血运重建在技术上有时是一项挑战。在 HFrEF 患者中，与完全血运重建和选择性不完全血运重建相比，由于血流动力学不稳定、慢性完全闭塞病变开通困难、存在不可扩张病变或手术并发症等因素导致的完全血运重建失败与短期和长期主要心脏不良事件发生率相关性较高。

3.6 HFrEF 中的慢性完全闭塞病变

目前没有对比规范药物治疗和慢性完全闭塞血运重建的随机试验研究，尤其针对 HFrEF 患者。在接受冠状动脉造影的 HFrEF 患者中，30%～70% 的患者至少有 1 个慢性完全闭塞病变。HFrEF 中置入埋藏式心脏复律除颤器患者的慢性完全闭塞病变与较低的生存率和较高的器械治疗率相关。在接受选择性 PCI 的慢性完全闭塞患者中，10%～15% 存在严重的左室收缩功能障碍。尽管据报道慢性完全闭塞患者行 PCI 的血管造影成功率与左室收缩功能障碍无关，但有关慢性完全闭塞患者行 PCI 的临床预后和 LVEF 改善的数据相互矛盾。一项研究将接受 PCI 的

STEMI 合并慢性完全闭塞患者随机分为早期行 PCI 组或药物治疗组，4 个月心脏磁共振成像的平均 LVEF 和平均左室舒张末容积的两组的结果无差异。然而，有研究显示慢性完全闭塞的 PCI 成功率为 73%，其中纳入了 LVEF 保留和降低的患者，并且仅有三分之二的研究人群有基线 LVEF 值，因此很难分辨慢性完全闭塞病变行 PCI 后的 LVEF 数值变化。一项子研究对接受 PCI 的慢性完全闭塞患者进行连续的心血管磁共振评估，发现与未接受 PCI 的患者相比，这些患者室壁节段增厚的变化更大（即功能障碍的可行节段）。一项研究在排除 LVEF＜25% 的患者后，将稳定慢性完全闭塞病变的患者随机分为 PCI 联合药物治疗组或药物单独治疗组。尽管 PCI 与节段性室壁增厚变化的差异无关，但该研究的亚组分析表明，基线 SYNTAX 评分较低的患者在节段性室壁增厚变化方面有获益。观察性研究表明，左室收缩功能障碍的慢性完全闭塞患者接受 PCI 后预后有所改善。尽管左室收缩功能障碍的慢性完全闭塞患者行 PCI 的死亡率要高出 3 倍，但慢性完全闭塞成功再通与全因死亡率降低独立相关，在 HFrEF 和 HFpEF 患者，两者风险降低相似。在 LVEF ≤ 35% 的患者中，成功开通慢性完全闭塞的患者 LVEF 绝对值增加 12%。一些小型研究已经通过心脏磁共振成像证明 HFrEF 的慢性完全闭塞患者在 LVEF 和左室收缩末期容积改善。

3.7　HFrEF 患者中 CABG 与 PCI 的比较

目前尚无随机试验比较 PCI 与 CABG 在 HFrEF 患者中的差异。在多支血管或左主干病变患者中比较 CABG 与 PCI 的随机临床研究很少纳入 LVEF 下降的患者，＜20% 的患者合并左室收缩功能障碍，＜3% 的患者有严重的左室收缩功能障碍。尽管与 CABG 相比，LVEF 降低的 PCI 患者 SYNTAX Ⅱ 评分更高（因此死亡率更高）相关，但 SYNTAX 人群只有 2% 合并严重左室收缩功能障碍。来自观察性研究和随机试验子研究的数据在比较左室收缩功能障碍患者的 CABG 与 PCI 时得出了不一致的小结，大多数研究表明 CABG 后的长期生存率高于 PCI。规模最大的倾向值校正分析研究之一（匹配队列 4794 例）表明，与接受 CABG 的患者相比，在 LVEF ＜35% 并且左前降支、左主干或多支血管病变的患者中，接受 PCI 患者 5 a 内全因死亡率、心血管死亡率、重复冠状动脉血运重建、心力衰竭住院率和心肌梗死发生率显著增加。然而，另一项登记注册对 LVEF ≤ 35% 患者（匹配队列 2126 例）研究表明，与 CABG 相比，尽管 PCI 与较低的卒中风险和更高的心肌梗死风险相关，但两者死亡风险相似。一项研究显示，分别有 12%、7% 和 5% 的患者合并轻度、中度和重度左室收缩功能障碍。在中度或重度左室收缩功能障碍患者中，PCI 组的患者其死亡率、心肌梗死发生率和卒中率均显著高于 CABG 组，但轻度左室收缩功能障碍患者中未得出该小结。然而，一项子研究表明，在 LVEF＜40%、LVEF 40%～49% 和 LVEF ≥ 50% 的患者中，接受 PCI 与 CABG 两组在 3 a 内包括死亡、卒中或心肌梗死在内的主要复合终点发生率没有显著差异。PCI 和 CABG 也与缺血性心肌病患者的 LVEF 改善相关，与 CABG 相比，PCI 的 1 a 生存率更好，但血管重复再通的发生率也更高。一项网络荟萃分析包含了比较 CABG、PCI 和药物治疗缺血性左室收缩功能障碍患者的 18 项研究，一项是样本量非常小的随机对照试验的子研究，其余为观察性研究。结果表明，PCI（与 CABG 相比）与更高的死亡率、心原性死亡、心肌梗死和重复血运重建相关。

4 慢性 HFpEF

4.1 冠状动脉疾病在 HFpEF 患者中的流行病学和影响

近三分之二的 HFpEF 患者合并冠状动脉疾病，其中三分之一患者接受了完全血运重建。在急性 HFpEF 患者中，与未合并冠状动脉疾病的患者相比，合并冠状动脉疾病患者的 4 a 死亡率显著升高。然而，关于冠状动脉疾病在慢性 HFpEF 患者中的患病率和影响，相关的数据却很少。一项针对急性和慢性 HFpEF 患者的荟萃分析表明，合并冠状动脉疾病的患病率仅为 47%。慢性 HFpEF 患者中冠状动脉疾病患病率低于慢性 HFrEF。虽然冠状动脉疾病与 HFrEF 患者全因死亡率和心血管死亡率升高近 2 倍相关，但与慢性 HFpEF 的全因死亡率或心血管死亡率无关。

4.2 PCI 在 HFpEF 中的应用和影响

目前尚无在 HFpEF 患者中进行 PCI 与药物治疗对比的随机试验，关于 HFpEF

患者 PCI 的应用和相关的观察性研究数据有限。在一项针对患有严重冠状动脉疾病的急性 HFpEF 患者的研究中，80% 的患者接受了冠状动脉血运重建，其中 63% 的患者接受了 PCI 术，急性和慢性 HFpEF 患者接受完全血运重建的预后改善。一项研究显示，PCI 后残余狭窄与 LVEF ≥ 50% 和 LVEF 40%～49% 患者的较高死亡率独立相关，但在 LVEF<40% 的患者中未得出该小结。同样，与未接受完全血运重建的患者相比，急性 HFpEF 患者完全血运重建的存活率显著增加，与未合并冠状动脉疾病的 HFpEF 患者生存率相似。与接受完全血运重建的患者相比，未完全血运重建的患者的 LVEF 下降幅度高两倍。

5 HFrEF 和 HFpEF 的冠状动脉生理学

5.1 血流储备分数

目前没有专门针对 HFrEF 或 HFpEF 患者有关研究血流储备分数介导的 PCI、血管造影介导的 PCI 及药物治疗这三组的随机对照研究。传统上血流储备分数定义为在最大血流量情况下获得的检测值，在临床实践中简化为 Pd / Pa。理论上，LVEF 降低可能会影响血管狭窄处的血流储备分数值，因为与 LVEF 保留的患者相比，HFrEF 患者的 Pv 值可能增加。但是，除非 Pv 值非常高，否则对血流储备分数的影响有限，在这种情况下可能会高估血流储备分数。一项研究在稳定型冠状动脉疾病患者中比较了血流储备分数引导的 PCI 与血管造影介导的 PCI，<10% 的研究对象 LVEF ≤ 40%。一项子研究显示，尽管 LVEF 降低和 LVEF 保留的患者在血管狭窄 50%～70% 和 71%～90% 中具有相似的血流储备分数值，但与 LVEF 保留的患者相比，LVEF 降低的患者在血管狭窄 91%～99% 的情况下平均血流储备分数值更高。在 LVEF 降低和 LVEF 保留的患者中，与血管造影引导下的 PCI 相比，血流储备分数引导的 PCI 其死亡、非致命性心肌梗死和重复血运重建的主要终点发生率降低。观察性研究数据表明，与血管造影介导的 PCI 相比，在 HFrEF 和至少 1 支冠状动脉中度狭窄的患者中，血流储备分数引导的 PCI 与较低的血运重建

率、明显降低的 5 a 死亡率和主要心脑血管不良事件的发生率相关。在排除 LVEF <30% 的患者后，一项研究在稳定型冠状动脉疾病患者将血流动力学显著病变的 PCI 联合药物治疗与单独药物治疗进行了比较。此外，在急性冠状动脉综合征的情况下，目前尚不清楚梗死相关动脉的 PCI 血流储备分数<0.80 与 HFrEF 患者心肌明显恢复是否相关。

5.2　冠状动脉血流储备

目前没有关于冠状动脉血流储备指导下的 PCI 在心力衰竭患者中是否有价值的数据。冠状动脉血流储备降低在缺血性和非缺血性心肌病患者中都很常见，特别是在终末期心力衰竭患者中。扩张型心肌病和左束支传导阻滞的患者表现为更严重的微循环障碍，这与左室功能更差和缺乏收缩功能储备相关。在没有已知心外膜阻塞性冠状动脉疾病病史的情况下，HFpEF 也是血流储备减少的独立危险因素。冠状动脉血流储备下降与左室收缩功能障碍患者的主要心脏不良事件发生率显著升高相关。无论哪种心肌病，冠状动脉血流储备处于第一和第二、第三分位数的患者主要心脏不良事件发生率比最高第三分位数的患者高近两倍。尽管扩张型心肌病患者的主要心脏不良事件储备与心脏同步化治疗后左室功能改善有关，但在主要心脏不良事件下降并且应用血管扩张剂和充血状态下心肌血流降低时无正性肌力反应的患者预后更差（包括诱发室性心律失常）。

6　总结和展望

美国约有三分之二的心力衰竭患者合并冠状动脉疾病。临床研究已充分证实 PCI 在急性冠状动脉综合征患者中优于药物治疗的获益，但由于缺乏大型随机对照试验，并且在休克人群、护理系统和器械支持时机选择方面存在巨大的异质性，仍不清楚器械辅助支持对急性冠状动脉综合征和心力衰竭患者的生存获益。尽管证明在严重左室收缩功能障碍的心力衰竭患者中应用 PCI 可行，并且多项研究也表明 PCI 对 HFrEF 患者预后有获益，但尚无随机对照研究数据证明目前的 PCI

（即新型药物洗脱支架和抗血小板治疗、血管内成像）与药物治疗和 CABG 相比在慢性 HFrEF（或 HFpEF）患者生存获益和心肌恢复方面的影响。生存获益在指导 HFrEF 患者进行 PCI 决策方面的数据很少，并且尚不清楚 PCI 对存活和非存活心肌是否有不同的影响。此外，包括慢性完全性闭塞 PCI 在内的完全血运重建是否为提高 HFrEF 和 HFpEF 患者生存率和 LVEF 恢复所必需性，也没有得到充分研究。尽管最近的研究已经证明 CABG 在左室收缩功能障碍患者中有长期生存获益，但尚无专门针对 HFrEF 患者比较 PCI 与 CABG 的随机试验。尽管冠状动脉疾病在 HFpEF 患者中很常见，但学界对于 PCI 在该人群中的应用和影响知之甚少。冠状动脉生理学检测在指导 HFrEF 和 HFpEF 患者 PCI 决策中的作用也需要进一步探讨。鉴于有关 PCI 在心力衰竭或左室收缩功能障碍患者中的作用的所有数据均来自观察性研究或某随机临床试验的子研究，因此在应用 PCI 方面需要更可靠的证据。因此，非常期待充足可靠的随机临床试验的高质量证据证明 PCI 直接影响临床预后。

第 23 章

心力衰竭与淋巴系统

组织间隙液体主要通过淋巴系统进行清除。充血性心力衰竭（congestive heart failure，CHF）的组织水肿仅在淋巴系统衰竭或液体从毛细血管壁进入间隙时发生。这一过程是由 Starling 力驱动的，Starling 力由静水压和渗透压以及器官特异性毛细血管对不同大小蛋白质的渗透性决定。

在外周、腹部内脏和肺的间隙液体异常集聚（水肿）是晚期心力衰竭患者的一个特点。神经激素激活导致肾脏钠水潴留（心肾综合征的重要表现），通过循环系统增加静脉压力，促使液体从血管内流向组织间隙。为应对液体流动，淋巴系统承担清除和回流间隙液体至血管的工作，正常条件下维持稳态。一旦出现水肿，如心力衰竭时，反映淋巴系统能力不足，清除间隙液体的速度不能和血管外流液体的速度相匹配。晚期则有多种因素导致水肿加剧状态：①静脉压升高阻碍淋巴管清除间隙液体的能力；②组织水肿导致器官功能失调，尤其是肾脏；③肾脏水肿导致肾功能失调、利尿剂抵抗和液体潴留。尽管关于钠水潴留对血流动力学影响研究已有几十年，但仍有待评估淋巴系统在慢性心力衰竭的发病机制及进展中所起的作用。

本章总结不同器官推动水进入间隙的因素、决定淋巴回流的因素、淋巴系统的组织、水肿时淋巴液压后负荷和转动能力的变化，发现淋巴系统可能是 CHF 的一个潜在治疗靶点。

1 淋巴系统的基础解剖和生理

研究淋巴系统在 CHF 中的作用主要受阻于淋巴解剖的变异性，目前仍无法用影像和定量化方法来研究其临床功能。初始毛细淋巴管汇成平滑肌细胞淋巴收集器，然后连接到各级淋巴结。下肢和腹部器官的淋巴管流入乳糜池，乳糜池又进入穿过纵隔的胸导管。胸导管在左锁骨下静脉和颈内静脉交界处附近流入静脉系统，个体存在显著的解剖变异。右淋巴管接收来自较小解剖区域的淋巴：右臂、头部右侧和右肺。正常情况下，机体每天产生约 8 l 的组织渗出液，构成体内的总淋巴流量，而胸导管流量估计为约 1.5 l / d（15%～20%），因此，大量的淋巴通过近端淋巴—静脉交通的系统回流到静脉。

2 淋巴流动的机制

大多数正常组织的间质静水压低于大气压，淋巴回流到高压静脉系统需要能量。移动淋巴液从脚背到中心静脉需要驱动压力约 90 mmHg。推动淋巴液的力量主要有内在因素和外在因素。

2.1 内在因素

淋巴管的肌肉层包含一个无横纹的、具有血管平滑肌和心肌细胞生化和功能特征的平滑肌。淋巴管道的功能单位称为淋巴管，它代表由两个相邻的淋巴管瓣所覆盖的血管长度。与心肌类似，淋巴管的泵功能以舒张和收缩期为特征，受前负荷、后负荷、收缩频率和收缩力的调节，并以淋巴管压力 - 容积环为特征。根据负荷情况，淋巴管收缩可能产生的压力范围为直立位 20 mmHg 和横卧位 120 mmHg。正常人淋巴管射血分数估计为 67%～80%。

淋巴管瓣确保淋巴的单向性流动。但是，关闭淋巴管瓣所需的压差在很大程度上取决于淋巴管的直径，在较小直径下压差＜1 cmH$_2$O，当直径接近最大值时为

数 cmH_2O。这在临床上很重要，因为 CHF 患者淋巴管扩张，直径比平均值增加 1 倍以上，为 2.5～6.3 mm。淋巴管管瓣关闭不足，导致更多回流，进一步降低其对间质液清除能力。

2.2 外在因素

淋巴流动受肠蠕动、呼吸压力变化、周围骨骼肌收缩以及邻近血管搏动的影响。在呼吸过程中胸内压升高，胸导管中的流量可减少 37%。在四肢，淋巴管通过骨骼肌的收缩挤压推动淋巴流动。静止状态下，人体下肢淋巴转运的三分之二来自于相互连接的血管网络（固有泵）的主动泵送，三分之一来自骨骼肌收缩挤压。

3　淋巴系统和心力衰竭的整体考虑

CHF 患者胸导管流量显著增加，主要影响因素有两个：①静脉压力升高使过多水进入间隙；②中心静脉压升高使间质液体的清除及其返回静脉系统（包括通过胸导管的流量）受阻。因此，了解控制淋巴产生和流动的机制，有利于理解淋巴管在充血性心力衰竭的病理生理学中的作用。

4　淋巴产生的基本原理

淋巴产生的机制包括液体从毛细血管渗入组织以及淋巴管对这些液体的收集。液体从毛细血管渗出进入组织，取决于毛细血管和组织见血的胶体压力 / 静水压力的平衡以及毛细血管壁蛋白通透性（根据 Starling 定律）。简言之，Starling 力因器官系统而异，特别是对于心力衰竭患者。首先，不同器官的毛细血管静水压力有相当大的变异性。例如正常条件下，肝窦毛细血管压力的静水压测量值为5 mmHg，软组织测量值为 35 mmHg，以及正常肺毛细血管的毛细血管压力测量值为 10 mmHg。其次，为了实现毛细血管到间质的正向滤过平衡，不同器官的间质胶体压、毛细血管内皮细胞对蛋白的通透性、不同器官间质蛋白质浓度均存在差异。淋巴的成分和流速（反映间质超滤）在不同器官间存在显著差异。因此，了解心力衰竭时各组织器官的症状和体征，需要考虑到不同器官淋巴生成的影响因素存在差异。

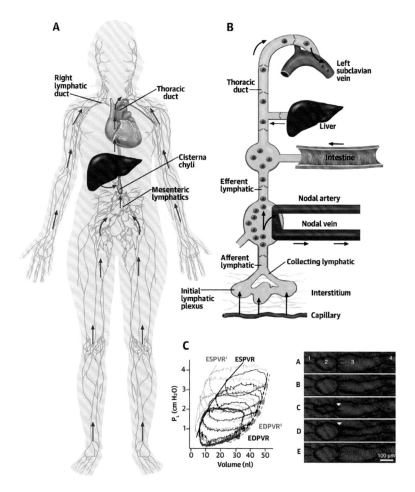

图 23-1　人体淋巴系统

5 器官特异性组织充血与心力衰竭的关系

5.1 下肢浮肿

慢性心力衰竭患者充血的最早迹象之一是下肢水肿。中心静脉压升高增加毛细血管静水压力，从而增加组织超滤率（所谓的"淋巴负荷"）。随着毛细血管静水压的持续增加，淋巴管最终不堪重负而扩张，淋巴管瓣也变得能力不足。这些机制导致肢体水肿，反映了淋巴管不能充分匹配增加的淋巴负荷发生淋巴衰竭。尽管毛细血管稀薄和液体交换表面积减少，前臂和小腿淋巴管脉管系统仍无法容纳血管液体外渗增加，导致间质水肿，反映淋巴"储备"缺乏。

5.2 肝脏充血

肝脏通过肝窦这种独特方式生成淋巴，因此中心静脉压升高会导致肝脏淋巴生成增加。动脉和门静脉的血液在窦中混合，流向肝静脉。血浆通过肝窦壁滤向狄氏腔周围血管间隙。淋巴由此进入门脉周围间隙（门静脉基质和最外层肝细胞之间的间隙），然后进入门静脉间质，最后进入淋巴毛细血管。

肝内皮由单层细胞组成，缺乏基底膜，并有大的窗孔，直径最大可达 180 nm（相比之下，非窦状毛细血管为 $6\sim12$ nm），允许白蛋白自由穿过 Disse 间隙。因此，肝淋巴的蛋白质含量最高（血浆的 90%）。为维持正向滤过梯度，肝窦静水压正常值仅为 5 mmHg。当肝静脉压力升高时，内皮筛板融合形成更大的开窗，导致窦状内皮细胞通透性增加和肝脏淋巴产生显著增加。CHF 患者的肝淋巴管系统可能随之崩溃，导致高蛋白浓度的腹水（通常 >2.5 g/dl）。腹水的发展反映了淋巴系统不能应对肝毛细血管渗出增加从而发生淋巴功能衰竭。

5.3 肺脏充血

解剖学上，肺淋巴管始于肺泡。肺毛细血管压力（肺毛细血管渗出的主要压力）值介于平均肺动脉压（20 mm Hg）和肺静脉压之间，通常为 $10\sim13$ mm Hg。肺毛细血管压力增加超过血管内胶体压力阈值（通常为 25mm Hg）会导致肺水肿。

肺淋巴系统平均基线流量是 130 ml/24 h。CHF 时肺静脉压增加导致毛细血管外渗增加，增加肺淋巴流量，减少间质蛋白浓度，胶体渗透压下降至只有血浆的 25%。当肺毛细血管压力增加时，可以减缓流体过滤的机制（即"冲洗"），起到保护作用。重要的是发生在 CHF 中的肺淋巴适应（即扩张），可以增强其清除间质液的能力。

5.4 肠道充血

肠淋巴管系统是胸导管流量的主要贡献者。肠淋巴系统的独特功能是参与人体对膳食脂肪的乳糜微粒形式吸收。总的来说，流速和肠淋巴（乳糜）的成分由 4 个因素决定：① Starling 定律；②肠脂肪吸收；③腔内压力；④肠道运动性。静脉淤血对肠道淋巴系统的影响尚不明确。它可能类似于在软组织中观察到的效果，但通过充血性肝和门静脉高压介导。

5.5 肾脏充血

肾淋巴液来源于肾小管重吸收和毛细血管滤过液。然而，与其他器官不同，肾淋巴液有 3 种排出途径，即通过静脉、尿道（即尿液）和淋巴管从肾脏排出。肾静脉阻塞增加肾淋巴压力和流量。相反，肾淋巴管结扎会导致尿流量增加。因此，淋巴系统保护肾脏的"安全阀"来自肾内高压，发生在静脉高压或尿路梗阻。尽管如此，淋巴管流出口压力增加仍然会导致淋巴管扩张和瓣膜功能不全，可能进一步导致淋巴引流受损。心力衰竭患者经胸导管外引流后尿量增加，提示减少肾淋巴充血可改善肾功能。

5.6 心肌充血

正常情况下，心脏淋巴流量随着心率和收缩力的变化而发生显著变化。事实上，心室收缩促进了淋巴从心内膜下淋巴管流向心外膜淋巴管，并向前延伸至更大的收集管道。

间质液（心肌水肿）增加会干扰收缩和舒张心肌功能，因此随着中心静脉压升高，会导致心力衰竭恶化。虽然实验性的研究清楚显示了心肌异常淋巴流出的潜在作用及其对左室功能的有害影响，但对治疗急性或慢性心力衰竭患者心室功能恶化的贡献仍有待研究。

6 淋巴影像新技术

尽管 CHF 和其他病理条件下的淋巴生理学方面研究取得了重大进展，但由于难以在临床环境中使用造影剂将造影剂输送到淋巴系统，对淋巴系统成像在临床实践的转化受到了阻碍。历史上，踏板淋巴管造影术和淋巴闪烁造影术一直是唯一可用的淋巴成像方式。然而，两者都有明显的技术和诊断缺陷。近年来，淋巴管造影技术得到了发展。在超声引导下注射碘油技术主要用于指导微创淋巴手术。动态对比增强磁共振淋巴管造影术是一种改进血管内淋巴管造影术。动态对比增强磁共振淋巴管造影术在特定的环境中注入钆基造影剂进入腹股沟淋巴结，同时使用磁共振血管造影序列获取序列图像。磁共振成像的组织分辨率显著提高，并且相较于碘油，低粘度钆造影剂可以更快实现在淋巴系统中的更远端分布。肝淋巴成像是通过将一根小直径的针靠近分支，在超声引导下进行门静脉造影，然后注射水溶性碘化钾对比剂。这种技术最初用于术后肝淋巴漏的影像学研究和先天性心脏病患者的蛋白丢失性肠病。

6.1 淋巴影像和心力衰竭

影像新技术有助于认识淋巴对心力衰竭组织水肿的作用。特别是这些方法可能有助于阐明血流动力学参数（如中心静脉和肺毛细血管压力）与肺水肿、周围水肿和腹水的临床表现之间的相关性。这种变异性至少部分可以通过淋巴解剖结构的变异以及静脉压升高引起的微循环反应的变异来解释。也就是说，在解剖学上可能倾向于在一定程度上控制淋巴流动，从而影响患者心力衰竭临床表现的严重程度。

以上观点得到了对先天性心脏病合并塑形性支气管炎、术后乳糜胸和蛋白丢失性肠病患者的最新研究结果的支持。塑形性支气管炎是先天性心脏病患者的一种灾难性并发症，表现为气道内形成内生异物，可导致严重的肺损害。动态对比增强磁共振淋巴管造影术发现，这些患者的塑形性支气管炎病理生理学表现为异常肺淋巴从胸导管流入肺实质。通过经皮栓塞术可使塑形性支气管炎消退。蛋白丢失性肠病是另一种充血性心脏病患者的并发症，其特征是从肠道丢失蛋白，血液中的白蛋白水平较低。蛋白丢失性肠病临床表现为严重全身水肿、腹水和免疫缺陷。导致蛋白丢失性肠病的确切机制尚不清楚。然而，由于肠淋巴管扩张的存在，静脉充血、淋巴充血可能是蛋白丢失性肠病病理生理学的核心。这些患者的肝淋巴管造影显示，通过异常的肝十二指肠淋巴管道连接，肝淋巴漏入肠道。对这些通路进行远端栓塞可使一些蛋白丢失性肠病患者的症状得到缓解。

可能还有其他淋巴解剖变异导致 CHF 临床表现的多样性，人们对此知之甚少。肝淤血患者肝淋巴生成增加，考虑腹水的原因是肝淋巴漏入（渗入）腹腔。因此，动态对比增强磁共振淋巴管造影术有很大的发展前景，有利于了解淋巴管在 CHF 中的作用。事实上，T2 加权磁共振水成像技术已经开始应用于深入揭示 CHF 患者淋巴系统的变化。

时间分辨图像采集在动态对比增强磁共振淋巴管造影术期间注射对比剂后 10～15 min 提供淋巴流量的动态信息。该方法在将来有望用于深入了解淋巴病理学对充血性心力衰竭患者临床表现的价值。

7 心力衰竭的淋巴干预

临床观察到 CHF 患者胸导管扩大且流量增加，推动了几项以胸导管引流不足会促进间质组织和器官液体潴留作为假设的研究。由此设想胸导管减压可能是治疗心力衰竭的可行方法。一些临床前和临床研究证明了这一假说。这些研究不仅比较了正常和心力衰竭条件下的淋巴流速，还探讨了胸导管外引流的血流动力学和临床效果。首先，研究表明，与正常情况相比，心力衰竭患者的胸导管流量增高 8 倍，而失代偿性心力衰竭患者的淋巴生成数量显著增加。此外，在动物和心力衰竭患者中，胸导管的外引流可产生有益的效果，如随着中心静脉压 / 肺静脉压的降低和肺积液的减少，病情得到改善，肾功能恢复，体重明显减轻。胸导管液的总蛋白浓度在失代偿性心力衰竭（血浆的46%）患者较代偿性心力衰竭（血浆的70%）和正常对照组（血浆的72%）明显降低，表明失代偿状态下淋巴管清除的游离水较多。

如前所述，此前的研究涉及胸导管的外引流。通过外科手术将表现为蛋白丢失性肠病和塑形性支气管炎的患者的胸导管与左心耳吻合，这些患者的蛋白丢失性肠病和塑形性支气管炎，考虑是由淋巴阻塞所致。结果发现大多数患者的症状得到显著改善，从而证明了通过内部减压有可能缓解淋巴阻塞的症状。

8 总结与未来方向

尽管CHF治疗取得了重大进展，但仍存在许多挑战，如心力衰竭住院率和短期再住院率居高不下，尤其是充血性心力衰竭患者。毛细血管循环的器官特异性作用，水和蛋白质流入组织间隙的动力学，以及维持间质内液体稳态的淋巴系统在心力衰竭中很少受到关注。最新的生理学研究强调了淋巴系统的关键作用，这些研究强调了淋巴循环通过清除多余的间质液体在维持组织液稳态中的作用。

因此，设想CHF治疗时发生的软组织和器官水肿，是由于淋巴系统能力不足以清除进入间隙空间的过量液体。毛细血管通透性的变化也可能导致组织超滤液的过量产生。许多其他因素也可导致CHF淋巴系统衰竭，如淋巴管收缩力降低和淋巴瓣膜功能不全，这两种因素都会损害淋巴液的转运能力。研究表明，结构、分子和功能缺陷可导致心力衰竭患者淋巴储备减少。引流至某些器官的淋巴管缺乏，或者淋巴系统和静脉系统之间的通信异常，都可能导致引流量减少。淋巴解剖变异也可能导致某些心力衰竭患者重要器官的淋巴结显示异常模式，类似于从先天性心脏病患者蛋白丢失性肠病和塑形性支气管炎的表现中观察到的情况。淋巴显像的最新进展，尤其是动态对比增强磁共振淋巴管造影术，提供了对此类变异的解释。

进入组织的超滤液通量增加和淋巴管引流不足引起间质水肿进而导致靶器官功能障碍，进一步加剧CHF状态。这种有害影响在肺、肝、肠和肾的临床表现尤为突出。肾脏充血尤其重要，因为静脉高压患者的肾功能不全会恶化，压力会导致肾小球过滤速度进一步降低、利尿剂抵抗和液体滞留加剧。肾减压可以通过以机械方式降低肾静脉压力、直接使淋巴系统减压或增加胸导管流量来实现。类似的器官特异性益处可以增强淋巴引流。进一步开发临床工具以评估间质液体的产生和淋巴系统的功能，以及开发改变淋巴功能的方法，有助于进一步阐明心力衰竭的发病机制并研发新的治疗干预措施。

第 24 章

左室射血分数恢复的心力衰竭

部分接受了有循证医学证据的药物和器械治疗的射血分数下降的心力衰竭患者，左室射血分数（left ventricular ejection fraction，LVEF）得到了显著的改善，这部分患者的临床结果和临床管理，以及与 LVEF 改善不明显或者无应答的患者之间的不同引起了人们极大的兴趣。指南指导下的药物治疗（guideline-directed medical therapy，GDMT），可使 LVEF 完全正常化（即>50%）或部分正常化（40%～50%）。因为定义以及使用的观察性和临床试验数据不同，目前报道的 LVEF 改善的心力衰竭所占比例差别很大（10%～40%）。关于 LVEF 恢复的 HFrEF 还没有统一的定义。

尽管 LVEF 的增加可能会自发出现在某些扩张型心肌病（dilated cardiomyopathy，DCM）中，但是一般出现在 GDMT 和器械治疗后。而且，因为大多数患者接受了 GDMT，心肌功能的自发恢复很难与之区分清楚。重要的是要认识到具有 LVEF 恢复的心力衰竭（heart failure with recovered ejection fraction，HFrecEF）亚组患者与 LVEF 保留的心力衰竭患者（heart failure with preserved ejection fraction，HFpEF）在临床上不同，后者 LVEF>50%，同时存在心力衰竭体征和症状。LVEF 轻度恢复至 40%～50%，出现了新的命名法，包括 LVEF 改善的心力衰竭、HFpEF、边缘 HFpEF、HFrecEF 和 LVEF 中间值的心力衰竭（heart failure mid-range ejection fraction，HFmrEF）。由于缺少既往的 LVEF 资料，只能推测这组患者情况是 LVEF 升高还是下降的结果，因此要强调随访中通过连续评估 LVEF 从而找到 LVEF 变化轨迹的必要性。事实上，之前的研究表明，LVEF 为 40%～50% 的患者（HFmrEF）实际上具有很大的异质性，混合着 LVEF 改善的 HFrecEF 患者和 LVEF 下降的 HFpEF 患者。尽管 HFmrEF 可能是心力衰竭的一个新类别，但是在缺乏 LVEF 变化轨迹的情况下，无论是生物学上还是临床上，HFmrEF 患者都不应被视为 LVEF 恢复的 HFrEF 患者。

考虑到 HFrecEF 的心力衰竭患者情况的复杂性和异质性，不难理解目前很少或没有关于如何定义、诊断和管理这一不断增长的心力衰竭患者群体的共识。

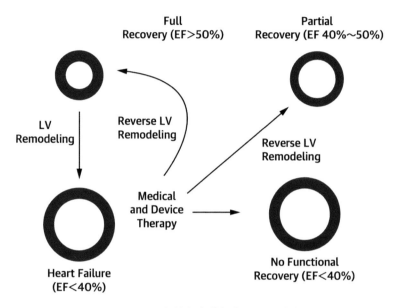

图 24-1　左室射血分数与指南导向治疗

1　逆重构和心室功能恢复的生物学

在计算 LVEF 时，将左室舒张末期容量作为方程的分母。LVEF 的改善与左室舒张末期容量的下降相关，称为左室逆重构。目前认为左室逆重构指的是正常的心肌细胞大小和左室几何形状的恢复，导致舒张末期压力 - 容量关系向左移向正常值。左室逆重构与心肌细胞收缩力和左室收缩力的改善有关。心室逆重构与减少心力衰竭住院率和降低心血管死亡率有关，并且心室逆重构的程度与预后生存的改善有直接关系。

1.1　心室逆重构的机制

虽然还没有完全了解左室逆重构和左室功能恢复的生物学基础，但学界已经有了一些通用的概念。最突出的主题是心脏重构是一个双向发生的动态过程，涉及多种分子和细胞变化的协调调控，导致心脏大小、形状和功能的表型改变。基础和临床研究一致表明，在左室正向重构过程中发生的许多细胞和解剖改变在逆重构过程中趋于正常，病理表型较少。目前已有几篇综述对左室逆重构过程中发生的分子变化进行了完整的描述。

表 24-1 显示，药物和器械治疗逆转左室重构的同时，伴随着心肌细胞的生物学、细胞外基质的组成和左心室的腔室特性的有利改变。此外，对左心室逆重构过程中基因表达变化的研究表明，与心肌细胞收缩力相关的基因转录的正常化发生在与细胞外基质相关的基因改变之前，提示心肌细胞功能的恢复对于逆转衰竭心脏左室几何形状的改变是必要的。左室逆重构过程中，除了心肌细胞的改变外，心肌细胞外基质中也发生了一些重要的改变。第二个与心肌缓解概念直接相关的重要主题是，在逆重构的心脏中，尽管结构和功能异常有所改善，许多发生在左室正向重构期间的多级分子改变仍存在失调的情况。逆重构心脏的转录谱揭示了一组新基因的出现，这些基因属于个体发生，在非衰竭心脏中不表达。综上所述，这些发现表明，心室逆重构不仅仅是心室重构过程中发生失调的分子和细胞通路的镜像，而且是一个协调的多层次过程，允许心脏采用一种新的、更少病理性心肌的稳定状态从而增强泵功能和改善临床预后。

表 24-1　左室功能恢复的决定因素

	Beta-Blocker	ACE Inhibitor	ARB	Aldosterone Antagonists	LVAD	CRT	CSD
Myocyte defects							
Hypertrophy	Decreased	Decreased	Decreased	Decreased	Decreased	Decreased	Decreased
Fetal gene expression	Decreased	Decreased	Decreased	ND	Decreased	Decreased	Decreased
Myocytolysis	Decreased	ND	ND	ND	Decreased	ND	ND
Beta-adrenergic desensitization	Decreased	Decreased	Decreased	ND	Decreased	Decreased	Decreased
EC coupling	Increased	Increased	Increased	ND	Increased	Increased	Increased
Cytoskeletal proteins	ND	ND	ND	Increased	Increased	ND	Increased
Myocardial defects							
Myocyte apoptosis	Decreased	Decreased	Decreased	ND	Decreased	Decreased	Decreased
MMP activation	Decreased	Decreased	Decreased	Decreased	Decreased	Decreased	Decreased
Fibrosis	Decreased	Decreased	Decreased	Decreased	Increased*	Decreased	Decreased
Angiogenesis	Increased	Increased	Increased	Increased	Decreased	Increased	Increased
LV dilation	Decreased	Stabilized	Stabilized	Stabilized	Decreased	Decreased	Decreased

考虑到与逆重构相关的多水平适应性和其发生的临床环境的多样性，有理由推测是否存在逆重构的主要驱动因素，从而激活其他次级下游过程。在这方面，有强有力的证据支持生物力学负荷是一个主要驱动因素。由离散过程（比如主动脉狭窄）导致的病理性肥大包含多种病理信号过程，从而导致结构和功能异常；减轻心肌负荷同样能激发多种强效的左室逆重构信号通路。这在左室辅助装置支持的心脏研究中尤为明显，在心脏再同步化治疗（cardiac resynchronization therapy，CRT）后也很明显，其中细胞和心室肥厚的减轻伴随着调节细胞不同功能域的基因表达的变化，包括肌节、β-肾上腺素能信号、兴奋收缩偶联、代谢和细胞骨架。

1.2 左室逆重构及左室功能恢复的流行病学

左室逆重构和左室功能的恢复可以在各种不同的临床情况下自发发生。这些临床观察为左室逆重构的潜在生物学机制提供了线索。值得注意的是，即使心力衰竭或心功能异常严重，也有相当一部分患者的左室功能恢复。左室功能的自发恢复最常发生在心肌功能受损的刺激应激解除后。如图 24-2 所示，3 种主要的心肌损伤原因与左室功能的自发恢复和左室重构的逆转有关，包括能量异常、中毒性损伤和炎症。左室功能恢复发生率最高的是在已知的损害心脏功能的不良代谢或能量环境改善后，如慢性心动过速、甲状腺功能亢进和甲状腺功能减退。其次是与免疫反应有关的扩张型心肌病，如围产期心肌病、急性淋巴细胞性心肌炎和全身炎症反应综合征。左室功能的恢复也与心脏毒素的停用有关，最常见的是乙醇和癌症化疗，包括蒽环类药物、酪氨酸激酶抑制剂和单克隆抗体。扩张型心肌病中，女性和男性以及白人和黑人患者的左室功能恢复似乎也存在差异，女性患者和白人患者的左室功能恢复的发生率和无事件生存率更高。

大量证据表明，慢性 HFrEF 患者在药物、器械和手术干预后，发生了左室重构逆转和左室功能恢复。大量对缺血性心脏病患者的研究表明，冠状动脉血运重建术后左室逆重构的可能性很大。尽管存活心肌检测在这种情况下的作用尚不明确，但有多项研究报道，当有存活心肌存在时，血管重建后左室功能、功能容量和生存改善的可能性更大。交感神经系统和肾素-血管紧张素-醛固酮系统的药理抑制也与左室逆重构、左室功能改善和临床结局改善有关。在各种基于循证医学证据的神经激素拮抗剂中，β-肾上腺素能阻滞剂的使用与左室逆重构的关系最密切。虽然有大量证据表明肾素-血管紧张素-醛固酮系统的拮抗作用可阻止左室重构，但血管紧张素转换酶抑制剂和醛固酮拮抗剂逆转已发生的左室重构的证据尚不明确。然而，血管紧张素受体阻滞剂的治疗与左室舒张内径的显著减小和 LVEF 的增加有关。对 HFrEF 患者使用沙库巴曲缬沙坦治疗显示可逆转左室重构和改善左室功能。综上所述，这些研究表明了肾上腺素能和肾素－血管紧张素－醛固酮系统信号在左室重构发病机制中的作用，抑制这些机制有利于左室重构逆转。

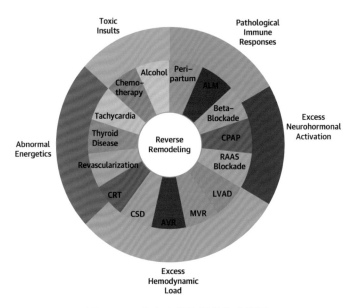

图 24-2　左室功能恢复的临床背景

HFrecEF 的发生率主要来自回顾性的单中心报告，或者来自少数有研究数据库的中心。HFrecEF 的发生率为 34%。值得注意的是，70% 被归类为 HFpEF 的患者既往有 HFrEF 的记录。基线 LVEF ＜40% 改善至 LVEF ＞40% 的 HFrecEF 患者更年轻，患冠状动脉疾病的可能性更低，并且合并性疾病更少。一项研究对心力衰竭患者进行了近 9 a 的随访，研究进一步发现，HFrecEF 定义为 LVEF ＞50% 并且基线 LVEF ＜50%，只有 10% 被归类为 HFrecEF，平均 29 个月的 LVEF 改善率为 28%。HFrecEF 患者年龄更小，冠状动脉疾病更少，共病和症状更少。重要的是 HFrecEF 患者在 GDMT 治疗上与 HFrEF 患者相似。与 HFrecEF 组相比，HFrEF 组全因死亡、心脏移植或左心室辅助装置置入的风险比更高。HFrecEF 患者的心力衰竭住院风险与 HFpEF 患者相似，炎症、神经激素和心肌损伤的持续生物标志物证据也类似。一项前瞻性注册研究进一步证实了这些发现，研究共纳入了 3994 例患者，在超过 24 个月的随访中，29% 的患者 LVEF 绝对值增加了 10%。本系列研究中，性别为女性、非缺血性病因和无心肌梗死史的因素与 LVEF 改善相关。

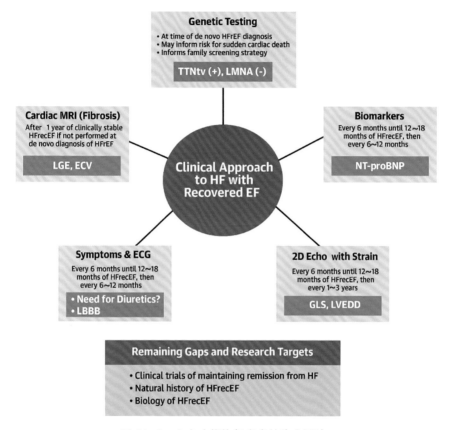

图 24-3　左室功能恢复患者的临床评估

　　近期一些更大型的系列研究证实了这些早期观察结果，并提供了更进一步的见解。一项前瞻性连续系列研究显示，对于 1057 例有基线和随访 1 a 的超声心动图资料的患者，四分之一基线 LVEF <45% 的患者 LVEF 平均增加 21%。除了性别为女性、非缺血性病因和年轻等因素之外，研究还发现，心力衰竭持续时间较短和左束支阻滞的消失预示着左室重构的逆转和 LVEF 的恢复。一项研究中的门诊患者中，基线 LVEF <50% 的患者有 16% 在 GDMT 治疗后 LVEF 恢复至 >50%。与 HFpEF 和 HFrEF 队列相比，LVEF 恢复至 >50% 的患者心力衰竭住院的风险以及全因和心血管死亡率降低。一项注册研究显示，408 例扩张型心肌病患者中有 38 例（9%）经过 GDMT 治疗后 LVEF 恢复至 >50%，左室舒张末期恢复正常。重要的是该亚组中有 40% 的患者随后 LVEF 下降，在 15±4.7 a 的随访后，发现有

5% 的患者需要移植心脏或死亡。

临床试验数据为 GDMT 后 LVEF 的恢复提供了重要的见解。一项试验中，9% 的患者（3517 例）在 1 a 的随访时间内由 LVEF＜35% 提高至 LVEF＞40% 。7 个变量（男性、缺血性病因、身体质量指数、舒张压、左室内径 / 身体表面积、基线 β- 受体阻滞剂治疗和缬沙坦治疗）与 HFrecEF 独立相关。然而，即使在所有 7 个因素都存在的情况下，只有少数患者的左室功能有实质性恢复，HFrecEF 的中位发生率为 0.15，曲线下面积为 0.76。

一些 HFrEF 患者的心脏再同步化治疗有显著效果，即所谓的超应答者，也可以提供对 HFrecEF 的进一步了解。存在非缺血性心力衰竭、左束支阻滞形态伴宽 QRS、性别为女性、超声心动图显示不同步等因素的患者对心脏再同步化治疗反应良好。值得注意的是，一项小规模的前瞻性随机试验显示，78% 的超应答者在停止心脏再同步化治疗失活后的 12 个月内，临床和超声心动图参数出现恶化。

总之，尽管文献中 HFrecEF 的定义有差别，但主要的数据表明，年轻、性别为女性、非缺血性病因、较短的病程和较少的合并症等因素与 LVEF 恢复有较高的相关性。此外，与 HFrEF 和 HFpEF 患者相比，HFrecEF 患者的临床结局也有所改善。然而，尽管与 HFrEF 患者相比，HFrecEF 患者心力衰竭事件和症状发生率降低，但相关风险仍然存在。要认识到现有数据的局限性，包括生存偏差、临床环境中定量数据的不精确性、数据缺失、治疗差异以及监测检测和治疗管理方面的不同临床方案。

1.3　LVEF 恢复的自然史

左室逆重构和左室功能恢复与临床结果改善有关，但是越来越多的证据表明，即使在实施 GDMT 后，左室结构和功能完全正常化的患者中有相当大比例的患者会出现复发性左室功能障碍并伴有复发性心力衰竭事件。为什么一些左室结构和功能改善的患者没有发生心力衰竭事件（"心肌缓解"），而其他左室结构和功能有类似改善的患者继续发生心力衰竭事件？其中的生物学因素无法解释清楚。基于一致的发现，目前对这种现象有一个合理的解释，即逆重构的心脏保留了许多衰竭心脏的分子特征，左室逆重构代表着向一种新的不那么病态的"稳定状态"过渡，允许心脏在正常条件下维持左室泵功能。然而，这种适应具有较少的生物和收缩储备能力，因此更容易在血流动力学、神经激素或环境压力下再次发生左室功能障碍。尽管导致这种储备能力丧失的确切生物学基序尚不明确，但很可能与心肌细胞的进行性丧失，心肌细胞的转录组、代谢组和蛋白质组的持续失调有关，而心肌细胞周围细胞外基质的天然三维组织的逐渐侵蚀有助于左室逆重构心脏的稳定性。这一观点得到了以下观察的支持：绝大多数与持久临床稳定性相关的左室功能自发恢复发生在短暂损伤（例如能量缺陷或心肌毒素）后，而不是长期和（或）永久性损伤（例如心肌梗死和基因异常）中。

1.4 心肌病病因的重要性

了解心力衰竭的病理生理基础对于了解 HFrecEF 患者的预后和治疗至关重要。事实上，特定类型的心肌病的治疗是一个新兴的领域，特别是在心脏肿瘤学领域，例如与曲妥珠单抗相关的心室功能障碍和免疫检查点抑制剂引起的炎症反应。阻断 ErbB2（HER2/neu）信号的单克隆抗体（例如曲妥珠单抗）破坏心脏稳态和心肌修复，导致收缩和舒张功能障碍。一项前瞻性队列研究纳入 277 例乳腺癌患者，结果显示曲妥珠单抗治疗导致早期 LVEF 下降和 3 a 不完全恢复（如持续性亚临床功能障碍）。与 LVEF 下降最一致的超声心动图参数是左室容积、纵向和周向应变、动脉负荷和室性动脉耦合比。

Takotsubo 心肌病以前被认为是由情绪困扰引起的一段短暂的严重左室功能障碍，随着 LVEF 的完全恢复而消失。然而，事实上，尽管 LVEF 恢复正常，血清生物标志物正常化，既往 Takotsubo 心肌病患者在斑点追踪超声心动图上仍有持续的心尖周应变减少和整体纵向应变减少，以及心脏磁共振（cardiac magnetic resonance，CMR）上固有 T1 映射值的增加。这种持续性亚临床心功能不全的特征还包括低级别慢性炎症状态，伴有心肌巨噬细胞炎症浸润和全身促炎细胞因子增加。此外，最新数据强调了 Takotsubo 心肌病的发病率，其长期预后与急性冠状动脉综合征相似。然而，目前 Takotsubo 心肌病患者发展为 HFrEF 表型的比例尚不清楚，也不清楚这些患者是否将受益于持续的 GDMT。

酒精性心肌病患者在停止饮酒后常出现明显的左室逆重构。一项观察性研究表明，与其他心力衰竭病因相比，酒精性心肌病患者在超过 15 a 的随访中左室功能恢复保持的时间更长。然而，用生存偏差不能解释该现象。酒精性心肌病和扩张型心肌病共有遗传易感性，主要是由于肌联蛋白的截断变异。考虑到队列数据显示的预后与扩张型心肌病相似，以及其他受生存偏差限制的研究，一般建议继续心力衰竭的药物治疗，即使在患有酒精性心肌病的 HFrecEF 患者中也是如此。

暴发性心肌炎是一种相对少见的综合征，如果患者在最初发作后存活，则 11 a 无移植生存率＞90%。对于心原性休克，通常需要急性机械支持。一项临床病理学研究表明，在暴发性心肌炎急性发作的幸存者中，临床表现越严重，其心肌完全恢复的可能性会更高。鉴于暴发性心肌炎与非暴发性心肌炎的存活曲线存在显著差异，两者的生物学特征很有可能不同。一项研究显示，非暴发性急性心肌炎 11 a 无移植生存率为 45%。相反，一项国际登记数据显示，与非暴发性淋巴细胞心肌炎相比，暴发性淋巴细胞心肌炎成年患者 60 d 及 7 a 发生心原性死亡或移植的频率更高。由于暴发性和非暴发性心肌炎患者的长期临床结果相互矛盾，在等待进一步的长期结果数据之前，对于 HFrecEF 亚群患者，继续使用 GDMT 治疗是正确的。

1.5 HFrecEF 的定义

HFrecEF 患者是 HFrEF 患者中对治疗有明显反应的一个亚群，其心力衰竭的生物学和临床病程与 HFrEF 和 HFpEF 患者不同。建议将这些患者称为 HFrecEF，意味着这些患者最初是存在左心室重构（如扩张）的心力衰竭患者。这个术语也避免了将这些患者与 LVEF＞50% 的 HFpEF 患者以及射血分数中间值心力衰竭 mrEF（40%～50%）患者相混淆，后者可能代表 LVEF 恶化的 HFpEF 患者。如前所述，限制了解这一独特患者群体的主要障碍之一是缺乏 HFrecEF 的标准化定义，第二个限制是目前没有关于这些患者随访的指南。因此，提出以下一般建议，以指导临床处理：

识别 HFrecEF 患者要关注患者 LVEF 的变化情况，认识到 LVEF 的改变是不同变量的集合，包括心肌损伤的本质和程度，左室重构的程度和持续时间以及开始治疗的类型。

HFrecEF 的定义与文献中大多数研究一致，包括：①基线 LVEF＜40%；②LVEF 绝对值改善≥10%；③第二次测量 LVEF ＞40%。LVEF 的改善通常伴随着左室容积减少。

应在基线 LVEF 后至少 3～6 个月患者血流动力学稳定时，测量 LVEF 的变化以确定 HFrecEF，以避免心率或负荷条件变化引起的急性 LVEF 变化。

1.6 恢复期心肌病患者的管理

尽管 HFrecEF 预后有所改善，但与非心力衰竭患者相比，HFrecEF 患者仍存在住院和死亡的风险，因此 HFrecEF 不是"正常"或真正治愈。如前所述，尽管在某些患者中存在明显的左室重构逆转，即使 LVEF 和左室大小恢复正常，但这些改善往往代表心肌"缓解"，而不是心力衰竭被真正治愈。由于缺乏可靠的前瞻性数据，仍不清楚对于这一重要人群的最佳临床治疗。事实上，只有一项随机对照临床试验对 50 例非缺血性 HFrecEF 患者评估了停止 GDMT 的安全性。利用最有效的证据、假设的机制和临床实践经验，提出以下评估、监测和治疗框架，有助于提供这些问题的答案。

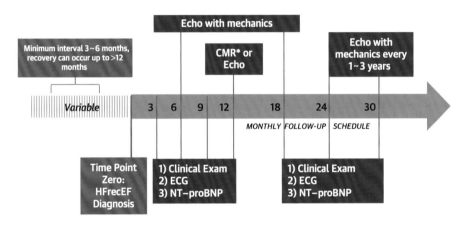

图 24-4　左室功能恢复患者的临床随访方案

1.7 临床检查、症状学和心电图

颈静脉扩张和容量负荷过重的征象在 HFrecEF 中尤为重要。仍需要袢利尿剂来缓解症状的 HFrecEF 患者，可能代表一类高风险人群，其有较高的心力衰竭事件复发风险（即复发）。此外，持续性劳力性呼吸困难比较常见，虽然通常不太严重，但可能反映了静息或劳力性肺毛细血管楔压升高、变时性功能不全、肺动脉高压、全身血管舒张储备不足和（或）微血管功能障碍。

心电图也是对 HFrecEF 患者进行风险分层的一种经济有效的方法。尽管左束支阻滞可以预测心脏再同步化治疗的治疗反应，但同样预示着单独使用 GDMT 改善的可能性较小。此外，在急性心力衰竭和非缺血性心肌病患者中，体表心电图复极不均匀性参数（如 QRST 角和 QT 离散度）与心肌恢复相关。如果心电图没有完全正常化，就预示着仍然存在心肌病变。

1.8 扩张型心肌病家族史及潜在遗传风险评估

对于非缺血性扩张型心肌患者，无论 LVEF 变化轨迹或临床情况如何，只要可能对患者的预后和恢复以及后代和其他直系亲属有影响，都建议完善完整的三代家族史。建议通过超声心动图、心电图和临床检查筛查所有扩张型心肌病先证者的直系亲属。此外，建议临床医生尽可能多地进行基因检测，甚至是那些扩张型心肌病恢复的患者，因为基因结果可能预示了恢复的持久性、心力衰竭复发或猝死的风险、房性心律失常的风险以及家庭成员发生心力衰竭的风险。一项研究显示，有 15%～25% 的扩张型心肌病病例与罕见的截断型 TTN 变异有关。此外，研究表明，15% 患有围生期心肌病的妇女在 TTN 中出现截断。肌联蛋白是心脏中最大的蛋白质，跨越肌节的长度从 Z 盘到 M 带，是调节收缩的分子弹簧。与其他已知的扩张型心肌病遗传病因相比，TTN 中截断变异与 GDMT 和左心室辅助装置撤除后的恢复有关。但是，应该强调的是这些改善的持续性并没有被很好地说明。

HFrecEF 患者处理中的另一个重要的问题是确定心脏猝死的风险。尽管 LVEF 恢复，某些潜在的遗传性心肌病患者仍然存在这种风险。例如，DSP、SCN5A、LMNA 和 FLNC 的致病突变与扩张型心肌病的其他遗传和非遗传病因相比，在采用 GDMT 治疗和 LVEF 改善的情况下，仍然具有明显更高的恶性心律失常风险。

1.9 生物标志物

循环生物标志物受固有心肌特性以及周围和局部代谢因素的影响，因为它们反映了心肌损伤和修复的不同机制途径。生物标志物如脑利钠肽（心室重构）、肌钙蛋白（心肌损伤）、ST2（炎症）和半乳糖凝集素 -3（纤维化）可以提供独立的附加预后信息。关于 HFrecEF，GDMT 治疗后 NT-proBNP 下降越明显，LVEF 改善及左室容积减小越明显，临床预后越好。随后的研究表明，多种生物标志物与 LVEF 的改善有关。由于 HFrecEF 患者存在左室功能障碍复发的风险，随访中应该对特定生物标志物进行连续测量，定期随诊，定期复查特定的影像学。

1.10 二维超声心动图

除了临床状态外，最终应根据二维超声心动图判断 GDMT 的治疗效果。HFrecEF 的超声心动图特征包括左室收缩末和舒张末容积减少，二尖瓣功能性反流改善，右心室功能好转。HFrecEF 中整体心肌功能有所改善，但是整体纵向应变和舒张功能很少能恢复到正常状态。然而，HFrecEF 患者中较高的整体纵向应变（例如＞16% 绝对整体纵向应变）与短期随访（～2 a）中 LVEF 的稳定性相关。在回顾性队列研究中发现，较高的基线绝对纵向应变（例如＞8%）与 HFrecEF 有关，甚至在左心室较大的患者中也是如此。

1.11 CMR 成像

最初诊断 HFrEF 时，CMR 最适合用来描述心肌的特征以明确病因。例如，晚期钆增强的模式可以很好地提示特定的心肌病，如结节病和某些肌营养不良症。晚期钆增强的有无和范围也是神经激素心力衰竭治疗效果的预测因素，以及缺血性和非缺血性心肌病的风险预测因素。非缺血性心肌病中，晚期钆增强的缺失是恢复或重构的有力预测因素，与预后改善相关。使用 T1 相测量细胞外容积和间质纤维化，有望成为对心力衰竭患者治疗反应和预后改善的另一个预测指标。然而，在发生了一定程度的左室重构或恢复的患者中，CMR 的作用很大程度上是未知的。

1.12 临床场景

下文针对临床上处理 HFrecEF 患者过程中常见的临床问题作出解答。

1.12.1 在 HFrecEF 中是否可以停止使用其中任何一种或所有的心力衰竭药物？有没有完全治愈的标志？

一项试验显示，研究人员假设满足 LVEF 从＜40% 升至＞ 50%，左心室舒张末期容积恢复正常，治疗后 NT-proBNP ＜250 ng/l 的无症状 HFrEF 患者，可以停用 GDMT。筛查 936 例患者后，将 51 例患者随机分为两组，一组采用分期撤药治疗，另一组采用继续治疗，后期最初随机接受持续治疗的参与者也停止了药物治疗。随访 6 个月，第一撤药组中 25 例有 11 例（44%）出现心力衰竭复发，第二撤药组中 25 例有 9 例（36%）出现心力衰竭复发。心力衰竭复发定义为 LVEF 下降 >10% 且 LVEF 下降至 <50%，左室舒张末期容积增加 >10% 并且大于正常范围，NT-proBNP 增加一倍且 >400ng/l，或出现心力衰竭的临床证据。重要的是研究中没有死亡病例。基于这一随机试验和本章回顾的临床报告，建议 HFrecEF 继续 GDMT 治疗，除非有特殊情况。值得注意的是，心力衰竭复发发生在停药后的几个月，而不是几天或几周。因此，如果 HFrecEF 患者因并发疾病或其他临床原因停用神经激素拮抗剂数天，短期内不太可能出现心力衰竭复发。

鼓励 HFrecEF 患者停用利尿剂

事实上，在 HFrecEF 中，如果能够停用利尿剂可能预示着心力衰竭复发风险较低。如果 HFrecEF 患者需要继续服用利尿剂，建议考虑进一步滴定 GDMT（至目标剂量）。此外，还应考虑用血管紧张素转换酶抑制剂替代血管紧张素受体抑制剂。一项分析显示，与单独使用 RAS 抑制剂相比，沙库巴曲/缬沙坦似乎也适用于所有心力衰竭和轻度 LVEF 降低的患者。很可能在目前的临床实践中，大多数心力衰竭 mrEF 患者都有 HFrecEF，这可能解释了为什么在心力衰竭 mrEF 中持续进行神经激素阻断有益处。经验显示，如果不确定某一特定患者是否应继续使用 GDMT，则应继续用药，因为临床观察发现，在心力衰竭复发和 LVEF 复发性下降的患者中，再次发生心肌细胞损伤和第二次 LVEF 恢复能力下降的可能性很高。

1.12.2 如何对这些患者进行随访？随访的频率是什么？

一旦医生认为 HFrecEF 患者"稳定"至少 1 a，建议每 6 个月检查一次持续至少 3 a，然后至少每年检查一次，因为有复发和心力衰竭住院的风险。确保定期的实验室监测（如生物标志物），回顾心力衰竭的症状和体征，并鼓励坚持多药治疗，这是慢性疾病的一个普遍的限制，特别是在没有症状时。

影像学随访是评估恢复持续时间的过程的一部分，影像学检查的间隔时间由患者及其风险决定。目前还没有适用于这一患者群体的超声心动图的使用标准。基于现有数据（承认其局限性）和临床经验，建议在前两年至少每年进行一次超声心动图检查，以评估恢复的持久性，如果出现心力衰竭的体征和（或）症状，则应提前进行检查。稳定一段时间后，成像间隔可以延长。建议患者至少每 3～5 a 检查一次，直到进一步获得该患者群体的纵向数据。

高风险患者（如持续性左束支阻滞、遗传性扩张型心肌病、较高的生物标志物谱、更多的共病）可以缩短影像学随访间隔。此外，长期的 HFrecEF 患者可能由于新发冠状动脉疾病，或新发心房颤动（在早期诊断时未出现）或出现新的心律失常而复发。如前所述，对 HFrecEF 患者应严密随访，临床医生应认识到并非所有复发的心力衰竭都是"GDMT 失败"，新发的心脏疾病可能是一个潜在的解释。

1.12.3　HFrecEF 患者是否需要更换置入式心律转复除颤器？

目前尚不清楚 HFrecEF 患者在 LVEF ≤ 35% 时置入的用于 SCD 一级预防的置入式心脏复律除颤器在 LVEF 改善后是否继续受益于置入式心脏复律除颤器治疗。然而，相对于那些在相对短的时间内 LVEF 升至＞35%～40% 而不符合置入式心脏复律除颤器置入标准的 HFrecEF 患者来说，左室功能障碍持续的时间较长的置入了置入式心脏复律除颤器的 HFrecEF 患者 SCD 的风险更高。一项荟萃分析发现，LVEF 恢复的患者仍然有持续的发生心律失常的风险，LVEF ≥ 45% 的患者每年发生适当的置入式心脏复律除颤器治疗的比率为 3.3%。对 SCD HeFT 研究的分析表明，随访中 LVEF 改善至＞35% 的患者与 LVEF 保持在 35% 以下的患者有类似的置入式心脏复律除颤器治疗获益。

在目前的实践指南中，器械治疗在 HFrecEF 患者中并没有被特别强调。然而，指南确实提到，如果存在临床心力衰竭，置入式心脏复律除颤器治疗对携带某些与心律失常高风险相关的致病性基因突变的患者是适合的，可以不用考虑 LVEF。即使 LVEF 恢复正常，仍有可能发生致命性心律失常，因此对于特定基因突变（如 LMNA、SCN5A 和 FLNC）的患者，建议预防性置入置入式心脏复律除颤器。

目前没有关于 HFrecEF 患者使用置入式心脏复律除颤器治疗的前瞻性试验。然而，根据目前已有的证据，数据支持大多数 HFrecEF 患者更换置入式心脏复律除颤器脉冲发生器，特别是如果存在与高心律失常风险相关的有害基因突变，有置入式心脏复律除颤器放电治疗史，或在仍存在心电图异常的情况下。一般情况下，应该继续使用心脏再同步化治疗，因为已知电活动非同步化和左室重构会随着再同步化的丧失而复发。

2 知识差距和未来展望

过去 20 年，研究对左室逆重构和左室功能恢复的生物学、流行病学、临床预测因素和结果有了更多了解，但是对 HFrecEF 患者的生物学、自然史和长期临床结果所知甚少。这种认知差距代表了一个显著的未被满足的临床需求，因为它与在这个看似稳定的患者群体中出现临床心力衰竭复发的原因直接相关。目前将这些心力衰竭复发归咎于临床治疗不足，但 HFrecEF 患者中心力衰竭复发可能更多地与对如何管理 HFrecEF 缺乏了解有关。

未来这个领域的研究将受益于改善 HFrEF 的表型，指导临床治疗，建立 HFrecEF 患者初始队列以更好地理解 HFrecEF 的自然史，开展更多的临床试验确定维持临床缓解的重要临床护理因素，以及更多的基础研究以更好地定义 HFrecEF 的生物学特性。研究目的是开发新的治疗靶点，使 HFrecEF 患者获得持续缓解。